居家养老医疗护理服务指南

主编 孟辉 李强 孙玲爽 孙彩霞 马景训

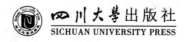

图书在版编目（CIP）数据

居家养老医疗护理服务指南 / 孟辉等主编 . — 成都：四川大学出版社，2022.12
ISBN 978-7-5690-4249-8

Ⅰ . ①居… Ⅱ . ①孟… Ⅲ . ①老年人－护理－指南 Ⅳ . ① R473.59-62

中国版本图书馆 CIP 数据核字（2021）第 007074 号

书　　名：居家养老医疗护理服务指南
　　　　　Jujia Yanglao Yiliao Huli Fuwu Zhinan
主　　编：孟　辉　李　强　孙玲爽　孙彩霞　马景训

选题策划：张　澄
责任编辑：张　澄
责任校对：王　锋
装帧设计：北京精准互动科技有限公司
责任印制：王　炜

出版发行：四川大学出版社有限责任公司
　　　　　地址：成都市一环路南一段 24 号（610065）
　　　　　电话：（028）85408311（发行部）、85400276（总编室）
　　　　　电子邮箱：scupress@vip.163.com
　　　　　网址：https://press.scu.edu.cn
印前制作：北京精准互动科技有限公司
印刷装订：成都金阳印务有限责任公司

成品尺寸：185 mm×260 mm
印　　张：14.5
字　　数：310 千字

版　　次：2023 年 1 月 第 1 版
印　　次：2023 年 1 月 第 1 次印刷
定　　价：88.00 元

扫码查看数字版

四川大学出版社
微信公众号

本社图书如有印装质量问题，请联系发行部调换

版权所有 ◆ 侵权必究

《居家养老医疗护理服务指南》编委会

主 编

孟 辉　李 强　孙玲爽
孙彩霞　马景训

副主编

黄婧祺　李珍红　赵永华
陈 艳　刘琳琳　吴丽娜
王华荣　赵雪静　乔建华
苏 红　李小静　高鸿敏
张 静　张金超　马新强
段朋君

编 委

尚鹏跃　庞宇航　高立瑾
周军利　孙丽芳　彭舒婧
刘 洁　柴华林　陈丽萍
赵 楠　焦海涛　侯秀段
侯灵燕　陈 静　张晓枫
王胜晨　任国延　王 秋
马 燕　于金方　高玉红

前　言

在当前人口老龄化形势日趋严峻的背景下，养老问题成为目前重大的现实问题，养老服务行业也日显重要。在国家养老服务发展政策的支持下，居家养老有了广阔的发展空间。居家养老是以家庭为基础、社区为依托、机构为支撑的养老服务类型。目前我国养老服务行业还处于初级阶段，存在机构管理比较粗放、老年服务购买力不强、服务队伍专业化层次不高、照护服务人员相对缺乏、居家养老服务性质不太明晰等问题，有待建立行业规范和行业监管体系。为了推进居家养老服务行业的规范建设，在各级民政部门的支持下，我们结合当前实际，编写了《居家养老医疗护理服务指南》一书。

本书共五章，第一章为上门服务规范，针对日常定期联系规范、上门服务基本规范、应急情况的处理规范及上门服务的职业道德标准进行论述。第二章为健康档案的设立与维护，针对健康档案的设立、更新应用、维护，养老服务网络平台的构建与应用，建立健康档案的意义、内容和要求进行论述。第三章为健康知识宣讲的规范，主要宣讲卫生防病知识，营养健康知识，戒烟、限酒等健康生活常识，运动的意义和注意事项。第四章为常见病居家医疗护理规范，主要涉及感冒发热、肺炎、急慢性胃肠炎、骨折与运动损伤、骨质疏松、高血压、冠心病、糖尿病、血脂异常、慢性支气管炎、慢性阻塞性肺疾病、阿尔茨海默病、骨关节病、老年性白内障、老年性耳聋、脑动脉硬化、皮肤瘙痒、精神病的居家医疗护理。第五章为重大疾病与失能人群的居家医疗护理规范，包括恶性肿瘤、脑卒中、终末期肾病、严重精神疾病、失能老年人及长期卧床人群的居家医疗护理。书末附有居家（养护）失智老人评估、康复和照护专家建议（节选），居家（养护）老年人跌倒干预指南（节选）及居家养老医疗护理相关法律法规与政策标准等相关内容，供读者参考。

本书可作为居家养老服务从业人员的参考用书,在编写过程中得到了多方的大力支持,在此表示衷心的感谢。

由于时间仓促、专业水平有限,书中存在的不妥之处和纰漏,敬请读者批评指正。

编 者

2022 年 7 月

目 录

第一章 上门服务规范 (1)
 第一节 日常定期联系规范 (1)
 第二节 上门服务基本规范 (3)
 第三节 应急情况的处理规范 (5)
 第四节 上门服务的职业道德标准 (9)

第二章 健康档案的设立与维护 (16)
 第一节 健康档案的设立 (16)
 第二节 健康档案的更新应用 (30)
 第三节 健康档案的维护 (32)
 第四节 养老服务网络平台的构建与应用 (33)
 第五节 养老档案的建立意义、内容和要求 (34)

第三章 健康知识宣讲的规范 (37)
 第一节 卫生防病知识的宣讲 (37)
 第二节 营养健康知识的宣讲 (39)
 第三节 健康生活常识的宣讲 (49)
 第四节 运动的意义和注意事项 (55)

第四章 常见病居家医疗护理规范 (61)
 第一节 感冒发热的居家医疗护理 (61)
 第二节 肺炎的居家医疗护理 (62)
 第三节 急慢性胃肠炎的居家医疗护理 (66)
 第四节 骨折与运动损伤的居家医疗护理 (67)
 第五节 骨质疏松的居家医疗护理 (70)
 第六节 高血压的居家医疗护理 (76)
 第七节 冠心病的居家医疗护理 (83)
 第八节 糖尿病的居家医疗护理 (91)

第九节　血脂异常的居家医疗护理 …………………………………… （98）
　　第十节　慢性支气管炎的居家医疗护理 ………………………………（102）
　　第十一节　慢性阻塞性肺疾病的居家医疗护理 ………………………（104）
　　第十二节　阿尔茨海默病的居家医疗护理 ……………………………（114）
　　第十三节　骨关节病的居家医疗护理 …………………………………（123）
　　第十四节　老年性白内障的居家医疗护理 ……………………………（129）
　　第十五节　老年性耳聋的居家医疗护理 ………………………………（134）
　　第十六节　脑动脉硬化的居家医疗护理 ………………………………（138）
　　第十七节　皮肤瘙痒的居家医疗护理 …………………………………（140）
　　第十八节　精神病的居家医疗护理 ……………………………………（142）
第五章　重大疾病与失能人群的居家医疗护理规范 ………………………（147）
　　第一节　恶性肿瘤的居家医疗护理 ……………………………………（147）
　　第二节　脑卒中的居家医疗护理 ………………………………………（153）
　　第三节　终末期肾病的居家医疗护理 …………………………………（157）
　　第四节　严重精神疾病的居家医疗护理 ………………………………（159）
　　第五节　失能老年人的居家医疗护理 …………………………………（163）
　　第六节　长期卧床人群的居家医疗护理 ………………………………（168）
附录　居家养老医疗护理相关法律法规与政策标准 ………………………（176）
　　《中华人民共和国老年人权益保障法》（节选） ………………………（176）
　　《中华人民共和国医师法》（节选） ……………………………………（185）
　　《中华人民共和国护士管理办法》（节选） ……………………………（195）
　　《中华人民共和国保险法》（节选） ……………………………………（198）
　　《养老机构服务安全基本规范》（GB38600—2019）（节选） …………（204）
　　居家（养护）失智老人评估、康复和照护专家建议（节选） …………（207）
　　居家（养护）老年人跌倒干预指南（节选） ……………………………（218）
参考文献 ………………………………………………………………………（222）
后　记 …………………………………………………………………………（223）

第一章 上门服务规范

第一节 日常定期联系规范

一、建立客户服务台账

建议建立动态的老年人服务台账,包括老年人注册信息、健康信息、家庭信息、既往病史、过敏史、遗传病史、用药记录、健康体征指标等内容,方便护理人员对老年人疾病的掌握以及应对老年人的突发疾病。还可通过服务台账对老年人进行针对性的健康宣教,指导老年人养成健康的生活习惯,为老年人普及一些重要的疾病症状及急救方法,全程、全生命状态管理老年人。

二、联系方法

（一）家庭访视

家庭访视是护理人员到负责的社区对有健康问题或潜在健康问题的家庭进行访问,收集个人、家属、家庭环境等相关资料并为其提供护理服务的活动,是开展居家护理的重要手段。

家庭访视的目的是真实地了解老年人家庭的环境、家庭的结构、成员的健康状况,发现问题,开展护理活动,提供健康宣教,从而促进家庭的健康发展。家庭访视分为以下几类:①评估性家庭访视。对照顾对象进行一次性的家庭评估,用于年老体弱的患者和有家庭问题或心理问题的患者。②连续照顾性家庭访视。为患者提供定期性、连续性的护理,用于慢性病、活动受限或临终的患者。③急诊性家庭访视。主要处理临时、紧急的情况,具有随机性。④预防、保健性家庭访视。主要进行疾病预防、保健方面的工作等。

家庭访视的程序:①准备。确定访视对象、访视时间、访视目标,准备访视用品,确定访视路线。②访视。评估访视对象、设定访视目标、执行护理措施。③访视后的工作评价。预约下次访视的时间、记录本次访视的情况、评价本次访视的结果、处理访视用品。家庭访视时需注意访视护理人员的个人安全。

(二) 电话服务

电话服务主要是定时给居家老年人打电话，了解老年人身心状况，或者定时提醒老年人某些事件（如服药等）的一种电话访问服务。电话服务主要适用于：①独居老年人。②需要定时提醒某些事件的老年人。

1. 服务要求

（1）根据自身条件设置电话服务范围，电话服务内容需公示。

（2）设置专线服务电话和服务人员，利用移动电话时，尽量保持服务电话号码固定，方便老年人确认。也可利用智慧居家养老服务信息平台的呼叫服务体系，老年人家中可安装可视设施，以方便双方交流。

（3）老年人或监护人提出申请，签署"电话服务协议书"，明确电话服务内容、电话号码，约定服务时间。

（4）在老年人电话终端设置电话服务人员姓名等信息，方便老年人确认来电信息。

（5）电话服务人员与老年人见面交流，双方熟悉情况。对于有轻度听力障碍的老年人，可安装电话的增音设施。听力受损无法交流者不宜使用电话服务项目。

（6）电话服务人员接受相关的培训，遵守职业道德和规章制度，保护老年人隐私，不得将老年人电话信息外泄。

（7）按约定时间与老年人通话，可设置服务提醒，避免电话服务人员遗忘。

（8）电话服务人员应说话清晰，语调平和、亲切，用语礼貌。一般使用普通话交流，也可使用老年人日常使用的方言进行交流。

（9）建立无人接听电话时的应急预案，与老年人及家属约定处置方式，如需要保管钥匙的，按"代管钥匙规范"执行。电话服务人员应熟记应急救助电话。

（10）社区应急呼叫服务与电话服务的线路应分开，不得用服务电话聊天，避免占线。

（11）告知老年人及监护人，如计划在约定通话的时间里外出或因其他原因不在家中，应及时与服务方联系说明。

（12）做好通话记录。

2. 服务步骤

（1）根据电话服务内容，老年人或监护人提出申请。

（2）与老年人或监护人签订"电话服务协议书"，商定电话服务内容、服务时间，约定应急处置方案，写明联系人和联系电话。

（3）老年人和电话服务人员见面交流，双方相互熟悉。在老年人电话接收终端将电话服务人员及姓名等信息输入，方便老年人确认来电信息。

（4）按约定时间通话联系。

（5）定期维护电话装置，及时检修线路，确保电话服务畅通。

（6）做好通话记录。

三、服务后预约

每次服务结束时预约下次服务时间及确定服务内容，并做记录，以免遗漏或遗忘。

四、对居家服务对象健康状况的掌握

应采取上门巡诊、电话联系等方式及时、准确地掌握服务对象的健康状况。巡诊内容包括为老年人免费测血压、测血糖等，提供健康咨询服务，举办健康讲座等，内容丰富，形式多样，全方位做好老年人日常保健指导。

1. 上门巡诊　要提前熟悉服务对象的病历资料，对老年人的主要疾病情况做到心中有数，并将其作为巡诊过程中的重点。此外，由于是上门巡诊，要事先熟悉老年人家庭的一般习惯，尽量减少不必要的误会和差错。服务人员要详细询问老年人近期身体状况，然后进行全面的身体检查，如血压、血糖的测量，并做好记录。指导老年人用药，并做详细的解释，让其了解药物的功效及用药目的，进一步明确合理用药的必要性。有针对性地宣传疾病的预防、保健知识。

2. 电话联系　对于外出、近期不便、不能上门巡诊的老年人要勤打电话询问情况，包括记录咨询信息和跟踪回访两部分，通过电话对老年人的相关问题予以咨询和解答，将此次通话的内容记录到巡诊本上，并详细记录在相应的电子病历上。

第二节　上门服务基本规范

一、用语规范

良好的语言习惯是一种智慧，是一种修养，居家养老照护人员在日常工作和生活中应掌握一些基本的沟通方法和技巧。

1. 语言沟通　居家养老照护人员在工作中要遵循"二十四字"要求，即说话诚实、语义准确、音量适中、语速适中、表情自然、称呼得体。工作中切忌使用不礼貌用语。一忌忽略称呼语，如"那个穿什么的"；二忌用"嘿""喂"称呼人；三忌随意称呼人，如"老头儿"；四忌使用蔑视语、烦躁语、斗气语，如"不行就算了"。

概括起来，居家养老照护人员要知道口头沟通中的"四有四避"，即有分寸、有礼节、有教养、有学识，避隐私、避浅薄、避粗鄙、避忌讳。

2. 非语言沟通　主要包括手势、面部表情沟通，居家养老照护人员正确使用非语言沟通对提高工作质量、提高老年人满意度具有非常重要的作用。一是手势沟通：手势是非语言沟通中常用的，其千变万化，表达的意义也极其丰富。居家养老照护人员应该特

别注意手势及其所代表的意义。在工作中，居家养老照护人员禁止使用的手势有：指指点点、随意摆手、端起双臂、双手抱头、摆弄手指等。二是面部表情沟通：面部表情亦是非语言沟通中常用的，其表达内容非常丰富。常用的面部表情有微笑、大笑、眨眼等，在为老年人服务时，不同的面部表情可以显示居家养老照护人员的不同工作态度。

3. 语言沟通的综合使用　在服务过程中，语言沟通和非语言沟通综合使用的次数比单独使用的多。这里需要居家养老照护人员特别注意，两者的表现一定要一致，否则老年人会感觉居家养老照护人员不真诚。

总之，居家养老照护人员与老年人沟通时需要注意以下几个方面：一是精神状态要保持平静、积极、向上，能较好地体现自身的气质、修养、情操和性格特征；二是形体要保持端庄、稳健、大方、自然，给人一种稳重的感觉；三是表达要简洁、自然、恰当。

二、行为规范

居家养老照护人员行为举止要文雅礼貌，要有优美的站姿、正确的走姿和优雅的坐姿。

1. **站姿要优美**　优美的站姿可以通过以下训练做到：两脚分开20cm左右，或者两脚并在一起，但不要太贴近，以站得稳当为好。女性工作人员可以把双脚后跟并在一起，双腿微曲，收腹挺胸，双臂自然下垂，头正，眼睛平视，下巴微收。

2. **走姿要正确**　走姿最能体现一个人的精神面貌，走路大方，步子有弹性，摆动手臂协调适度，这样的姿态可以显示一个人的自信、快乐、健康、友善。而走路时拖着步子、步伐小或速度时快时慢，则给人一种懒散、拖沓、精神萎靡、缺乏活力的感觉。

3. **坐姿要优雅**　不论坐在什么地方，头要正，上身要微向前倾，膝盖和双腿轻轻并拢，以体现庄重、矜持。两脚并在一起，并把两个脚后跟微微提起，这样不仅姿势好看，且会给人一种沉稳、大方的感觉。居家养老照护人员一定要坚决避免不雅动作，如叉开双腿、跷二郎腿、抖腿等。

三、着装规范

穿着得体，不仅能使自己充满自信，而且还能够给人留下良好的印象。相反，穿着不当，往往会损害形象。居家养老照护人员要穿着得体，努力做到整齐、清洁、大方、美观。

1. **干净整齐**　工作装要干净平整，朴素大方，领口、袖口简单利落，扣子整齐不缺，裤脚在脚跟以上的平脚面处。

2. **色彩淡雅**　工作装整体色彩要淡雅，上衣和裤子搭配合理。忌颜色过于鲜艳，以免刺激老年人。围裙、套袖要相配。

3. **着装得体**　工作时要着工作装，工作装要得体，符合时令，不能过小、过紧、过大、过松。居家养老照护人员着装忌过分暴露。夏季时居家养老照护人员所穿裙装要覆盖膝盖。

4. **饰物点缀**　适当地佩戴饰品可以增添女性居家养老照护人员的美感，但是一定要保证不能伤害到老年人，例如在工作时间不佩戴戒指。

四、仪表规范

1. 卫生方面　头发要整齐光洁，不使用气味浓烈的洗发乳，不披头散发，如果留有长发，须梳成发辫。面部保持卫生，可略施淡妆，不使用气味浓重的化妆品，避免口、鼻、眼处有分泌物。保持口腔卫生、无异味。保持手部卫生，勤洗手，指甲应短而洁。保持服装、身体卫生，勤换衣服和洗澡，保持身体无异味。

2. 行为方面　居家养老照护人员应该规范自己的行为，切忌面对老年人或食物打喷嚏、咳嗽。不得在老年人面前整理自己的衣物。不得在老年人面前梳妆打扮。不得在老年人面前抠鼻孔、剔牙等。

3. 态度方面　要经常保持微笑，表情要和蔼可亲。真诚的服务能使老年人产生亲切感、温暖感、诚实感和留恋感。对居家养老照护人员的工作态度的基本要求是：主动、热情、耐心、周到。主动即主动问候，主动服务，主动征求意见；热情即笑口常开，语言亲切，处处关心；耐心就是工作繁忙时也应做到不急躁、不厌烦，遇到老年人不礼貌时，也要做到不争辩、不吵架，保持冷静，婉转解释，得理让人；周到即服务工作面面俱到，完善体贴，细致入微。

五、携带设备的规范

1. 手持物品方面　工作过程中，居家养老照护人员在帮助老年人手持物品时，一定要稳妥、自然、到位、卫生。

2. 递取物品方面　工作过程中，正确递接或接取物品是基本功。递接物品时注意做到：双手为宜、递于手中、主动上前、方便接拿和尖端向内。接取物品时注意做到：目视对方，而不要只顾注视物品。要用双手或右手，绝不应单用左手。必要时应起身站立，并主动走近对方，以双手接取，切忌急不可待地直接从对方手中抢取物品。

3. 其他方面　在接听电话方面，听到铃声后快速接听电话、主动问好、礼貌应答；打电话时，说话应简单明了。如果需要用老年人家中的电话打私人电话，应先向老年人说明，得到允许后方可使用。

第三节　应急情况的处理规范

一、安全应急准备

为确保老年人生命安全，应提前做如下应急准备：

1. 物品　准备好急救用品（如手电筒、电池、收音机、急救药箱、瓶装水），以便老年人紧急撤离及就地避难时使用。

2. 交通　预先规划好紧急疏散时需要的交通路线,规划从家里疏散的最佳途径。

3. 设备　在必需的设备上贴上标签(如轮椅、拐杖等),将心脏起搏器等重要医疗设备的型号和序号逐项写在纸上。

4. 号码　记下本地政府应急管理部门的地点和电话号码,24小时营业药房的电话号码,医生的24小时应急联络电话号码。将应急电话号码贴在电话机旁边,在钱包里放一份重要的联络电话号码清单和老年人的医药资料,并将信息告诉家人、重要邻居、公寓管理人员或物业管理部门。

5. 药物　及时补充日常所需处方药。

6. 对外联系　平时要与附近的邻居建立良好关系,请附近的家人或邻居常来查探情况,并告知其如何使用老年人生活必需的设备。

二、安全问题的必要处置措施

在提供居家养老服务的过程中,一旦出现安全问题,应立即启动安全应急预案,并及时向居家养老管理办公室报告情况(1小时以内),请求做好指导和稳定工作。安全事故发生后应妥善处理,包括:①及时成立事件调查小组,确定专人组织调查,保留第一手资料(原始记录),保护现场或保留物样,不擅自为事故定性,写出事故报告,分别报送有关部门;②召集老年人亲属及相关人员,通报事件经过,进行安全教育,稳定老年人情绪,做好事故后人员稳定和秩序维护工作;③服务部工作人员必须坚守各自岗位,未经允许,不得擅自发布误导信息,共同做好稳定维护工作;④认真分析事故发生的原因、责任以及所产生的后果,对照目前服务部的基本情况,进行必要的整改,以避免类似事件的再次发生。

三、老年人常见安全问题应急预案

制订老年人安全应急预案,内容包括急救应急电话和各类安全问题发生时的具体应急措施。

1. 火灾事故应急预案　发生火灾立即向119消防指挥中心报警,并通知应急办公室、居家养老管理办公室、居家养老服务部;迅速切断有关电源;将老年人转移到安全区域。发生火灾事故时工作人员应做到"四懂、三会","四懂"即懂得消防法律法规、消防安全制度及安全操作规范,懂得本岗位的危险性和防火措施,懂得消防设施器材的性能和使用方法,懂得疏散及自救逃生的知识技能。"三会"即会报警,会使用灭火器材,会组织人员逃生。

2. 食物中毒应急预案　根据实际情况和老年人的特点分析可能引起老年人食物中毒的原因包括:①食用带有某些病菌的食物;②食物保存不当或时间过长造成食物变质;③误食残留化学药品的食物。一旦发现食物中毒现象,应立即采取如下措施:①发现类似食物中毒症状时,应迅速送医院诊治;②迅速向居家养老管理办公室、居家养老服务部及卫生防疫部门报告;③做好所食用食物的取样工作,以备卫生部门检验;④迅速排查食用致毒食物的人员名单,并检查他们的身体状况;⑤做好家属的思想工作;⑥积极配合上级有关部门做好诊治、调查、事故处理等工作。

3. 触电事故应急预案　如发生触电事故,应立即采取如下措施:①切断电源;②在未切断电源之前,切不可用人体接触伤者,应用绝缘的物体挑开线头;③立即进行人工急救,并拨打急救电话或送医院急救;④查明事故原因并记录。

4. 治安事件应急预案　发现老年人与他人发生争吵、斗殴等现象时要及时制止,如事态严重应及时报110处理。制止原则:保护老年人的生命和身体安全;劝导双方住手、住口;将争吵或斗殴的双方或一方劝离现场;切记不能动粗,不允许恶言相向;有伤员则先送伤员去医院救治。迅速报告居家养老服务机构负责部门,指派相关人员协助调解,查清事件原因并记录,必要时通知家属协助处理。

5. 急症、跌跤或摔倒的应急预案　①最快时间赶到老年人所在现场,判断老年人的状态,做第一时间的救护和保护,避免老年人受到二次伤害;②立即通知医务人员赶赴现场,视情况紧急处理;③尽快通知老年人的家属;④若情况危急需快速拨打急救电话120;⑤及时对此次事件进行分析,如有工作人员自身原因,应及时进行改正,避免类似事件的再次发生。

四、老年人常见紧急情况处理

老年人在家中常遇突发情况,需要进行紧急救援处理。紧急救援服务是居家养老医疗保健服务的重要内容,紧急救援服务的质量是高层次居家养老服务水平的体现,主要包括心搏骤停、中风、心肌梗死、癫痫发作、低血糖以及跌倒的紧急处理。

(一)心搏骤停的紧急处理

心搏骤停是居家老年人中发生率极高的急症之一。心搏骤停的常见原因有心肌梗死、心律失常、心室颤动、胸腔大血管破裂、中风、呼吸道梗阻、呼吸功能衰竭、心力衰竭及中毒等。

心搏骤停一旦发生,如得不到及时的抢救,4～6分钟会造成患者脑和其他人体重要器官、组织的不可逆损害,因此心搏骤停后的心肺复苏必须在现场立即进行,若及时采取正确有效的复苏措施,患者有可能被挽回生命并得到康复。

(二)中风先兆及紧急处理

中风的主要原因是高血压、动脉硬化、糖尿病、高脂血症等。若老年人突然出现一侧面部或肢体麻木无力,动作不灵便,语言不流利,口角歪斜、流口水,头晕或站立不稳,短暂的意识不清,嗜睡以及无法解释的头痛等症状,都要警惕中风的发生。若遇到上述情况,要采取以下紧急措施:

(1)拨打急救电话。

(2)让老年人平卧,头偏向一侧,保持镇静,嘱老年人放松。

(3)有条件者测量老年人生命体征,给予吸氧。

(4)尽快就近送医。

(三)心肌梗死先兆及紧急处理

心肌梗死的基本病因是冠状动脉粥样硬化造成的心肌供血不足。50%~80%的患者在发病前数天有乏力、胸部不适、心悸、气急、烦躁、心绞痛等前驱症状,出现新发生的心绞痛或原有心绞痛加重则应引起高度重视。若老年人心绞痛发作较以往频繁、程度加重、持续时间长、硝酸甘油治疗效果差,要高度警惕心肌梗死。若遇到上述情况,要采取以下紧急措施:

(1)拨打急救电话。

(2)让老年人取舒适体位,嘱老年人放松心情,休息。

(3)若老年人有心绞痛病史,可让老年人先舌下含服硝酸甘油。

(4)有条件者测量老年人生命体征,给予吸氧。

(5)不要随意离开老年人,若出现心搏骤停,立即行心肺复苏术。

(四)癫痫发作的紧急处理

癫痫是不同病因导致脑部神经元高度同步化异常放电所引起的,主要表现为感觉、运动、意识、精神、行为和自主神经功能障碍。癫痫的发作具有不可预测性、短暂性和重复性等特点。全面发作时患者意识丧失,强直-阵挛发作,容易发生舌咬伤、摔伤及吸入性肺炎等。若遇到癫痫发作,应采取以下紧急措施:

(1)抽搐发作时应立即将老年人缓慢放平,防止摔伤,切忌用力按压老年人肢体,以防骨折或脱臼。

(2)拨打急救电话。

(3)不要给老年人喂药或喂水。将压舌板或筷子、纱布、手绢等置于老年人口腔一侧的上下白齿之间,防止咬伤。

(4)医护人员赶到之前不要离开老年人。

(5)有条件者可给予吸氧。

(五)低血糖的紧急处理

低血糖是居家糖尿病老年人、进食障碍老年人常见的并发症,尤其是在服用降糖药和注射胰岛素的老年人中。老年人常有自主神经功能紊乱,导致低血糖症状不明显,因此糖尿病治疗过程中要严密监测血糖水平。若老年人出现乏力、饥饿感、心慌不适、出冷汗,甚至晕倒等症状,尤其在凌晨或糖尿病治疗期间出现上述症状时,首先考虑低血糖,应采取以下紧急措施:

（1）立即给予水果糖或糖水、饼干等，缓解症状。

（2）有条件者立即测血糖，然后送老年人就医。

（3）若老年人出现晕倒、昏迷等情况，立即拨打急救电话。

（六）跌倒的紧急处理

跌倒是老年人常见的意外事件，可能会造成老年人身体伤害，甚至颅脑骨伤、骨折等。居家养老日常照护工作中应特别注意防范老年人跌倒。跌倒发生后，要采取以下紧急措施：

（1）观察、询问老年人跌倒的情况，重点检查有无意识障碍、有无出血等情况。

（2）如果老年人有昏迷、呼吸困难或心搏骤停等症状，立即拨打急救电话。

（3）对于心搏骤停者立即行心肺复苏术。

（4）不要急着扶老年人起来，先重点检查有无骨折情况，若怀疑骨折情况，要把老年人受损部位固定，不能擅自移动位置，医护人员赶到后，协助老年人到医院检查。

第四节　上门服务的职业道德标准

一、职业道德的基本知识

（一）职业道德概述

职业道德不是一个抽象的概念，其有具体的内涵和基本规范。

1. 职业道德的内涵　职业道德指从事一定职业的人群在职业活动中应该遵循的，依靠社会舆论、传统习惯和内心信念来维持的行为规范，可用于调节居家养老照护人员与老年人、居家养老照护人员与老年人亲属之间的关系。职业道德是居家养老这个行业的内在特殊要求，是社会道德在养老服务领域的具体体现。

2. 职业道德的基本规范　职业道德反映了社会对从事某种职业的人们的道德要求，是社会道德在职业活动中的具体体现。

（二）职业道德的基本要素

职业道德由职业理想、职业态度、职业义务、职业纪律、职业良心、职业荣誉及职业作风 7 个要素组成。

1. 职业理想　指人们对职业活动目标的追求和向往，是人们的世界观、人生观、价值观在职业活动中的集中体现，是形成职业态度的基础，是实现职业目标的精神动力。

2. 职业态度　指人们在一定社会环境的影响下，通过职业活动和自身体验形成的一种相对稳定的劳动态度和心理倾向，是居家养老照护人员精神境界、职业道德素质和劳动态度的重要体现。

3. 职业义务　指人们在职业活动中应自觉履行对他人、对社会应尽的职业责任，每一位居家养老照护人员都有维护国家、集体利益，为老年人服务的职业义务。

4. 职业纪律　指人们在岗位工作中必须遵守的规章、制度、条例等职业行为规范。遵守这些纪律，是居家养老照护人员做好本职工作的必要条件。

5. 职业良心　指人们在履行职业义务时所形成的有关职业责任的自觉意识和自我评价活动。居家养老照护人员应具备一定的职业良心。

6. 职业荣誉　指社会对人们在职业活动中产生的价值所作出的褒奖和肯定评价，以及人们在主观认识上对自己职业活动形成的一种自尊、自爱的荣辱意向。当居家养老照护人员的职业行为赢得社会认可时，就会产生荣誉感；反之，就会产生羞耻感。

7. 职业作风　指人们在职业活动中表现出来的相对稳定的工作态度和职业风范。居家养老照护人员在职业活动中表现出来的尽职尽责、诚实守信、奋力拼搏、艰苦奋斗等，都属于职业作风。职业作风是一种无形的精神力量，具有重要作用。

(三) 职业道德的特征

职业道德作为职业行为的准则之一，与其他职业行为准则相比，具有以下特征。

1. 行业性　行业之间存在差异，各行各业都有特殊的道德要求，如商业领域对从业者的道德要求是"买卖公平、童叟无欺"。居家养老照护人员则应注重公益性，体现居家养老照护人员的爱心、耐心、热心、细心。

2. 有限性　职业道德一般只针对从业者的岗位活动。居家养老照护人员的职业道德要求他们必须从养老服务方面为老年人提供相应的服务和护理。

3. 多样性　职业领域的多样性决定了职业道德表现形式的多样性。随着社会经济的高速发展，社会分工将越来越细、越来越专，职业道德的内容也必将越来越丰富。养老服务业中，居家养老服务的服务内容和服务对象都呈现多样性。

4. 约束性　职业道德通过社会舆论和从业者的内心信念来对其执业行为进行约束，职业道德也与职业责任和职业纪律紧密相连。职业道德本身虽然不存在强制性，但居家养老照护人员如果违反了纪律和法律，除了受到职业道德的谴责，还要受到法律的处罚。

5. 稳定性　职业一般处于相对稳定的状态，这决定了反映职业要求的职业道德必然处于相对稳定的状态。居家养老照护工作的职业道德内容一般处于相对稳定的状态。

6. 利益相关性　职业道德与职业利益具有一定的关联性。职业道德的相关表现关系从业者的利益。对于爱岗敬业的居家养老照护人员，单位不仅应给予精神方面的奖励，还要给予物质方面的奖励。相反，违反了职业道德，不仅会受到职业道德的谴责，还会受到法律法规的惩罚。

（四）职业道德的作用

职业道德对于从业者来说，是个人发展的基础，也是良好社会风尚形成的保证，更是社会经济发展的力量。

1. **职业道德是个人发展的基础**　职业是人们谋生的手段。合格的从业者不仅需要具备基本的知识和工作技能，而且还需要满足专业相关的道德素质方面的要求，特别是敬业、诚信、勤俭、公正、团队协作、创新等职业精神，这对于促进从业者做好本职工作、实现职业理想、提高个人的综合素质、实现个人职业快速发展和提升、增强其职业荣誉感、实现人生价值的升华等方面都是十分重要的，也是个人成长和发展的必然要求。

2. **职业道德是良好社会风尚形成的保证**　社会风尚是人们的精神面貌和社会关系的综合反映，各行各业的职业道德都不同程度地影响着整个社会风尚的形成和发展。尤其在当前人口老龄化形势日趋严峻的情况下，养老服务业显得日渐重要，作为其重要组成部分的居家养老服务需要更多具备良好的社会风尚和职业道德的居家养老照护人员。

3. **职业道德是推动社会经济发展的力量**　职业道德指导着人们的职业活动，职业道德是推动社会主义经济发展和物质文明建设的重要力量，职业道德中"忠于职守""服务第一""诚实守信""爱岗敬业""廉洁奉公"等系列基本精神具有特殊的作用。一旦这些精神得到人们的认同、接受，内化为人们的内心信念并付诸行动，人们就能正确处理各方面的关系，自觉地承担社会责任和义务，充分发挥其主动性、积极性和创造性，从而促进社会经济平稳、健康可持续发展。

二、职业道德的基本要求

居家养老照护人员的职业道德基本要求为：尊老敬老，以人为本；服务第一，爱岗敬业；遵纪守法，自律奉献。

（一）尊老敬老，以人为本

尊老敬老是居家养老照护人员重要的职业守则之一，是做好养老照护工作的基础，不仅是一种美德，更是一种责任和义务。

老年人为国家、社会及其家庭辛苦工作一生，理应得到关心与照顾，得到社会的尊重和温暖，得到后代的帮助和照顾，幸福地、有尊严地安享晚年。尊敬老年人不仅要在物质生活上对老年人给予赡养和照顾，还要在精神生活上给予老年人关心和体贴，使他们心理得到慰藉、身体需要得到满足，充分享受天伦之乐。

尊敬的最高要求就是给予对方最大的支持和理解，尊重对方的需求，解决对方最需要解决的问题，这也是我们常说的"以人为本"的内涵和要求。居家养老照护人员从事着照护老年人、为老年人服务的工作，肩负着老年人子女的重托。因此，要牢固树立一切为了老年人的服务理念，尊老爱老，全身心投入工作中，处处为老年人着想，努力满足老年人心理上及生活上的各种需求，为老年人营造温馨的生活氛围，创造安全、舒适的居住环境，提供优质服务，切实保障老年人的合法权益，让老年人体会到全社会对他们的尊敬和关怀，让他们拥有幸福的晚年生活。

给老年人一份幸福，就是给自己一份快乐；关心老年人的今天，就是关心自己的明天。

(二)服务第一，爱岗敬业

服务指为他人做事，并使他人从中受益的一种有偿或无偿的活动。服务是帮助，是照顾，是贡献。

老年人的需求是多方面的、多层次的。同时，由于老年人生活的环境和状况不一样，生活习惯和经济基础不一样，不同老年人的实际需求千差万别、层次不一。居家养老照护人员要把为老年人提供优质服务作为工作的第一要务，想老年人之所想、急老年人之所急，千方百计为其排忧解难，全心全意为老年人提供服务。在工作中，以老年人为中心，不能只凭主观猜测和个人想法为老年人服务。要根据老年人的实际情况和切实需要开展有针对性的服务，并不断改进自己的服务技能。在老年人需要心理支持时及时给予安慰和鼓励。居家养老照护人员必须在工作中树立"服务第一"的理念，养成严谨、细致的工作作风，以让老年人满意为标准。

爱岗，就是热爱本职工作，热爱自己的工作岗位；敬业，就是要用一种恭敬严肃的态度对待自己的工作，只有爱岗才能敬业。爱岗敬业是服务第一的具体体现。敬业是一种美德，乐业是一种境界。

爱岗敬业要求从业者以正确的态度对待自己的工作，认识到自己工作的重要性和社会意义，对自己的工作有极强的荣誉感和责任感，全身心投入自己所从事的工作中，要有"干一行，爱一行"的精神。只有爱岗敬业的人，才会在自己的工作岗位上勤勤恳恳、钻研学习、一丝不苟、精益求精，才有可能为国家、为社会作出贡献。

居家养老照护工作是一项高尚的工作。工作虽然平凡，但是这份工作是社会不可或缺的。因此要自信自尊，只有自己做到爱岗敬业，别人才会尊重你和你的工作。

(三)遵纪守法，自律奉献

遵纪守法指人们必须按照法律、法规及纪律的有关规定做事。只有如此，才能保证社会和谐稳定、健康有序地发展，才能保证每个公民正常的工作、学习和生活。

对于居家养老照护人员来说，法律法规不仅是进行居家养老服务的依据，也是自身的行为准则和维护服务对象及自身合法权益的有力工具。一个合格的居家养老照护人员必须具备较强的法律意识，掌握相关的法律规定，维护老年人的合法权益，同时正确认识自己的法律地位、法律权利、法律责任，做到知法、守法，而且要在自己的工作和生活中增强法制观念，遵守法律法规和社会公德，履行法律义务，不做任何违法违纪的事。

自律指在没有人现场监督的情况下，自觉地遵循法律法规，拿它来约束自己的一言一行。而奉献指满怀热情地为他人服务，作出贡献。居家养老照护人员应把本职工作当成一项事业来热爱和完成。一个能奉献社会的人，同时也应是一个品格高尚的人、一个有道德的人。自律奉献，要求在照护老年人时处处为老年人着想，严格要求自己，积极进取，自觉主动地在本职岗位上恪尽职守，把自己的才能奉献到为老年人服务的光荣事业中。

遵章守法，自律奉献，在具体工作中还要做到诚实守信，即待人处事真诚、诚实、讲信誉，言必行、行必果，说真话、办实事。居家养老照护人员在为老年人服务中，一定要真心实意地为他们解决问题，给他们切实的帮助，不能敷衍老年人，更不能欺骗老年人。不能对老年人有额外奢求，更不允许利用工作之便为自己谋取私利，见利忘义，要以实际行动赢得老年人的信任，做一个让老年人信任、放心的居家养老照护人员。

三、上门服务人员的职业道德要求

对于行动不便、不能走出家门的老年人，居家养老服务的方式是"走进去"，即工作人员或志愿者到老年人家里提供生活照护等各种上门服务。上门服务可为老年人提供便利，不足之处是老年人很难得到 24 小时居家养老照护，适用于具有一定生活自理能力的老年人。

（一）上门服务人员素质要求

1. 遵纪守法，文明执业　上门服务人员应严格遵守法律法规，恪守职业道德。

2. 遵时守诺，取得信任　上门服务人员要遵守工作时间，信守诺言，按时按点至老年人指定处，有特殊情况需向老年人说明，做到守时守信。上门服务人员需尽心尽责服务，根据老年人的要求，积极主动履行约定的职责。

3. 按时计工，提高品质　上门服务人员的工作量以时间为计算单位，在工作中应以高标准要求自己，合理安排工作，讲求效率，在有限的时间内提供最优质的服务。认真踏实做好服务，把让老年人满意作为自己的工作目标。以自己的尽心、爱心和关心，换得老年人的称心、放心和安心，努力营造舒适、整洁、温馨、有条理的生活环境。

4. 热情服务，尊重为先　进入老年人家里后，上门服务人员要处理好与老年人家属的关系，文明礼貌地对待所服务家庭中的每一个人。尊重他人的生活习惯，不损害老年人财产，不带其他人到老年人处。在服务过程中，热和可蔼，富有爱心，态度亲切和气，为人谦虚厚道。经常主动征询老年人的意见，理解老年人的需要，有时老年人心情不好，说话语气重，应做到不与他们计较，体谅他们的心情。同时，上门服务人员需与老年人家庭建立相互信任和融洽的关系，重视他们对自己的评价。当家庭内部发生矛盾时，不要参与其中，必要时可以适当做些劝解。努力做好服务人员的本职工作，更好地为老年人提供服务。与老年人及其家属沟通时需注意以下几点：①善于倾听，设身处地地为他人着想；②主动征询意见，交流改进；③产生矛盾及时解决，不在背后议论。

(二)上门服务流程管理

上门服务人员在工作时间应着工装、佩胸卡，凭"派工单"上门服务。接到服务指令后，上门服务人员按规定时间提前5分钟到达老年人所在场所。入户前，上门服务人员主动出示"派工单"，亮出胸卡，表明身份并向老年人问好。征得老年人允许后，先脱鞋或穿鞋套，然后进门。提供具体服务内容之前，向老年人及其家属介绍服务项目、服务时间，取得老年人及其家属的信任。在服务过程中，服务人员要时刻有安全防护观念，不给老年人家庭留下安全隐患(关闭煤气阀、水龙头等)，并向老年人传授日常安全知识，同时要做好自身安全防护措施。服务结束后，上门服务人员要主动征求老年人的意见，现场填写"派工单"的相关内容，并邀请老年人在"派工单"上签名确认。整理好自己的物品，与老年人及其家属道别，并帮老年人关好门。

(三)上门各项服务要求

1. 生活照护服务　生活照护服务是居家养老服务的主要内容，其服务要满足老年人的需求，质量标准为：①评估计划护理、流程，按需服务。②对老年人服务应做到：四无(无压疮、坠床、烫伤、跌伤)，五关心(关心老年人的饮食、卫生、安全、睡眠、排泄)，六洁[清洁皮肤、口腔、头发、手足、指(趾)甲、会阴部]，七知道(知道每位老年人的姓名、个人生活照护重点、习惯爱好、所患疾病、使用药品、精神心理、家庭情况)。保持老年人居室内清洁、整齐，空气新鲜、无异味。提供的服务完成率100%，第二期压疮发生率为0，老年人和家属满意率≥90%。③需做到每日自查、每周重点检查、每月进行效果评估改进。

2. 医疗保健服务　医疗保健服务的内容包括五个方面：①预防保健服务。要制订基于老年人需求、有针对性的预防方案。预防方案应简明扼要、通俗易懂，便于老年人掌握预防老年病的基本知识，并进行基础性的防治。②医疗协助服务。遵照医嘱，及时提醒和监督老年人按时服药，或陪同就医；协助开展医疗辅助性工作，能正确测量血压、体温等。③康复护理服务。指导老年人正确执行医嘱，协助老年人正确使用康复、保健仪器。④健康咨询服务。通过电话、网络、讲座、老年学校等方式为老年人提供预防保健、康复护理及老年期营养、心理健康等知识。⑤健康档案。老年人健康档案的建档率应达100%。

3. 精神关爱服务　精神关爱服务包括精神支持和心理疏导服务。精神支持服务要做到耐心倾听，能与老年人进行有效的谈心、交流；心理疏导服务要做到掌握老年人心理特点和基本沟通技巧，观察老年人的情绪变化，并通过心理干预手段调整老年人心理状态，同时要尊重并保护老年人隐私。

4. 安全守护服务　安全守护服务包括安装安全设施和排查安全隐患。呼叫器、求助门铃、远红外感应器等安全设施应符合国家规定,质量完好率达100%,其功能应符合老年人的特点和需求。了解老年人家庭设施的安全状况,不定期检查水、气、取暖、降温设施等的运行情况,排除安全隐患。

5. **文化体育服务** 文化体育服务方面涉及文化教育和体育休闲服务。文化教育服务包括提供适宜老年人阅读的报纸书籍,开展书画、象棋、摄影等比赛活动,以及教育培训活动。体育休闲服务包括建设老年活动室或室外文体休闲场地,配备一定的体育、娱乐器材,开展老年人体育健身、休闲娱乐活动。

6. **法律援助服务** 法律援助服务方面包括法律咨询、权益维护服务等。提供法律咨询服务时要耐心、及时,使老年人对咨询的问题有所认知;提供权益维护服务时要做到通过法律程序和相应的手段维护老年人的合法权益,同时要尊重并保护老年人隐私。

7. **慈善救助服务** 使符合条件的老年人可及时、全面地享受到政府或社会提供的救助、救济服务。居家养老服务机构应与志愿者团体建立联系,使老年人可从社会获取低酬或无偿的服务。

第二章 健康档案的设立与维护

第一节 健康档案的设立

一、健康背景

健康背景包括家族及个人的身体状况、所处的环境、生活方式等。这些因素共同形成一个人的健康背景，它们会在个体一生的不同时期，从不同方面对个体健康产生影响。

1. 遗传因素 有些疾病受遗传因素的影响，也就是说，有的人天生就是这些疾病的高危人群。因此了解家族史，包括祖辈、父母和近亲的健康情况，对疾病预防有重要作用。需要搞清楚家里的什么人曾患什么病，如有无高血压、心脏病、糖尿病、肿瘤和青光眼等，如果父母患有糖尿病、青光眼等遗传性疾病，子女就要引起重视，可有针对性地重点预防。

2. 自身体质 了解自己是足月顺产还是早产、是否母乳喂养、成长期的健康状况如何；接种过什么疫苗、多大年龄接种的；曾患有哪些疾病，如幼儿时患过腮腺炎可能对男性生殖健康有影响。记录个体目前所处的年龄段，是否处于生物节律的脆弱期，比如青春期、经前期、更年期和老年期等。

3. 生活方式 吸烟、喝酒、不运动、膳食不平衡、睡眠不足都是容易导致疾病的不良生活方式。久坐式的静态生活容易导致骨质疏松和其他疾病；紧张的脑力劳动可使神经体液调节失常，导致脂类代谢紊乱、血胆固醇升高。

4. 自我情绪 如果个体从事的是容易产生负面情绪的职业，就要注意对其心态的调整，使其保持乐观心态，克服焦虑、愤怒和压抑的情绪。

5. 生存环境 客观生存环境是个人健康的影响因素。众所周知，空气清新、饮食干净卫生有益于人的健康，噪声和污染等环境因素会对健康造成不利的影响。在健康档案中要记录个体所处的环境，对个人与环境的关系进行评估。

二、健康信息的采集

健康信息采集的途径包括日常生活调查、健康体检、因病检查等方式。采集的信息中既有患者的年龄、性别、身高、体重等基本情况,也有体检后身体各系统的功能状况和血糖、血脂等一些重要指标,更包括家族史、膳食习惯(如谷类、肉类、干豆类、咸菜、酒类等摄入情况)、生活方式(如吸烟、睡眠、体力活动、锻炼情况)等。

通过健康信息采集,全面收集个人健康信息,为老年人建立健康档案,进行健康危险因素的分析和评价,及早发现健康危险因素,为制订健康促进计划提供基础资料。

(一)病史采集

根据不同的病症和诊断需要,选择一个或若干个方面进行采集工作。

1. **基本信息** 记录个体的一般资料,如姓名、性别、年龄、身高、体重等。
2. **现病史** 记述个体患病的全过程,即发生、发展、演变和诊治经过,包括如下内容:
(1)起病情况与患病的时间。
(2)主要症状:主要症状的部位、性质、持续时间和程度、缓解或加剧的因素。
(3)病因与诱因:病因包括外伤、中毒、感染等,诱因包括气候变化、环境变化、不良情绪等。
(4)病情的发展与演变:患病过程中主要症状的变化或新症状的出现。
(5)伴随病状:指在主要症状的基础上又同时出现的一系列其他症状。
(6)诊治经过。
(7)病程中的一般情况:如患病后的精神、体力状态,食欲、睡眠、大小便情况。
3. **既往史** 个体既往的健康状况和曾经患过的疾病,包括如下内容:
(1)既往健康情况,如体健、多病还是虚弱。
(2)急、慢性传染病史及传染病接触史。
(3)预防接种史。
(4)外伤手术史。
(5)输血史。
(6)局部病灶史,如扁桃体炎、齿龈炎、鼻窦炎等。
(7)药物过敏史,如对青霉素、磺胺类药物过敏等。
(8)系统性疾病史。
4. **系统回顾** 注意问诊过程中患者或医生忽略或遗漏的内容。
(1)呼吸系统:咳嗽、咳痰、咯血、呼吸困难、胸痛。
(2)循环系统:心悸、心前区疼痛、水肿、头晕。
(3)消化系统:腹痛、腹泻、食欲改变、嗳气、反酸、腹胀、呕吐、呕血。

(4)泌尿系统：尿频、尿急、尿痛、排尿困难、尿量改变、尿液颜色改变、尿失禁、水肿、腹痛。

(5)造血系统：皮肤黏膜苍白、黄染、出血点、淤斑、乏力、头晕、眼花等。

(6)内分泌系统：怕热、多汗、乏力等。

(7)神经系统：头痛、失眠、意识障碍、情绪状态不佳、智能改变等。

(8)运动系统：肢体肌肉麻木、疼痛、痉挛、萎缩，关节肿痛等。

5. 个人史　出生地、所到地方、职业、嗜好、毒物接触、重大精神创伤、冶游史等。

6. 婚姻史　结婚年龄、配偶健康情况。

7. 月经及生育史　初潮年龄、绝经年龄、月经周期、月经经量、白带情况（量、气味）、孕次、产次、人流状况、分娩情况（早产、难产）等。

8. 家族史

(1)家族中有无遗传性疾病：血友病、哮喘、高血压、肿瘤等。

(2)直系亲属死亡的原因。

(二)体格检查

体格检查是指对人体形态结构和功能发展水平进行检测和计量。其内容包括：①运动史和疾病史；②形态指标测量；③生理功能测试；④身体成分测定；⑤特殊检查（如实验室检查、B超、心电图等）。通过体格检查，获得被检测者的身体形态特点、发育程度、健康状况、功能水平，这对健康档案的建立、各种疾病的防治都极其重要。

1. 体格测量操作常规

(1)身高测量：被检测者脱鞋、帽、外衣。背对测量尺，取立正姿势，两眼直视前方，挺胸收腹，双臂自然下垂，双足并拢，脚跟、骶部、两侧肩胛、枕部同时紧贴测量尺。测量时将头发压平，测量板与颅顶部接触，然后检测者准确读出测量数值（以cm为单位，计小数点后1位数）。

(2)体重测量：测量前应校正体重计。体重计放在硬地面上，并使其保持平衡。被检测者脱鞋、帽、外衣。体重计稳定后读数，读数时双眼直视指针（以kg为单位，计小数点后1位数）。

(3)腰围测量：测量时被检测者应穿贴身单衣裤，直立、双手下垂、双足并拢。被检测者保持正常呼吸。在腰部肋下缘与髂骨上缘的中点处进行测量。使用软尺，测量时应松紧适宜，要特别注意测量时软尺前后应在同一水平线上。重复测量两次，如果两次测量结果相差大于2cm，应再测量第三次（以cm为单位，计小数点后1位数）。

(4)臀围测量：测量时，被检测者应穿贴身单衣裤，直立、双手下垂、双足并拢。于耻骨联合水平测量臀部最大径。使用软尺，测量时应松紧适宜，要特别注意测量时软尺前后应在同一水平线上。重复测量两次，如果两次测量结果相差大于2cm，应再测量第三次（以cm为单位，计小数点后1位数）。

(5)血压测量：一般测量人体两手臂肱动脉的压力。

测量血压时要注意：被检测者至少安静休息5分钟，在测量前30分钟内禁止吸烟和饮咖啡，排空膀胱。被检测者取坐位，最好坐靠椅背。裸露右上肩，肘部置于与心脏同一水平面。若有外周血管病，首次就诊时，应测双臂血压。特殊情况下测量血压可以取卧位或站立位。老年人、糖尿病患者及常出现直立性低血压者，应测量立位血压。测量立位血压时血压计置于心脏水平。

正确测量血压的方法分以下几个步骤（以台式水银柱血压计为例）：①将袖带缠于上臂，应平服紧贴，气囊中间部位正好压住肱动脉，气囊下缘应在肘弯上2~3cm处；②将听诊器胸件置于袖带下肘窝处肱动脉上，打开血压计开关，快速充气，待肱动脉搏动声音消失后再加压30mmHg（4kPa）；③放松气阀，使压力以每秒2~3mmHg的速度下降；④水银柱下降时，从听诊器中听到第一个心搏音时血压计显示的数值即为收缩压，听诊器里心搏音消失时血压计显示的数值即为舒张压，如果水银柱到零位时心搏音仍不消失，则以变音时的数值为舒张压；⑤放松气囊阀门，使水银柱回到零位，关闭血压计开关，把所测的收缩压/舒张压数值记录下来。

2. 体质测定

(1)年龄：计算方式如下。

测定时已过生日者年龄（周岁）= 测定年 − 出生年

测定时未过生日者年龄（周岁）= 测定年 − 出生年 − 1

《国民体质测定标准手册》（成年人部分）的适用对象为20~59周岁的中国成年人，按年龄、性别分组，每5岁为1组，男女共计16个组别。

(2)测定项目：测试指标包括身体形态、功能和素质。

(3)评定标准：数据采集后，采用单项评分和综合评级进行评定。单项评分采用5分制评分法，同一年龄段评分标准相同，身高体重作为一个单项评定。

综合评级根据被检测者各单项得分之和确定，共分四个等级：一级（优秀）、二级（良好）、三级（合格）、四级（不合格）。任意一项指标未得分者，不进行综合评级。被检测者必须在一周之内完成全部项目测定。

(三)实验室检查

1. 血常规　主要针对血液方面的问题，如身体是否有感染、是否贫血、是否有血液系统疾病。血常规的检查意义在于及早发现和诊断贫血、血液系统疾病等。

(1)红细胞(RBC)：临床研究发现，红细胞水平的变化可分为生理性和病理性两种。

1)生理性变化。增加：新生儿、高原居民；减少：妊娠后期和某些年老者。

2)病理性变化。相对增加：各种原因的脱水造成血液浓缩。绝对增加：先天性发绀性心脏病导致代偿性红细胞增加。真性增加：真性红细胞增多症。减少：病理性贫血，如造血不良、过度破坏和各种原因导致的失血。

(2)血红蛋白(Hb)：临床病例中，血红蛋白减少多见于各种贫血，如急性、慢性再生障碍性贫血，缺铁性贫血等。血红蛋白增加常见于身体缺氧、血液浓缩、真性红细胞增多症、肺气肿等。

(3)血细胞比容(HCT)：临床病例中，血细胞比容增加多见于大面积烧伤和脱水患者。血细胞比容减少多见于贫血患者。

(4)白细胞(WBC)：生理性白细胞增加多见于剧烈运动后、进食后、妊娠期和新生儿。另外，采血部位不同，白细胞数也有差异，如耳垂血一般比手指血的白细胞数高。病理性白细胞增加多见于急性化脓性感染、尿毒症、白血病、组织损伤、急性出血等。病理性白细胞减少多见于再生障碍性贫血、肝硬化、脾功能亢进、放化疗后等。

(5)细胞分类计数(DC)：中性杆状核粒细胞增加多见于急性化脓性感染、大出血、严重组织损伤、慢性粒细胞膜性白血病及安眠药中毒等。中性分叶核粒细胞减少多见于再生障碍性贫血、粒细胞缺乏症等。嗜酸性粒细胞增加多见于牛皮癣、天疱疮、湿疹、支气管哮喘、食物过敏、血液病及肿瘤等。嗜酸性粒细胞减少多见于伤寒、副伤寒早期、长期使用肾上腺皮质激素等。淋巴细胞增加多见于传染性淋巴细胞增多症、结核病、疟疾、慢性淋巴细胞白血病、百日咳、某些病毒感染等。淋巴细胞减少多见于淋巴细胞破坏过多，如长期化疗、X线照射及免疫缺陷病等。单核细胞增加多见于单核细胞白血病、结核病活动期、疟疾等。

(6)血小板(PLT)：正常参考范围为$(100\sim300)\times10^9/L$。血小板增加多见于血小板增多症、脾切除、急性感染、溶血、骨折等。血小板减少多见于再生障碍性贫血、急性白血病、急性放射病、原发性或继发性血小板减少性紫癜、脾功能亢进、尿毒症等。

2. 尿常规　这是不可忽视的一项初步检查，不少肾脏病变早期就可能出现尿蛋白或其他理化指标异常。尿异常通常是肾脏或泌尿系统疾病的第一个指征。尿常规对泌尿系统感染、结石、胆道阻塞、急慢性肾炎、糖尿病、肾脏病变症状群等疾病的诊断有预报性作用。

(1)酸碱度(pH)。pH值升高：呼吸性碱中毒、胃酸丢失、泌尿系统感染。pH值降低：呼吸性酸中毒、代谢性酸中毒。

(2)尿比重(SG)。SG值升高：高热、脱水、尿中含造影剂或葡萄糖。SG值降低：临床意义更明显，见于由于慢性肾炎或肾盂肾炎造成的肾小管浓缩功能障碍、尿崩症。糖尿病和尿崩症均有尿量增加的现象，但前者尿比重升高、后者降低。

(3)尿蛋白(Pro)。正常尿液中一般无蛋白，或仅有微量。尿蛋白增加并持续出现多见于肾脏疾病。但发热、剧烈运动、妊娠期时也会偶然出现尿蛋白增加。故尿中有蛋白时需追踪观察，明确原因。

(4)尿糖(Glu)。血糖增高性尿糖，原因包括饮食性尿糖(一次大量摄取糖类)、持续性尿糖(如糖尿病)，以及其他原因(包括甲状腺功能亢进、肢端肥大症、嗜铬细胞瘤等)；血糖正常性尿糖，如家族性尿糖。尿糖阳性多见于肾性糖尿、糖尿病及甲状腺功能亢进等疾病。

(5)酮体(Ket)。酮体阳性多见于糖尿病酮症酸中毒、糖尿病酮症(如感染、饥饿、禁食过久)、中毒、服用某些降糖药物(如降糖灵)后。

(6)胆红素(Bil)和尿胆原(Ubg)。溶血性黄疸：胆红素阴性，尿胆原阳性；肝细胞性黄疸：胆红素和尿胆原均为阳性；阻塞性黄疸：胆红素阳性，尿胆原阴性。

(7)亚硝酸盐(Nit)。阳性多见于膀胱炎、肾盂肾炎等。阳性需要三个条件，即食物中有硝酸盐、尿液在膀胱中停留的时间超过4小时和感染的细菌有硝酸盐还原酶。

(8)白细胞。尿中有大量白细胞时，称脓尿，它提示泌尿系统感染，如肾盂肾炎、膀胱炎、尿道炎等。

(9)红细胞。尿中有大量红细胞时，称"肉眼血尿"，可见于泌尿系统炎症、感染、结石、肿瘤等，应加以重视，并立即到泌尿专科进一步检查，以明确血尿的产生部位和原因。

(10)尿沉渣。尿沉渣镜检可作为诊断血尿的复诊断方案。

3. 便常规

(1)颜色观察：正常为黄色软便。有以下几种异常情况。

1)黑色或柏油样：见于上消化道出血性疾病，如胃溃疡、食管静脉曲张破裂、消化道肿瘤等。如口服铁剂、铋剂或进食动物血及肝脏，粪便也可呈黑色。

2)白陶土色：见于胆道完全梗阻时或服钡餐造影后。

3)果酱色：见于阿米巴痢疾或肠套叠时。

4)红色：见于下消化道出血性疾病，如痔疮、肛裂、肠息肉、结肠癌、放射性结肠炎等，或食用番茄、红辣椒等食物和服用保泰松、利福平、阿司匹林等药品后。

5)绿色：因肠管蠕动过快，胆绿素在肠内尚未转变为粪胆素所致，多见于婴幼儿急性腹泻、空肠弯曲菌肠炎。

(2)性状观察：性状异常有以下几种情况。

1)稀粥样便：见于服用缓泻剂后。

2)水样便：见于急性肠炎、食物中毒等。婴幼儿腹泻常见蛋花水样便；霍乱、副霍乱可见米泔水样便；出血性小肠炎可见赤豆汤样便。

3)黏液便：见于结肠过敏症或慢性结肠炎。

4)黏液脓血便：见于急、慢性痢疾。

5)凝乳块：见于婴儿粪便中，呈白色块样，为脂肪或酪蛋白消化不良，或者饮食过多所致。

6)米泔样便：见于重症霍乱、副霍乱。

7)细条样便：见于直肠癌。

(3)镜检。

1)白细胞：正常粪便不见或偶见。

2)红细胞：正常粪便无红细胞。

3)细菌：主要为大肠杆菌和肠球菌。

4)虫卵：见于肠道寄生虫病。

(4)粪便潜血试验(occult blood test，OBT)。潜血指消化道出血少，肉眼无法观察到红色，且被消化液分解后在显微镜下不能发现红细胞。目前 OBT 广泛使用单克隆抗体技术，不受动物血红蛋白的影响。正常粪便 OBT 呈阴性。

健康人在忌食动物血和绿叶蔬菜时，OBT 为阴性(－)，若忌食上述食物仍持续阳性(＋)，提示消化道慢性出血。

4. 肝功能检查

(1)胆红素总量(STB)、直接胆红素(SDB)与间接胆红素(SIB)。胆红素总量、间接胆红素增高，临床常见于溶血性贫血、血型不合输血、恶性疾病、新生儿黄疸等；胆红素总量、直接胆红素与间接胆红素均增高，临床常见于急性黄疸型肝炎、慢性活动性肝炎、肝硬化、中毒性肝炎等；胆红素总量、直接胆红素增高，临床常见于肝内及肝外阻塞性黄疸、胰头癌、毛细胆管型肝炎及其他胆汁淤滞综合征等。

(2)总蛋白(TP)。增高常见于高渗性失水、多发性骨髓瘤、艾迪生病、某些急慢性感染所致的高球蛋白血症等；减少常见于慢性肝病、肝硬化、慢性感染、慢性消耗性疾病、长期腹泻、肾病综合征、营养不良等。

(3)白蛋白(Alb)。增高偶见于脱水所致的血液浓缩；减少常见于肝病、肾病、营养不良等。

(4)球蛋白(GLB)。增高常见于失水、结核病、黑热病、血吸虫病、疟疾、麻风、系统性红斑狼疮、硬皮病、风湿热、类风湿关节炎、肝硬化、骨髓瘤、淋巴瘤等。减少常见于皮质醇增多症或长期应用糖皮质激素。出生后至 3 岁，球蛋白呈生理性减少。

(5)丙氨酸氨基转移酶(ALT)。增高常见于急慢性肝病、胆道感染、胆石症、急性胰腺炎、急性心肌梗死、心肌炎、心力衰竭、肺梗死、流行性脑脊髓膜炎、系统性红斑狼疮等。寒冷、过度劳累、剧烈运动、溶血反应亦可使其增高。

(6)门冬氨酸氨基转移酶(AST)。增高常见于心肌梗死(发病后 6 小时明显升高，48 小时达高峰，3～5 天恢复正常)、肝病、心肌炎、胸膜炎、肾炎、肺炎等。

5. 血脂四项检测

(1)高密度脂蛋白(HDL)：参考值为 1.03～2.07mmol/L。适当增高对防止动脉粥样硬化、预防冠心病有重要作用。减少常见于动脉粥样硬化、急性感染、糖尿病、肾病综合征及应用雌激素、β受体阻滞剂和黄体酮等药物。

(2) 低密度脂蛋白(LDL)：参考值为 <3.4mmol/L。增高见于冠心病、遗传性高脂蛋白血症、甲状腺功能减退、肾病综合征、胆汁淤积性黄疸、肥胖等。减少见于低脂蛋白血症、甲状腺功能亢进、吸收不良、肝硬化、低脂饮食和运动等。

(3) 甘油三酯(TG)：参考值为 0.56~1.70mmol/L。增高见于冠心病、原发性高脂血症、动脉粥样硬化症、肥胖、糖尿病、痛风、甲状腺功能减退、肾病综合征、高脂饮食和胆汁淤积性黄疸等。减少见于低脂蛋白血症、严重肝脏疾病、吸收不良、甲状腺功能亢进、肾上腺皮质功能减退等。

(4) 总胆固醇(TC)：参考值为 <5.20mmol/L。增高见于动脉粥样硬化所致的心脑血管病、高脂蛋白血症、胆汁淤积性黄疸、甲状腺功能减退、类脂性肾病、肾病综合征、糖尿病、服用某些药物(如环孢素、糖皮质激素、阿司匹林、肾上腺素受体阻滞剂等)。减少见于甲状腺功能亢进、肝硬化、急性重型肝炎、贫血、营养不良、恶性肿瘤、服用某些药物(如雌激素、甲状腺激素、钙拮抗剂等)。

6. 血糖检测

(1) 空腹血糖(FBG)测定：是诊断糖代谢紊乱最常用和最重要的指标，其中以空腹血浆葡萄糖(FPG)检测最可靠。成人 FPG 水平参考值为 3.9~6.1mmol/L。增高见于高糖饮食、剧烈运动、情绪激动、胃倾倒综合征、各型糖尿病、内分泌疾病、应激、肝脏和胰腺疾病等。减少见于饥饿、长期剧烈运动、妊娠期、胰岛素过多、对抗胰岛素激素分泌不足、急性乙醇中毒、先天性糖原代谢酶缺乏、消耗性疾病及药物影响。

(2) 口服葡萄糖耐量试验(OGTT)：是糖尿病和低糖血症重要的诊断性试验。根据世界卫生组织(WHO)推荐，成人口服 75g 葡萄糖，分别检测 FPG 和口服葡萄糖后 0.5 小时、1.0 小时、2.0 小时、3.0 小时的血糖和尿糖。参考值：FPG 为 3.9~6.1mmol/L。口服葡萄糖后 0.5~1.0 小时，血糖达高峰(7.8~9.0mmol/L)，峰值 <11.1mmol/L。口服葡萄糖后 2.0 小时血糖 <7.8mmol/L。口服葡萄糖后 3.0 小时血糖恢复至空腹水平。各检测时间点尿糖均为阴性。

(3) 血清胰岛素检测和胰岛素释放试验：空腹胰岛素参考值为 10~20mU/L。释放试验：口服葡萄糖后胰岛素高峰在 0.5~1.0 小时，峰值为空腹胰岛素的 5~10 倍。2 小时胰岛素 <30mU/L，3 小时后达到空腹水平。主要用于糖尿病的分型诊断及低血糖的诊断和鉴别诊断。

7. 血清电解质检测

(1) 血钾测定：参考值为 3.5~5.5mmol/L。增高见于高钾饮食、输入大量钾盐、输入大量库存血、急性肾损伤少尿期、肾上腺皮质功能减退、长期使用利尿剂、系统性红斑狼疮、肾移植术后等。减少见于应用大剂量胰岛素、碱中毒、心功能不全、频繁呕吐、长期腹泻、肾脏损伤、长期低钾饮食、禁食、营养不良等。

(2) 血钠测定：参考值为 135~145mmol/L。增高见于进食困难、昏迷、烧伤、长期腹泻、呕吐、糖尿病性多尿、肾上腺皮质功能亢进、原发性或继发性醛固酮增多症等。减少见于慢性肾衰竭多尿期、应用大剂量利尿剂、大量出汗、大面积烧伤、严重呕吐、反复腹泻、慢性肝硬化失代偿期、尿崩症、肾上腺皮质功能减退等。

(3) 血钙测定：总钙参考值为 2.25~2.58mmol/L，离子钙参考值为 1.10~1.34mmol/L。增高见于原发性甲状旁腺功能亢进、多发性骨髓瘤、骨肉瘤、急性骨萎缩、急性肾损伤少尿期、静脉输入钙过多、应用大量维生素 D 等。减少见于甲状旁腺功能减退、恶性肿瘤骨转移、佝偻病、婴儿手足搐搦症、骨质软化症、长期低钙饮食、肾脏损伤、急性坏死性胰腺炎等。

(4) 血磷测定：参考值为 0.97~1.61mmol/L。增高见于甲状旁腺功能减退、磷酸盐排出障碍、摄入维生素 D 过度、肢端肥大症、多发性骨髓瘤、急性重型肝炎等。减少见于饥饿、恶病质、大量呕吐、腹泻、肾小管性酸中毒、碱中毒、糖尿病酮症酸中毒、甲状旁腺功能亢进、维生素 D 抵抗性佝偻病等。

8. 肾功能检测　是判断肾脏疾病严重程度和预测预后、确定疗效、调整用药的重要手段。

(1) 血清肌酐(Cr)测定：临床男性参考值为 53~106μmol/L、女性参考值为 44~97μmol/L。血清肌酐增高见于各种原因引起的肾小球滤过功能下降，如急性肾损伤、慢性肾衰竭。老年人、消瘦者 Cr 可偏低，因此一旦 Cr 上升，需警惕肾功能减退，进一步做内生肌酐清除率(Ccr)检测。

(2) 内生肌酐清除率(Ccr)测定：成人参考值为 80~120mL/min，老年人随着年龄增长，Ccr 有下降趋势。服用某些药物(如西咪替丁、甲氧苄)，长期限制剧烈运动均可使 Ccr 下降。Ccr 是能较早反映肾小球滤过率的灵敏指标。

(3) 血尿素氮(BUN)测定：成人参考值为 3.2~7.1mmol/L。增高见于各种原因所致的慢性肾衰竭及急性肾损伤。另外，严重脱水、大量腹腔积液、肝肾综合征、心脏循环功能衰竭也会引起增高。

(4) 肾小球滤过率(GFR)测定：参考值为 80~120mL/min。减少见于急性和慢性肾衰竭、肾小球功能不全、甲状腺功能减退、肾上腺皮质功能不全、肾动脉硬化、晚期肾盂肾炎等；增高见于肢端肥大症、巨人症、糖尿病肾病早期。

(5) 血 β_2 微球蛋白(β_2-MG)测定：成人参考值为 1~2mg/L。可用于评价肾小球滤过功能。增高见于肾小球、肾小管损伤，IgG 肾病，恶性肿瘤，肝炎，类风湿关节炎等。

(6) 血清胱抑素 C 测定：成人参考值为 0.6~2.5mg/L。临床意义同 Cr、BUN、Ccr，但在判断肾功能早期损伤方面更为灵敏。

(7) β_2 微球蛋白(β_2-MG)测定：成人参考值为 <0.3mg/L。增高见于肾小管重吸收功能受损，如肾小管-间质性疾病、药物或毒物所致早期肾小管损伤、肾移植后急性排

斥反应早期。

(8) α_1 微球蛋白(α_1-MG)测定：成人尿中参考值为 <15mg/L。血清游离参考值为 10~30mg/L。尿中 α_1-MG 是反映早期近端肾小管功能损伤的特异、灵敏指标。血清 α_1-MG 增高提示 GFR 降低所致的尿潴留。血清和尿中 α_1-MG 均增高，表明肾小球滤过功能和肾小管重吸收功能均受损。

(9) 视黄醇结合蛋白(RBP)测定：血清 RBP 参考值为 45mg/L，尿中 RBP 参考值为 (0.11±0.07)mg/L，男性高于女性，成人高于儿童。尿中 RBP 增高见于早期近端肾小管损伤，血清 RBP 增高见于肾小球滤过功能受损、肾功能衰竭。

(10) 血尿酸(UA)测定：男性 UA 参考值为 150~416μmol/L，女性 UA 参考值为 89~357μmol/L。UA 增高见于肾小球滤过功能受损、原发性痛风、继发性痛风、长期使用利尿剂及抗结核药物、慢性铅中毒及长期禁食者。减少见于 Fanconi 综合征、急性肝坏死、肝豆状核变性、慢性镉中毒、使用磺胺类药物及大剂量糖皮质激素等。

三、纸质健康档案

(一) 纸质档案的需要性

纸质档案主要是指文书档案，是一种以纸张作为载体的档案。虽然目前出现了 U 盘和磁带等形式的档案，但由于诸多原因，纸质档案仍占多数，如保存备查的命令、报告、决议、会议记录总结、章程条例、统计报表、公文、图纸、信札、户籍、账册、契约、证书、书稿、日记、家谱等。

目前，音像档案和机读档案在全部档案中所占的比例已有显著增长，但是，它们不可能在短期内完全替代纸质档案，因为还有一系列问题需要解决，例如法律效力问题、凭证作用问题、保密问题、便于使用问题等。鉴于纸质档案的优点甚多，它在世界各国的档案馆仍占很大的比例。

(二) 纸质档案的必要性

纸质档案记录的原始信息不易被篡改，纸质档案一旦形成，其记录载体与信息永远结合在一起，很难做到无痕迹修改。纸张的材料主要是纤维素，具有较强的耐久性，尽管一定条件下会发生电解和氧化，只要阻断造成纸质档案损害的条件，就可以长期保存档案。传统纸质档案不依赖各种设备和技术，使用者只需要到档案存放处查阅即可。

(三) 纸质档案的意义

纸质档案的安全性、真实性更强，纸质档案的不可轻易被篡改的特性决定了它具有原始凭证作用，并具有较高的可信度。同时纸质档案在适当条件下，可以保存很长的时间。

(四) 纸质健康档案的书写内容

1. 基本信息　包括姓名、性别、年龄、联系方式、联系人、住址、身份证号等。

2. 病史

(1) 主诉：即患者主要症状及持续时间。

(2) 现病史：全面记录患者主诉的主要病史，包括：主要症状、体征特点、演变情况及发病以来的诊治情况。

(3) 既往史：记录与本病相关的各系统疾病。

(4) 既往辅助检查。

(5) 生命体征检查：体温、脉搏、呼吸、血压、血氧饱和度等。

(6) 体格检查。

(7) 疾病诊断。

(8) 用药情况。

(9) 注意事项：用药注意事项及生活护理注意事项。

(五) 纸质健康档案的管理保存

1. 建档　建立、完善相关信息，包括：①基本信息；②主诉；③现病史；④既往史；⑤既往辅助检查；⑥生命体征检查；⑦体格检查；⑧疾病诊断；⑨用药情况；⑩注意事项。

2. 整理　把需要整合的档案整理到位即为档案的整理，将档案组合、排序、区分、编目，形成一个完整的系统。根据档案中的整体内容、地址来源、组成方式和时间等信息进行组合、区分、编目和排序。纸质档案的整理比较复杂，基本是手工进行操作，效率低且劳动强度大。

3. 维护　定期更新并书写随访记录，对随访过程中出现的病情进展及意外情况要及时、准确做好记录，并定期总结。纸质档案的维护，首先需要考虑的就是纸质材料的老化问题。要有效维护纸质档案，首先需要了解纸质老化的原因，然后有针对性地对档案进行维护。目前而言，对纸质档案的维护主要有三种方式，一是直接修复，二是制作副本，三是电子化存档。应注意，无论采用哪种保存方式，都无法保持档案的原始状态。

(六) 纸质健康档案的归档

把办理好的文件整理立卷，定期交到档案部门，即为纸质档案的归档。

1. 归档文件的定义　立档单位在其职能活动中形成的应作为文书档案保存的纸质文件材料。

2. 归档的整理　将归档文件以件为单位进行装订、分类、排列、加盖归档章、编制归档文件目录，使之有序化。

3. 归档的意义　归档是文件向档案转化的标志，是文书处理的终点。

四、电子健康档案

电子健康档案(electronic health record, EHR)即电子化的居民健康档案，是关于医疗保健对象健康状况的信息资源库，该信息资源库以计算机可处理的形式存在，并且能够安全地存储和传输，各级授权用户可对其进行访问。电子健康档案包括居民整个生命周期的关于医疗健康保健的信息和资料。一般包括居民的基本信息，出生证明，个人健康档案，家庭健康档案，每次就诊的病历、报告、处方、体检结果等。

（一）电子健康档案的需要性

电子健康档案信息系统是指为居民提供健康管理的信息化系统，系统地记录了社区居民完整生命周期内所有的健康信息档案。目前一般以医疗保险卡作为居民身份认证的电子健康档案载体，电子档案收集、组织、管理居民在医疗、保健等过程中产生的相关信息，在将来的临床诊疗与预防保健过程中提供完整的医疗诊断、治疗方案、检验检查、疾病预防保健等信息。

电子健康档案是社区卫生信息化建设与服务的重要组成部分，它是针对社区居民健康相关活动的、具有保存备查价值的电子化健康信息记录，它是存储于计算机系统中，具有安全保密性能的个人健康档案库。社区居民需要电子健康档案，通过它可以了解自身健康的总体状况。社区卫生服务中心需要电子健康档案，它不仅可以提高工作效率、减少人力成本投入，而且可以帮助掌握本社区居民的健康服务需求，以便提供相应的服务项目。国家需要电子健康档案，不仅可以从中了解国民的健康状况，而且可以据此制定国民健康指导意见与相关政策。

（二）电子健康档案的必要性

1. 纸质健康档案难以记载居民一生全部的健康记录　社区卫生服务的发展一直受到政府高度重视。政府要求社区卫生服务中心为居民建立健康档案，并指出：健康档案是指一个人从出生到死亡的整个过程，其健康状况的发展变化情况以及所接受的各项卫生服务记录的总和。健康档案是一个连续、综合、个体化的健康信息记录的资料库，其包含的信息量极大，纸质档案难以记载所有信息。

2. 电子健康档案可实现信息一体化　电子健康档案实行计算机化和网络化管理，充分发挥健康档案的基础纽带作用，促进社区卫生服务质量的提高。研发居民电子健康信息系统，将社区卫生"六位一体"服务模式有机地融入居民健康档案信息之中，实现居民临床诊疗信息数据互通，达到居民健康档案"多档合一"的一体化管理目标，使静态的居民健康档案转为动态的、可利用的、可更新的新型居民健康档案，使卫生资源得到充分利用。

3. 可通过社区卫生服务中心掌握居民健康状况　电子健康档案是个人自我保健过程中不可缺少的医学资料，它记录了社区居民个人疾病发生、发展、治疗和转归的过程。电子健康档案的建立能提高社区卫生服务工作质量，相关人员可以从电子健康档案中了解居民健康状况，从而提供综合性健康照顾。电子健康档案的建立不仅完善了地方公共卫生和医疗服务体系，而且对加强疾病防治具有重要社会意义。

（三）电子健康档案的重要性

电子健康档案是以个人健康、保健和治疗为中心的数字记录，可以更新、查阅和调用。同时，电子健康档案存储了临床诊疗记录、检验与检查记录、病史记录、影像学信息记录、药物治疗信息记录，以及公共卫生方面的健康评估、健康教育、疾病风险预测等记录。从社区卫生服务中心发展目标与趋势看，电子健康档案建设对社区卫生服务中心的发展、对预防社区居民疾病的发生具有重要价值。电子健康档案与传统纸质健康档案相比，其主要特点如下：

1. 信息更全面　电子健康档案不是简单地将纸质病历记载的各项内容输入计算机，而是记载了社区医生和公共卫生医生日常为居民服务过程中一切与公共卫生相关的信息，它能够使医生了解与掌握居民健康的总体状况与需要服务的内容，以提供全面的医疗卫生服务。

2. 使用更方便　依靠信息技术建立的电子健康档案具有特定的数据格式和存储方式，有利于快捷输入，迅速检索查询、调用处理各种诊疗信息，为社区临床诊疗、疾病预防、健康教育提供大量的集成资料，基于信息技术促进居民健康信息的共享，极大地提高了居民健康档案的利用效率，并可随时、随地提取居民健康的相关信息，以便社区卫生服务中心各科室医生在服务过程中能够快速、全面地了解居民的健康与诊疗情况。

3. 存储更容易　电子健康档案信息存储实行系统化，使信息保存容量大，并可永久保存。

（四）电子健康档案的管理

1. 调阅档案　档案调阅应该设定不同的权限，医生只能调阅自己管理的人员的个人及其家庭的健康档案、调阅其所在社区的社区健康档案，每个社区的负责人和档案管理人员可以调阅所管辖社区的个人、家庭和社区的全部健康档案。

2. 及时上传各项档案记录　医生或社区的档案管理人员应及时将纸质健康档案中的所有添加内容或变更内容输入电子健康档案中，保证纸质健康档案和电子健康档案同步。

3. 保护电子健康档案的安全　首先，要制定各级档案管理人员的管理规范，避免有意或无意泄露密码，导致档案的外传或损毁；其次，要加强各网络终端的安全防范，避免密码泄露，导致档案的外传或损毁；再次，要加强档案管理主服务器的安全措施，防范各类恶意的网络攻击；最后，主服务器要及时备份档案，并安全放置在其他位置，以防发生意外。

（五）电子健康档案管理中存在的主要问题及应对措施

1. 电子健康档案管理中存在的主要问题

(1)认识不到位：由于这项工作还处于启动摸索阶段，一些医疗机构没有真正意识到电子健康档案的重要性,对电子健康档案管理的投入不足,主要依赖上级卫生行政部门的投入与推动。尤其是一些基层医疗单位,大多没有设立相应科室,没有配备专职的电子健康档案管理人员和信息技术人员,相关工作由行政科室或其他业务科室兼管,给这项工作的开展带来了难度。

(2)信息技术应用不够:我国近年来才开始建设电子健康档案,缺乏成熟的技术和经验,容易造成大量低水平重复建设与资源浪费。如果数据更新慢,临床诊疗和社区卫生服务将脱节。各医疗机构在业务开展过程中,对电子健康档案的应用不够重视,健康数据在健康研究、绩效评估、决策分析、居民调研等方面的使用率均不高,没有真正达到"记录一生、服务一生、管理一生"的效果。

(3)档案标准有差异:统一、规范和完善的电子健康档案标准是电子健康档案快速推广应用的基础,我国目前已出台健康档案相关的标准,但是由于地域差异和经济社会发展水平的差异,各地在实际采用相关标准时,往往会根据当地实际情况作出针对性的调整,导致各地标准存在差异。

(4)信息安全缺乏保障:电子健康档案记录了大量的个人隐私信息,如家庭住址、联系方式、个人疾病信息等,并且随着电子健康档案与人口信息库等信息平台的对接,数据量越来越大。如何合理、合法、安全地管理和使用这些数据,避免信息外泄,已经成为当前迫切需要重视和解决的问题。

2. 加强电子健康档案管理的对策和建议

(1)加强组织引导,加大经费投入:健康档案电子化是医疗卫生事业发展的必然趋势,各级卫生部门和医疗卫生机构人员要转变观念,加强对电子健康档案管理的组织领导,根据本单位实际情况设立专门的工作机构,配备专业人员,同时加大经费投入,在年度计划中安排适当比例的建设资金。加强电子健康档案的相关宣传培训,组织医疗卫生单位的领导干部、医务人员和计算机应用人员参加不同类型和不同层次的技术教育和培训,为加强电子健康档案管理提供人才保障。

(2)加强统筹规划,建立统一标准:没有标准就没有共享,各级卫生行政部门应遵循"统一规划、统一标准、统一建设、统一管理"的原则,注重各级医疗机构之间、公共卫生机构之间的电子健康档案管理统筹和协调建设,以省或市为单位,统一区域内的建设标准。只有在统一的标准下建设电子健康档案,才能实现健康数据资源的有效共享。

(3)规范制度建设,完善共享机制:建立健全电子健康档案建设、管理、运行、维护等制度,实现对电子健康档案建设全过程的管理,确保档案质量。加强电子健康档案各项制度建设,建立健全健康数据采集和传输、应用系统使用和维护等制度。完善电子健康数据共享机制,已建立卫生信息平台(数据中心)和居民电子健康档案基础资源数据库的区域,可将电子健康档案与区域医院信息系统、区域实验室信息管理系统、区域医学影像存档与通信系统、区域电子病历系统相连接,有效利用疾病预防控制、妇幼保健、计划免疫、新型农村合作医疗等信息系统资源，实现业务协同与信息共享，将"死"档案变成"活"档案。

(4)强化安全保障，确保数据安全：电子健康档案的运行维护和安全保障日益重要，应按照"谁主管谁负责、谁运行谁负责、谁使用谁负责"的原则，建立健全电子健康档案信息安全责任制度、值班制度、信息审核制度，以及备份策略和应急预案等。进一步完善网络结构，优化网络性能，严格执行安全等级保护制度和信息安全保密制度，强化安全防范措施和安全检查，建立健全安全风险评估机制和应急处置工作机制。

第二节　健康档案的更新应用

一、健康档案更新应用的内涵及途径

1. 健康档案更新应用的内涵　《医疗卫生体制改革近期重点实施方案(2009—2011年)》中指出要在全国统一建立居民健康档案，规范管理居民健康档案。《中共中央 国务院关于深化医药卫生体制改革的意见》提出：要完善以基层医疗卫生服务网络为基础的医疗服务体系的公共卫生服务功能，促进城乡居民逐步享有均等化的基本公共卫生服务。确立了政府在提供公共卫生和基本医疗服务中的主导地位。公共卫生服务主要通过政府筹资，向城乡居民均等化提供，以逐步缩小城乡居民基本供给服务的差距。

2. 健康档案更新应用的途径　健康档案的服务流程包括服务对象分类、确定建档对象、健康档案建立、档案更新应用。而健康档案更新应用的渠道主要有两条：一是一般人群的复诊；二是重点人群的复诊，重点人群包括6岁以下的儿童、孕产妇、老年人、慢性病和重性精神病患者。

二、健康档案更新应用的内容

在提供基本公共卫生服务时，应以国家(地方)服务规范为基本依据，按照服务要求，对服务对象开展各项服务，规范填写相应表单记录。健康档案的更新应用主要有三种情况：一是跟踪管理，系统记录服务对象的健康状况、影响健康的有关因素以及接受卫生保健服务的过程与效果；二是进行阶段性健康评估；三是提出下一阶段针对性的管理计划及诊治干预措施。

三、健康档案更新应用的要求

健康档案在更新应用时应注意满足以下几个要求：

(1)个人信息填写要及时、准确。

(2)健康与服务信息要全面、完整。

(3)档案资料要连续、综合、系统。

四、健康档案更新应用的意义

健康档案更新应用是开展连续性、综合性服务的基础和前提。开展基本公共卫生服务的过程就是居民健康档案更新、维护的过程,也是居民健康档案应用的过程。健康档案的更新应用贯穿基本公共卫生服务全过程,是促进基本公共卫生服务功能实现的重要保证。

五、健康档案更新应用的价值

利用健康档案的更新应用,可以对服务对象进行个体健康评估的跟踪,进行针对性的个体化三级预防措施。对农村社区来说,对健康档案进行更新应用可以帮助分析主要的健康卫生问题,评价重点干预项目,提高农村人群的健康水平。对基层医疗卫生机构来说,对健康档案进行更新应用可以帮助更好地调整、优化资源,监测服务质量,促进规范管理,加强科研教育。

六、健康档案在老年人健康管理中的更新与应用

在老年人健康管理中涉及健康档案更新应用的首先是一年一次的健康体检表,作为重点保健人群的健康记录表,它的专业性很强,是经过各专业的专家们反复调研论证而产生的表格。一般情况下,每年健康体检表的项目变化不大。

1. 老年人健康体检表更新　老年人健康体检项目应该包含现场测量血压、血糖等。职业暴露情况要逐年更新。认知功能、情感状态以及脏器功能检查要在适宜场所进行。妇科检查、辅助检查与中医体质辨证项目可择项检查并进行成本核算。老年人健康体检表内容可作为本年度管理效果的评价依据,以及下年度管理计划的制订依据。

2. 老年人健康体检表应用　老年人健康体检表在整个论证过程中是一个科学性和可行性结合的产物,健康体检表经合理设计还可达到一表多用的目的。健康体检表的利用可以提高高血压、糖尿病患者检出率,新发高血压、糖尿病患者百分比,高血压、糖尿病高危人群检出率,超重/肥胖检出率,吸烟、酗酒、缺少锻炼、不合理膳食等不良生活方式检出率。

七、健康档案在慢性病患者健康管理中的更新与应用

1. 健康档案在高血压患者健康管理中的更新与应用

(1)随访服务记录表更新:记录内容应基本上是随访的相关信息。每次随访测量体重,计算体重指数;记录摄盐情况、心理状况、药物不良反应;记录遵医行为、服药依从性。随访记录至少4次,记录分类处理效果。

(2)年度体检表更新:高血压患者相关症状的询问,如四肢麻木、下肢水肿、鼻衄出血不止等。体现本年度管理效果评价,包括血压控制与不良生活方式改善情况。体现下

年度管理计划目标,包括血压控制目标和不良生活方式改善目标。

(3)高血压患者健康档案的应用:统计高血压患者管理数量与质量效果指标,包括高血压患者健康管理率,即年内辖区内已管理高血压人数/年内辖区内高血压患病总人数×100%;高血压患者规范管理率;管理人群血压控制率。

2. 健康档案在2型糖尿病患者健康管理中的更新与应用

(1)随访服务记录表更新:记录内容应是随访期间的相关信息。每次随访测量体重,计算体重指数,检查足背动脉搏动,询问胰岛素应用情况。记录主食摄入情况、心理状况、药物不良反应、低血糖反应情况。记录遵医行为、服药依从性。随访记录至少4次,记录分类处理效果。

(2)年度体检表更新:注意2型糖尿病患者相关症状的询问。进行本年度管理效果评价,包括血糖控制与不良生活方式改善情况。体现下年度管理计划目标,包括血糖控制目标和不良生活方式改善目标。

(3)2型糖尿病患者健康档案的应用:落实2型糖尿病患者监测评估。分析2型糖尿病患者血糖与不良生活方式的动态变化。统计2型糖尿病患者管理数量与质量效果指标,包括糖尿病患者管理率、糖尿病患者规范管理率及管理人群血糖控制率。

3. 健康档案在重性精神病患者健康管理中的更新与应用

(1)重性精神病患者档案更新:重性精神病患者增加填写"个人信息补充表",信息资料大部分由监护人提供,每次随访填写一张随访记录表,年度体检表注意询问与精神病相关症状,体现本年度治疗效果评估,给出下年度康复措施建议。

(2)重性精神病患者健康档案的应用:有效的监测可对精神病患者实行分类干预措施、对整个社会的稳定起重要的作用。统计精神病患者管理数量与质量效果指标,包括重性精神病患者管理率、重性精神病患者好转率及重性精神病患者规范管理率。

第三节　健康档案的维护

一、健康档案维护的及时性

健康档案维护的及时性是开展连续性、综合性服务的基础和前提。开展基本公共卫生服务的过程就是居民健康档案更新、维护的过程。健康档案的及时维护贯穿居家护理服务全过程,是促进居家护理服务功能实现的重要保证。

二、健康档案维护的准确性

只有建立完善、真实、准确的健康档案,医疗护理人员才能了解相关人群对居家医疗健康服务的需求，从而提供更完善、更优质、更综合的医疗健康服务。

三、健康档案维护的意义

随着医疗事业的发展和疾病谱的改变，我国社区人群疾病逐渐从以传染病为主转变为以慢性病为主，如冠心病、高血压、糖尿病、慢性支气管炎等。慢性病是导致我国城市居民残疾、死亡和医药费用大量支出的主要病因。国家对于慢性病的治疗策略也逐渐从后端治疗前移，以期进行融合预防与治疗的系统管理。

建立健康档案并维护，开展慢性病防治是基层健康管理的重要内容。高血压、糖尿病是心脑血管疾病的重要危险因素，高血压治疗的获益主要来自有效降低血压，糖尿病治疗的获益主要来自有效控制血糖。因此，提高血压、血糖的控制率（一级预防）是减少心脑血管疾病负担的关键措施。心脑血管疾病发病率高、致残率高、致死率高，积极控制高血压、糖尿病、高脂血症等危险因素可明显降低其发病率，健康档案的建立和及时、准确的维护在心脑血管疾病的发展过程中起到不可替代的作用。

定期开展家访，为患者测血压、量血糖，详细询问、记录病情，及时为患者调整个体化治疗方案。其优点在于连续性、系统性、及时性、主动性，医生能全面观察患者症状、生活方式等方面的改变，及时调整治疗方案，患者和医生互动性良好，治疗依从性高。

四、健康档案维护的注意事项

(1)核实基本信息有无出入，在随访过程中注意基本信息书写是否存在缺项或错误。

(2)及时更新随访对象的基本信息。

(3)及时增添被随访人的健康意愿，如代购药品、理疗服务等项目。

(4)定期总结随访对象的病情变化，形成阶段性小结，并对阶段性病情做回顾性总结。

第四节　养老服务网络平台的构建与应用

一、构建养老服务网络平台，提高信息化管理服务水平

采用互联网及移动通信等现代信息手段，应用居家养老服务运营管理系统，将受理申请、对象审批、安排服务、工作评估、考核监督、费用结算等全过程进行信息化管理。全面落实"信息化办公"理念，使居家养老服务工作的每一项程序均可通过网络管理系统及时处理，提高居家养老服务工作的质量和效率，保证居家养老服务系统的高效运转。

二、整合社会养老服务资源，构建居家养老服务保障体系

养老服务网络平台通过整合社区资源与企业资源，推进信息和资源的整合，丰富提

供服务的内容和形式。在此基础上，可为老年人提供以下服务：①周边公共信息，如景点、交通、医院、超市、银行、邮局等位置信息。②专家咨询服务。通过电话向老年人提供医疗、法律、心理、财经等方面的专业咨询服务。③健康档案管理。老年人可将每年的体检报告保存在其个人账号中，以便随时调用或下载。同时，在危急时刻，此健康档案也可协助专业医疗机构进行急救。④主题活动。根据老年人需求，定期或不定期组织各种主题活动，如邀请养生专家、营养师讲解关于养生方面的权威知识，为有需要的老年人制订个体化的营养食谱等，或者组织老年人参与各种主题活动。

三、使用服务热线或调度中心，构建服务对接及派单管理系统

在接到老年人需求信息后，养老服务网络平台根据"服务对应、就近服务、优质优先"的原则，安排服务机构上门服务，并根据记录完成回访跟踪，每次服务结果作为对服务机构的评估依据，从而保障对老年人的服务水平。

四、开创主动关怀模式，满足老年人精神需求

养老服务网络平台通过和通信运营商紧密合作，开发以有声短信为主的主动关怀模式。针对老年人视力较差的实际情况，将文字内容通过信息化手段转换成有声内容，通过电话等方式把内容推送给老年人。内容包括"每日一笑""天气预报""养生保健""活动通知""吃药提醒"等，并可根据老年人的数据进行多维度的分类，做到针对性、精细化，在日常生活中提供精神层面的关怀。

五、利用移动技术构建"24小时紧急救援系统"，提高老年人生命保障水平

当老年人在任何地点突发疾病时，可通过移动手机的紧急呼叫选项，向援助中心发出呼叫信息，使老年人的亲属、医护人员能够在第一时间赶赴现场帮助老年人。按照老年人或其亲属的要求，医护人员还可以为老年人提供日常的"关爱保障服务"，及时掌握老年人，特别是独居老年人的生活状态。

第五节　养老档案的建立意义、内容和要求

一、建立养老档案的意义和作用

1. 为居家养老服务的建设和发展提供支撑　养老档案包含老年人个人居家养老信息、居家养老服务的具体内容及服务过程等信息。在推进养老服务社会化的进程中，养老档案为居家养老服务机构的服务质量评估提供了依据，也为机构服务信息化奠定了基

础，对居家养老服务体系的建设有重要意义。

2. 为居家养老服务提供法律依据　养老档案是原始的信息记录和凭证。规范的档案管理能增加养老机构管理的透明度，能保证老年人及其家属的知情权，保证在出现纠纷时有据可查。

3. 有利于养老机构对养老服务人员的规范化、制度化管理　建立养老档案有助于养老机构内部管理，减少意外事件的发生。养老服务人员的每一项服务都被载入档案，这对养老服务人员的工作是一种有效的监督，可以避免不必要的意外事件，提升服务质量。

二、养老档案的内容

养老档案需包括照护老年人的完整记录，具体可包括以下内容：

1. 健康档案　接受居家养老服务前，老年人必须进行全面的身体检查，服务期间也应定期体检。养老机构应当制定建立健康档案的制度。健康档案是提供个性化照护的参考，也是解决纠纷的依据。

2. 沟通记录　老年人在接受居家养老服务时出现的特殊情况，如病情变化、服务要求变化等，需载入档案，并且要有养老机构与老年人或监护人针对特殊情况沟通的记录。

3. 代理签字　对无意识行为能力的老年人（譬如患有严重精神疾病的患者），进行居家养老服务时应有其监护人在场，并要求监护人在需要归档的服务记录上签字。

4. 物品检查记录　养老服务人员每次上门服务时要检查老年人需要的各种物品，并记录于档案。

5. 服务过程记录　每次提供居家养老服务结束后，提供服务的养老服务人员或其他工作人员填写服务记录。有意识行为的老年人阅读服务记录，无异议情况下签字。对无意识行为的老年人，则由其监护人核实签字。

6. 代购依据　老年人在委托养老服务人员购买食物、物品、用具等时，养老服务人员应向商家索要票据，并存入档案，以备查阅。

7. 居家养老服务协议　即居家养老服务合同，是老年人与养老服务机构经过讨论协商所达成的总的工作方案，是老年人与养老服务人员之间的合作计划，体现了双方的伙伴关系，表明了双方对养老服务的认识与界定、工作目标及相互责任。养老服务协议的内容包括：①养老服务计划的目标；②协议双方的角色与任务；③为达目标所采取的步骤、方法与技巧；④期望达到的结果，以及进行总结、测量和评估的方法。

三、养老档案的要求

1. 专人专份　养老档案应每位老年人一份，以一人一卷宗的形式管理，对每一卷宗编档案号，并装入正规档案盒内。设置专门的档案室，将档案存放在档案柜里。

2. 规范化管理　要重视档案的管理、收集、整理工作,并进行有效保护和利用。健康档案要采用统一表格,在内容上要具备完整性、准确性、严肃性和规范性。

3. 档案安全　老年人的健康档案管理人员应严格遵守保密纪律,确保健康档案安全。健康档案转诊、借用必须登记,用后及时收回,放于原处,最好使用电子档案管理系统。为保证老年人的隐私权,未经老年人或监护人的准许不得随意查阅和外借。在老年人转诊时,只写转诊单,提供有关数据资料,如诊疗需要,方可把原始的健康档案转借给会诊医生。

4. 档案完整　档案要求定期整理,动态管理,不要有死档、空档出现,要科学地运用档案,定期对档案进行更新、充实。档案存放处要做到"十防",即防盗、防水、防火、防潮、防尘、防鼠、防虫、防高温、防强光、防泄密。

第三章 健康知识宣讲的规范

第一节 卫生防病知识的宣讲

一、卫生知识宣讲

1. 老年人居室卫生　老年人免疫力低，抗病能力弱，大部分时间都在居室里度过，所以保持老年人居室的整洁卫生十分重要。应该经常打扫擦洗、定期消毒。自然通风是有效保持室内空气清洁的方法，在良好的通风条件下，病原微生物很难生存，所以老年人居室要经常开窗通风，保持室内空气流通。阳光是人类生活中不可缺少的，不仅可以增加室内照明、杀菌消毒、净化空气，还能使人感觉豁然开朗、精神愉快，所以老年人居室应该阳光充足。

2. 老年人环境卫生　老年人除了在居室，走廊、卫生间、浴室也是老年人经常要去的地方，所以这些地方的卫生也很重要。走廊往往是老年人的活动场所，为了避免老年人磕碰绊倒，走廊地面要清洁、干燥、无杂物。一般情况下，卫生间有较高的温度和湿度，是病原微生物繁殖的"温床"，因此一定要保持卫生间的通风和干燥。卫生间的门把手、冲水按钮、水龙头等处也是病原微生物繁殖的地方，经常会沾有大肠杆菌、人乳头瘤病毒、疣病毒、金黄色葡萄球菌等，应该多冲洗清洁。另外，老年人对噪声特别敏感，所以老年人的环境还应该保持安静。

3. 老年人个人卫生　部分老年人生活不能自理，刷牙、漱口、洗脸、洗手、梳头、洗脚、洗澡、洗衣服、整理床单位等都需要别人帮助，这也是养老服务人员每天要做的分内工作。做好老年人个人卫生护理，让老年人保持清洁，不仅可以改善老年人的心情，让老年人精神焕发，还有利于一些病情的控制。例如，及时更衣沐浴、保持皮肤清洁，可减少皮肤感染；搞好外阴卫生，可减少尿路感染。养老服务人员一定要本着认真负责的态度，保质、保量、及时地完成老年人个人卫生护理工作。

4. 老年人食品卫生　肠道传染病是病原微生物经口进入人体消化道后，引起的以腹痛、腹泻为主的疾病。导致肠道传染病的病原微生物包括细菌、病毒和寄生虫。它们主要存在于患者的粪便和呕吐物中，以及被患者粪便和呕吐物污染的食物、水、餐具和其他物品中。苍蝇、蟑螂等昆虫是传播肠道传染病的"帮凶"。当人吃了被污染的食物和水后，很容易发病。老年人的抵抗力较差，若不注意饮食卫生，特别容易感染。为了预防老年人发生肠道传染病，养老服务人员一定要严肃认真，严把"食品关"。

二、疾病分级预防

1. 初始预防　指针对疾病危险因素采取措施，预防疾病危险因素的发生。例如，冠心病的初始预防指为了防止高胆固醇血症、高血压等的发生而采取措施。

2. 一级预防　亦称为病因预防，是针对致病因素的预防措施，分为针对环境的措施和针对机体的措施。这一阶段疾病并未发生，但某些危险因素已经存在，如病原体感染、精神过度紧张、营养不良、缺乏锻炼、家庭发生变故等，这些都会造成疾病发生的危险性升高。如冠心病的一级预防即对危险因素的干预。公认的冠心病危险因素包括：男性、冠心病家族史、吸烟、高血压、高密度脂蛋白胆固醇（HDL-C）水平＜0.9mmol/L（35mg/dL）、糖尿病、有明确的脑血管或周围血管阻塞的既往史、重度肥胖。除性别与家族史外，其他危险因素都可以治疗或预防。

(1) 降低血压：血压升高、高胆固醇血症和吸烟被认为是冠心病的三个主要危险因素。目前强调在抗高血压治疗时需同时注意控制其他危险因素，因为血压升高易伴有高血脂、高血糖、纤维蛋白原升高及心电图不正常。

(2) 降低血清胆固醇：实验表明，只有维持较长时间的理想胆固醇水平，才能达到预防冠心病发病或不加重冠心病的目的。血清胆固醇水平与冠心病有极显著的相关性，当总胆固醇在 5.20～6.21mmol/L 和/或低密度脂蛋白胆固醇（LDL-C）为 3.4～4.1mmol/L 时，可采取非药物干预；当总胆固醇＞6.21mmol/L 时，应在医生指导下采取药物和非药物两种干预措施。

(3) 宣传戒烟和劝阻吸烟：应采取各种措施向无烟社会迈进，例如，禁止青少年吸烟，提倡中年人戒烟，劝告老年人少吸烟或吸低毒烟等。

(4) 减肥：主要是减少热量的摄入和增加运动量，超重和肥胖者应减少热量摄入，但通过极低的热量摄入或完全饥饿以达到迅速减重的方法是不可取的。

此外，因为冠状动脉粥样硬化可始于儿童及青少年时期，故冠心病的预防应从儿童开始。重点应注意不使儿童过胖、预防儿童血压升高及阻止儿童成为烟民。

3. 二级预防　又称临床前期预防，即在疾病的临床前期，采取早期发现、早期诊断、早期治疗的"三早"预防措施。这一级的预防指通过开展疾病筛检、进行某些特殊体检等方法早期发现、早期诊断而进行适当的治疗，使疾病在早期就被发现和治疗，避免或减少并发症、后遗症的发生。

例如，如果冠心病已经发生，但尚未出现症状，通过早期发现、早期治疗，可有效阻止病变的发展。

（1）冠心病患者的自我报警：凡突发上腹或胸部疼痛、胸闷、心慌、气短、疲乏、精神不振、烦躁、头晕等症状，一定要到医院进行检查，一经确诊，及时治疗。

（2）高危人群定期检查。凡有以下六项内容之一者，可视为冠心病的高危人群：高脂血症、多年吸烟史、高血压、肥胖、糖尿病和冠心病家族史，这类人群应每年进行一次检查。

4. 三级预防　又称为临床预防，这一级预防主要是借助各种临床治疗方法，对患有某些疾病者及时治疗，防止恶化，使疾病早日康复，减少疾病的不良作用，预防并发症和伤残。心理状态也可以影响身体健康，健康的心理可以增强人体免疫力，调动机体功能。故在治疗期间，患者、家属和医护人员之间相互信任而构筑的强大心理防线，是战胜疾病的重要因素之一。

例如，对冠心病患者实行合理的治疗和积极的自我保健，是防止冠心病病情复发和恶化的关键，也是三级预防的关键。

第二节　营养健康知识的宣讲

一、老年人的营养需要

老年人的生理特点决定了其对饮食与营养的特殊需求，老年人必须选择符合自己状况的各种营养素。人体需要的营养素主要包括蛋白质、脂肪、糖类、维生素、矿物质及水六大类。

老年人基础代谢率比青壮年低，而且体力活动也明显减少，总的能量消耗量下降，身体内的脂肪组织比例增加，对热量的需要量也减少。所以对老年人来讲，适当限制总热量摄入是有益的。

人体所需要的能量主要源于食物中的糖类、脂肪和蛋白质。三大营养素的产热方式各有特点。蛋白质在产热过程中需要耗氧，消耗的能量多，代谢产物对机体有不良作用，会增加机体排泄负担。脂肪产热量高，饱腹感明显，但脂肪在产热过程中耗氧较多，一般在低氧的条件下应尽量少食用脂肪。糖类产热快，容易代谢，其产物是二氧化碳和水，对机体无不良作用，耗氧量小，在低氧条件下应适当提高糖类在食物中的比例。

1. 老年人蛋白质需要　蛋白质是人体所需要的重要营养素之一，人体如果缺乏蛋白质，就难以生存，更谈不上身体健康。缺乏蛋白质，人体正常生理活动会出现障碍，甚至导致生命的终结。

构成蛋白质的基本单位是氨基酸。蛋白质由多种氨基酸组成。其中一部分在人体内不能合成或者合成量不足，不能满足机体需要，必须从食物中直接获得，称为"必需氨基酸"；还有一部分则可以在体内合成，称为"非必需氨基酸"。

人体必须每日从饮食中补充蛋白质，才能满足人体对蛋白质的需求。即便人生长发育停止，处于中老年阶段，机体仍然处在降解和重新合成蛋白质的动态平衡之中。所以，无论人处于什么样的年龄阶段，都必须依赖蛋白质才能生存。

2. 老年人脂肪需要　饮食中的脂类主要为甘油三酯、少量磷脂和胆固醇。脂肪主要指甘油三酯，类脂主要包括磷脂和固醇类，胆固醇是人体主要的固醇类化合物。人体内储存的脂类中，甘油三酯高达99%。食物中的脂类95%是甘油三酯，5%是其他脂类。我们食用的植物油和动物油的主要成分也是甘油三酯。

另外，还可以根据化学结构不同，将脂肪中的脂肪酸分为饱和脂肪酸与不饱和脂肪酸。动物脂肪含饱和脂肪酸较多，若饱和脂肪酸摄入量过高，易引发高脂血症及某些恶性肿瘤。

3. 老年人糖类需要　糖类是人类饮食中的"主力军"。人体所需能量的60%～70%要靠糖类来提供。糖类中有些是可以被消化道分解利用的，能够提供人类所需的能量；有些是不能被消化道吸收的膳食纤维。现代营养学研究表明，膳食纤维对于人体健康具有不可替代的重要作用。尤其对于老年人来说，膳食纤维是非常必要的。

根据结构的不同，糖类可分为单糖、双糖和多糖三类。

(1) 单糖：常见的有葡萄糖、果糖、半乳糖。其可以不经消化而直接被人体吸收和利用，味甜，易溶于水。葡萄糖主要存在于植物性食物中，动物性食物中也有少量存在。果糖是最甜的一种糖，多存在于水果中。半乳糖不能单独存在于自然界中，主要是乳糖的分解产物，在体内被吸收后也可转变为葡萄糖。

(2) 双糖：常见的主要有蔗糖、麦芽糖、乳糖、海藻糖。其也具有味甜、易溶于水的特征，但它们需要消化酶分解为单糖以后才能被吸收利用。蔗糖有白糖、红糖等。麦芽糖主要存在于谷类种子的胚芽中，所以人们在吃馒头时咀嚼，会感到有甜味。乳糖只存在于动物的乳汁中，较难溶于水。海藻糖多存在于菌类，如食用的蘑菇中含量较多。

(3) 多糖：多糖主要有糖原、淀粉、糊精、膳食纤维等。它无甜味，也不易溶于水，但在消化酶的作用下可以分解为单糖。糖原是存在于动物体内的多糖，数量有限，当血糖浓度降低时，糖原可分解为葡萄糖。淀粉是人们日常饮食中的主要成分，存在于谷类、豆类、硬果类，以及马铃薯、白薯等根茎类食物中。糊精是淀粉分解的中间产物。一般来说，随着年龄的增长，老年人饮食中热量供给应逐渐减少。因为老年人活动量减少，如果热量供应过多，容易引起肥胖，因此，对老年人饮食量应加以调整，以防止热量摄入过多。膳食纤维是多糖中的一种，它是不能被人体消化吸收的多糖。过去人们常常认为膳食纤维属于食物残渣，是没有营养价值的，而忽略了它的作用。但是现代流行病学研究发现，膳食纤维摄入量的增高会降低某些慢性病(如心血管病)的发病率。人很难消化膳食纤维，膳食纤维基本上是变成食物残渣，被排出体外的。

4. 老年人维生素需要　维生素是维持生命的要素，是维持人体物质代谢、正常生理活动不可缺少的营养物质。另外，维生素在预防癌症等严重威胁人类生命健康的疾病上也发挥了重要作用。

维生素存在于食物中，通常不能由人体合成或合成量太少，必须由饮食提供。由于食物中的维生素含量极微，所以常以毫克或微克计算。各种维生素具有不同的特殊生理功能，但它们既不参与机体组成，也不提供能量。虽然人体对维生素的需求量甚微，但绝不可缺少。有研究表明，维生素不仅是必需营养素，而且也具有预防多种慢性退行性疾病的保健功能。

维生素的种类很多，通常按溶解性分为脂溶性和水溶性维生素两大类。脂溶性维生素大部分储存在脂肪组织中，主要有维生素 A、维生素 D、维生素 E、维生素 K，它们通过胆汁缓慢排出体外，易在体内蓄积，因此过量摄入可导致中毒。水溶性维生素主要有 B 族维生素和维生素 C，它们在体内仅有少量储存，易排出体外，因此必须通过饮食经常供给，当供给不足时，容易出现缺乏症。一般而言，老年人较容易缺乏的维生素有维生素 A、维生素 D、维生素 B_6、维生素 C 和维生素 E 等。

5. 老年人矿物质需要　组成人体的元素有几十种，其中碳、氢、氧、氮组成有机化合物，其余的元素被称为矿物质。矿物质又分为常量元素和微量元素。常量元素有磷、硫、氯、钾、钠、钙、镁等，其余的就是微量元素。人体中的微量元素可以分为三类，即必需微量元素：铜、钴、铬、铁、氟、碘、硒、锰、钼、锌；可能必需的微量元素：硅、镍、硼、矾；有潜在毒性，但低剂量时可能具有必需功能的元素：铅、镉、汞、砷、铝、锡等。几种必需微量元素的功能或需要量如下：

(1)硒：是一种体内含量较少的元素。硒是人体必需的微量元素，对人体健康有着不可忽视的作用。硒分布于除脂肪外的所有组织中。

(2)氟：是人体必需的元素。中国营养学会推荐老年人每天氟摄入量为 1.5mg。

(3)铜：老年人每天需要摄入铜 2mg。

(4)碘：是组成甲状腺素的重要成分，参与甲状腺素的合成。老年人每天需摄入碘 150μg。

(5)锌：是一种与生命息息相关的微量元素，它分布在人体每个细胞内。一般来说，摄入的食品中谷类食品占比较大的老年人，对锌的需求量就要相应增加；有偏食习惯和患肾病、急性感染、糖尿病等疾病的老年人，容易缺锌，应增加锌的摄入量。

6. 老年人水分需要　水是生命之源。老年人体内水分减少。水的储备能力减退，因此在应激情况下很容易发生脱水现象，特别是在腹泻、发热、大量出汗时更明显。水的主要生理功能体现在以下几方面。

(1)水构成身体组织:水是保持细胞形态所必需的物质,成年男性中水分约占体重的61%,70岁老年人水分占体重的50%以上。机体一旦失去20%以上水分,新陈代谢就会停止,生命就会结束。因此,对于缺水的老年人要及时补充水分,一旦出现脱水,就要及时进行抢救。

(2)水是新陈代谢的介质:人体内的新陈代谢过程是一系列复杂的生物化学反应过程。没有水作为介质,这些反应都无法进行。各种营养物质进入人体后,需要通过水运送到身体的各个部位进行代谢,代谢过程中产生的废物通过水运送到相关的部位,或经过大小便、汗液等途径排出体外。正常人消化腺每天提供6~8L消化液。当机体严重缺水时,就会影响消化液的产生。

(3)水可以调节体温:水能吸收营养物质分解代谢过程中产生的大量热量,使体温保持不变。当外界温度高或体内产热过多时,机体可以通过蒸发水分或出汗维持体温;当环境温度降低时,机体就会通过减少蒸发维持体温。

(4)水能润滑机体,防止衰老:人体的运动依赖众多的关节活动,而水正是关节间的"润滑剂",能够使人的活动轻松自如。人的皮肤、眼睛、喉咙甚至消化道也都离不开水的滋润。喝水少的老年人,皮肤往往很干燥。长期皮肤干燥、皮脂腺分泌减少,可导致皮肤对病原微生物的抵抗力下降,易患皮炎、湿疹等皮肤病。

(5)水可以调节血黏度:随着年龄增加,老年人体内水量逐渐下降,若不适量增加饮水,会使血黏度增加,易诱发血栓,还会影响肾脏的排泄功能。

人体需要的水量受活动量的影响。一般而言,活动量越大,所需要的水也就越多。正常情况下,人体对水量的需求具有一定的自身调节能力,以维持水分的出入平衡。

一般来说,人每天从食物中可获取1000mL水,食物中的糖类、蛋白质、脂肪在代谢中还可以产生300mL水,但是还需要靠饮水来补充身体需要。老年人细胞内液减少,饮水欲望减退,会加重体内水分的不足,因此老年人应养成饮水习惯,每日摄水量应控制在1800mL左右。目前公认的老年人的每日饮水量为30mL/kg。

然而,老年人饮水也要适量。饮水太多也会对身体健康产生不利影响。现代医学证实,饮水过多会使排尿和出汗量增加,容易导致电解质丢失过多,也会增加老年人的心血管、肾脏的负担,使老年人出现心慌、乏力、尿频等不适症状,还会使体内的消化液被稀释,消化能力减弱,导致消化不良、腹胀。

二、膳食结构与人体健康的关系

膳食结构指膳食中各类食物的数量及其在膳食中所占的比例。膳食营养与人们生活息息相关,合理的膳食结构是人体健康的保障。随着社会经济的发展和人民生活水平的提高,人们对营养与健康日渐重视,科学安排膳食结构,已成为社会的基本需求。

对我国居民营养与健康状况的调查显示,与膳食结构密切相关的慢性病患病率呈上升趋势,高血压、心血管病及糖尿病的发病率不断上升。微量元素缺乏症在城乡居民中均存在。肥胖导致的慢性病逐年增加，严重影响了我国居民的健康水平和寿命，也加重了社会及个人的经济负担和精神负担。因此，采用合理的膳食结构对健康尤为重要。

膳食结构与人们生活的自然环境、文化、习俗、综合经济发展的水平相关。不同地域的膳食结构往往有很大的差异。一般可根据各类食物所能提供的能量及各种营养素的比例来衡量膳食结构是否合理。不同类型膳食结构的特点各不相同，重要的依据是看动物性和植物性食品在膳食构成中的比例是否合理。

1. 以植物性食品为主的膳食结构　这类膳食结构以谷物食品为主，动物性食品为辅。成年人人均谷物年消耗量约200kg，植物性食品能量占总能量的90%。动物性蛋白质占蛋白质总量的10%～20%，这种类型的膳食能量基本可以满足人体需要，但是蛋白质和脂肪的摄入量都低于人体需要量。植物纤维充足，动物性脂肪较少，有利于冠心病和高血压的预防。但是易发生营养缺乏病，使人体质变弱，导致健康状况不佳、劳动生产力低下。这种膳食结构的改进方法是：加强营养的综合调配，改善动植物性食品比例，避免发生营养不良。

2. 以动物性食品为主的膳食结构　这类膳食结构是以高脂肪、高蛋白质、高能量、低纤维为主要特点的膳食模式，是营养过剩的典型膳食结构，摄入体内的能量远远大于消耗的能量，每日摄入能量高达13810～14630kJ（3300～3500kcal）。肉类年用量100kg左右，奶和奶制品、蛋类、糖食用量较多，谷类食用量较少。面临的主要健康问题是脑血管疾病、糖尿病及恶性肿瘤。

3. 动植物食品平衡的膳食结构　该类型膳食结构的能量摄入能够满足人体需要。其蛋白质、脂肪、糖类供能比例合理，来自动物性食品的营养素和植物性食品的膳食纤维均较充足和平衡，有利于避免营养缺乏病和营养过剩疾病，能够满足健康需要，是世界各国调整膳食结构的参考。

三、合理膳食的基本原则

1. 一般原则　合理膳食没有固定的模式，需因人、因时、因地而异。膳食的组成应该品种繁多，色、香、味俱全。《中国居民膳食指南（2016）》提出合理膳食的原则如下：食物多样，谷类为主；吃动平衡，健康体重；多吃蔬果、奶类、大豆；适量吃鱼、禽、蛋、瘦肉；少盐少油，控糖限酒；杜绝浪费，兴新食尚。

根据世界卫生组织和中国营养学会的建议，合理膳食可以总结为十个字，即 一、二、三、四、五，红、黄、绿、黑、白。

（1）一、二、三、四、五。

一指每日饮一袋（250mL）牛奶，每袋牛奶约含250mg钙。

二指每日摄入糖类250～350g，可依据实际情况增减。控制主食，控制体重。

三指每天进食三份高蛋白食品。

四指四句话：有粗有细（粗细粮搭配）、不甜不咸、三四五顿（指在总量控制下，少量多餐）、七八分饱。

五指每天摄入500g蔬菜和水果。新鲜蔬菜和水果的一个重要作用是可能降低癌症的发病率。

（2）红、黄、绿、黑、白。

"红"指红番茄、红辣椒，最好能一天吃一个番茄，熟的番茄更好。

"黄"指胡萝卜、红薯、玉米、南瓜等蔬菜，这些蔬菜里含维生素A较多。补充维生素A可以增强儿童抵抗力，防止老年人眼花，保护视网膜。

"黑"指黑木耳。黑木耳可降低血黏度，降低脑血栓和冠心病的患病风险。

"白"指燕麦粉、燕麦片。燕麦粥可以降低胆固醇、甘油三酯水平，防止便秘，还对糖尿病、肥胖患者有益。

2. 老年人饮食原则　合理饮食可以使人身体强健、益寿延年，而饮食不当则是导致疾病和早衰的重要原因之一。因此老年人要想保持身体健康，关键要做到平衡饮食与合理营养。

我国营养工作者在借鉴国际上不同饮食模式优缺点的基础上，针对我国饮食模式中存在的问题，提出了一个通俗易懂、简明扼要的平衡膳食宝塔，出台了《中国居民膳食指南（2016）》和《特定人群膳食指南（2016）》。以此为依据，老年人营养的根本原则是平衡饮食与合理营养，保持适宜的体重，摄入的能量要与活动平衡，提升饮食的质量，注意主食与副食的平衡，多吃蔬菜、水果和薯类，维持体内酸碱平衡。具体内容如下：

（1）保持合适体重，热量的摄入与活动平衡：每天要从饮食中获得足够能量以满足生命活动和日常生活的需要。一般情况下，人体从饮食中摄入的能量和所消耗的能量应该保持平衡状态，否则会影响身体健康。

随着年龄的增长，老年人的活动量逐渐减少，能量消耗降低，机体内脂肪组织逐渐增加，而肌肉组织和脏器功能却不断减退，机体代谢过程明显减慢，由此导致多种慢性病的产生。有些老年人获得的能量明显不足，往往出现消瘦与营养不良，致使机体的免疫力与抵抗力明显下降。可见，老年人能量的摄入量需要与日常活动相协调，总热量不宜摄入过多，也不宜太少。

在日常生活中，老年人可以用一种简便的恒定体重法来测量自己获取的能量是否适宜。这种方法是，在一段时间内通过测定体重是否在正常范围内，来反映能量摄入是否适宜。保持理想体重的一个基本前提是使自己身体的能量消耗与饮食中提供的热量保持平衡。

糖类、脂肪和蛋白质这三种供热营养素在代谢中可以互相转化，但不能完全相互代替，所以在饮食中应当有一个适宜的比例分配。根据中国人的饮食习惯及人体营养需要，一般来说，老年人摄入糖类的热量应该占总热量的60%～70%、脂肪占15%～25%、蛋白质占10%～15%。

(2) 提升饮食营养质量，主食与副食的搭配要求平衡：中国传统饮食以谷类等为主，它们具有低脂肪、低胆固醇、高膳食纤维等特点，并且消化吸收利用率也较高。但谷类中某些必需氨基酸含量较低，这就降低了饮食的营养水平，因而容易导致老年人营养不良。

老年人的日常饮食要注意荤素搭配，特别是要注意补充优质蛋白质。富含优质蛋白质的食品主要包括鱼、瘦肉、牛奶、鸡蛋、豆腐及其制品。

实际上，在中国人的日常饮食中，许多食品（如水饺、包子等），以及食品的搭配（如烧饼配豆浆、花卷配豆粥等）都遵循了食物互补原则。适当地对动物性食品与植物性食品进行搭配，对于改善老年人营养状况、预防疾病是非常重要的。

四、食品安全与食品卫生

（一）食品污染

食品污染指食品受到有害物质的侵袭，致使食品的安全性、营养性或性状发生改变的过程。随着科学技术的不断发展，各种化学物质的不断产生和应用，有害物质的种类和来源也更加复杂。

1. **食品污染的危害** 可以归结为：影响食品的感官性状，造成急性食品中毒，引起机体的慢性损害。

2. **食品污染的分类** 食品在生产、加工、储存、运输和销售的过程中可能受到多方面的污染。被污染后的食品有可能引起具有急性短期效应的食源性疾病或具有慢性长期效应的长期性危害，食品污染按其性质可分为以下三类。

（1）生物性污染：食品的生物性污染包括微生物污染、寄生虫污染和昆虫污染，以微生物污染为主，其危害较大，主要为细菌和细菌毒素、真菌和真菌毒素污染。

细菌和细菌毒素对食品的污染通过以下几种途径：一是对食品原料的污染，食品原料品种多、来源广，细菌污染的程度因不同的食物品种和来源而异；二是对食品加工过程的污染；三是在食品贮存、运输、销售中对食品的污染。食品的细菌污染指标主要有菌落总数、致病菌种类等。常见的易污染食品的细菌有假单胞菌、微球菌、葡萄球菌、芽孢杆菌、芽孢梭菌、肠杆菌、嗜盐杆菌、乳杆菌等。

真菌和真菌毒素对食品的污染多见于南方多雨地区，目前已知的真菌毒素有200余种，不同的真菌产毒能力不同，毒素的毒性也不同。与食品的关系较为密切的真菌毒素有黄曲霉毒素、赭曲霉毒素、杂色曲霉毒素、岛青霉素、桔青霉素、展青霉素等。真菌和真菌毒素污染食品后，引起的危害主要有两个方面，即真菌引起的食品变质和真菌毒素引起的人类中毒。真菌污染食品可使食品的食用价值降低，甚至完全不能食用，造成巨大的经济损失。据统计，全世界每年平均有2%的谷物由于霉变不能食用。真菌毒素引起的中毒大多通过食用被污染的粮食、油料作物及发酵食品等引起，而且真菌毒素中毒往往表现为明显的地方性和季节性。影响真菌生长繁殖及产毒的因素很多，与食品关系密切的有水分、温度、基质、通风情况等，控制这些因素可以减少真菌和真菌毒素对食品造成的危害。

（2）化学性污染：化学性污染来源复杂，种类繁多。主要有：①来自生产、生活和环境中的污染物，如农药、有害金属、多环芳烃化合物、N-亚硝基化合物等；②工具、容器、包装材料及涂料中含有的可以渗入食品的有害物质；③在食品加工储存中产生的有害物质，如酒类中有害的醇类、醛类等；④食品添加剂等。

（3）物理性污染：食品的物理性污染通常指食品生产、加工过程中的杂质超过规定的含量，或吸附在食品上的放射性核素引起食品安全问题。如小麦粉生产过程中混入磁性金属物就属于物理性污染。天然放射性核素在自然界中分布很广，存在于矿石、土壤、天然水、大气及动植物组织中，特别是鱼类、贝类等水产品对某些放射性核素有很强的富集作用，食品中放射性核素的含量可能显著高于周围环境。放射性核素主要通过水及土壤转移至农作物、水产品等。

（二）食物中毒

食物中毒指人摄入有毒有害物质后出现的非传染性的急性或亚急性疾病，属于食源性疾病的范畴。食物中毒既不包括因暴饮暴食引起的急性胃肠炎、食源性肠道传染病（如伤寒）和寄生虫病（如囊虫病），也不包括因长期、少量摄入某些有毒有害物质而引起的以慢性毒性为主要特征的疾病。

引起食物中毒的食物包括以下几类：致病菌或其毒素污染的食物；有毒化学物质污染的食物；外形与食物相似而本身含有毒素的食物；本身含有毒物质，加工、烹调方法不当时不能除去有毒物质的食物，如河豚；由于贮存条件不当，在贮存过程中产生有毒物质的食物，如发芽阳芋（即土豆）等。

1. 食物中毒的特点

（1）由于没有人与人的传染过程，所以发病呈爆发性，潜伏期短，短时间内可能有多人发病，发病人数呈突然上升的趋势。

（2）中毒患者一般具有相似的临床症状，常常出现恶心、呕吐、腹痛、腹泻等消化道症状。

（3）发病与食物有关。患者在近期内都食用过同样的食物，发病范围局限在食用该类有毒食物的人群，停止食用该食物后发病很快停止，发病人数在突然上升之后呈突然下降趋势。

（4）食物中毒不具有传染性。

2. 食物中毒的类型

（1）细菌性食物中毒：指因摄入被细菌或其毒素污染的食物而引起急性或亚急性疾病，是食物中毒中常见的一类。特点是发病率较高而病死率较低，有明显的季节性。

在各类食物中毒中，细菌性食物中毒较多见。细菌性食物中毒具有明显的季节性，多发生在气候炎热的季节。一方面，气温高适合细菌生长繁殖；另一方面，因天气炎热，人体肠道的防御能力下降，易感性增强。细菌性食物中毒发病率高，病死率低，其中毒食物多为动物性食品。细菌性食物中毒可分为感染性、毒素性和混合性中毒。感染性中毒是由于摄入感染细菌的食物造成的食物中毒。毒素性中毒指人体摄入了细菌产生的大量毒素。混合性中毒指以上两种情况的结合，既摄入了细菌，又摄入了细菌产生的毒素。

对于细菌性食物中毒的判断，分为两类情况：胃肠型食物中毒，较多见，以恶心、呕吐、腹痛、腹泻为主要特征；神经型食物中毒，临床上可出现脑神经支配的肌肉麻痹，若抢救不及时，病死率较高。细菌性食物中毒的预防应该注意以下几个方面：

1）防止食品污染。严防食品在加工、贮存、运输、销售过程中被细菌污染，食品容器、砧板、刀具等应严格生熟分开使用，做好消毒工作，防止交叉污染。做好厨房的防蝇、防鼠工作。

2）控制细菌繁殖及毒素产生。绝大部分细菌生长繁殖的适宜温度为 20～40℃，在 10℃ 以下繁殖减慢；低于 0℃ 时多数细菌不能繁殖和产毒。因此，食品应低温保存，或放在阴凉通风处。食品中增加食盐量也可控制细菌繁殖及毒素产生。

3）彻底加热杀灭细菌及破坏毒素，这是防止食物中毒的重要措施。为彻底杀灭肉中细菌，肉块不应太大，使内部温度达到 80℃，持续 12 分钟。蛋类应彻底煮熟。

(2) 有毒动植物中毒：指一些动植物本身含有某种天然有毒成分，或由于贮存条件不当产生某种有毒物质，被人食用后引起的中毒。自然界中有毒的动植物种类很多，所含的有毒成分复杂，常见的有毒动植物中毒有河豚中毒、有毒蘑菇中毒、发芽阳芋中毒、四季豆中毒、生豆浆中毒等，发病率较高，病死率因动植物种类而异。

1）四季豆中毒。未煮熟的四季豆可对人体造成危害。一般在进食未煮熟的四季豆后 1～5 小时出现症状，主要有恶心、呕吐、胸闷、心悸、出冷汗、手脚发冷、四肢麻木、畏寒等，一般病程短、恢复快、预后良好。预防措施：烹调时先将四季豆放入开水中烫煮 10 分钟以上。

2）生豆浆中毒。生大豆中含有胰蛋白酶抑制剂，进入机体后抑制体内胰蛋白酶的正常活性，并对胃肠道有刺激作用。进食后 0.5～1.0 小时出现症状，主要有恶心、呕吐、腹痛、腹胀和腹泻等。一般无须治疗，很快可以自愈。预防措施：将豆浆彻底煮开后饮用。生豆浆烧煮时将泡沫除净，煮沸后再以文火维持煮沸 5 分钟左右。

3）发芽阳芋（即土豆）中毒。阳芋发芽或部分变绿时，其中的龙葵碱大量增加，烹调时如未能去除或破坏龙葵碱，食用后可发生中毒。春末夏初季节多发生发芽阳芋中毒。一般在进食后 10 分钟至数小时出现症状。先有咽喉抓痒感及灼烧感，上腹部灼烧感或疼痛，其后出现胃肠炎症状，剧烈呕吐、腹泻。此外，还可出现头晕、头痛、轻度意识障碍、呼吸困难。重者可因心力衰竭、呼吸中枢麻痹死亡。预防措施：阳芋应低温贮藏，避免阳光照射，防止发芽；不吃发芽、黑绿色皮的阳芋。

4）河豚中毒。河豚的某些脏器及组织中含河豚毒素，其毒素性质稳定，经炒煮、盐腌和日晒等均不能被破坏。误食后10分钟至3小时出现症状。主要表现为感觉障碍、瘫痪、呼吸衰竭等，死亡率高。预防措施：加强宣传教育，防止误食。

5）有毒蘑菇中毒。夏秋阴雨时节多发。一般在误食后0.5~6.0小时出现症状。胃肠型中毒主要表现为恶心、剧烈呕吐、腹痛、腹泻等，病程短，预后良好；神经型中毒主要表现为幻觉、狂笑、手舞足蹈、步态不稳等，也可有多汗、流涎、脉缓、瞳孔缩小等，病程短，无后遗症；溶血型中毒发病3~4天出现黄疸、血尿、肝脾大等溶血症状，死亡率高。预防措施：加强宣传教育，防止误食。

(3) 化学性食物中毒：指人经口摄入了正常数量、在感官上无异常、含有化学性毒物的食物，这类食物对机体组织器官产生危害，破坏了正常的生理功能，引起功能性或器质性病理改变，称为化学性食物中毒。化学性毒物包括一些有毒金属及其化合物、农药等，常见的化学性食物中毒包括有机磷引起的食物中毒、亚硝酸盐引起的食物中毒、砷化物引起的食物中毒等，发病率和病死率均比较高。

如亚硝酸盐引起的食物中毒指由于食用硝酸盐或亚硝酸盐含量较高的腌制肉制品、泡菜及变质蔬菜而引起的中毒，或者误将工业用亚硝酸钠作为食盐食用而引起的中毒，也可见于饮用含有硝酸盐或亚硝酸盐的苦井水、蒸锅水后。亚硝酸盐能使血液中正常携氧的低铁血红蛋白氧化成高铁血红蛋白，从而失去携氧能力而引起组织缺氧。其中毒症状为：头痛、头晕、乏力、胸闷、气短、心悸、恶心、呕吐、腹痛、腹泻、腹胀等。全身皮肤及黏膜呈现不同程度青紫色。严重者出现烦躁不安、精神萎靡、反应迟钝、意识丧失、惊厥、昏迷、呼吸衰竭，甚至死亡。

(4) 真菌性食物中毒：真菌性食物中毒指食入真菌或其毒素污染的霉变食物而引起的食物中毒。其发病率较高，病死率因菌种及毒素种类而异。

真菌在食物中生长繁殖，产生有毒的代谢产物，人摄入含有这种代谢产物的食物而出现的中毒症称为真菌毒素中毒症。

真菌毒素中毒症具有以下特点：①中毒的发生主要是通过食用被真菌污染的食物；②一般烹调方法不能将真菌毒素去除；③人对该毒素没有免疫力；④真菌生长繁殖和产毒需要一定的温度和湿度，因此中毒往往有明显的季节性和地区性；⑤常见的有霉变玉米中毒、霉变甘蔗中毒等。

3. 对于食物中毒的紧急处置措施　遇到食物中毒，要做好如下几点：①对潜伏期短的中毒患者可催吐、洗胃，以促使毒物排出，如对神经型中毒早期患者可用清水或1∶4000高锰酸钾溶液洗胃；②第一时间联系救护车或将患者送至医院急救；③对患者饮用过的水或进食过的食物进行取样和记录，必要时对呕吐物进行取样，以利于诊断分析。

第三节 健康生活常识的宣讲

一、饮酒与健康

1. 酗酒对健康的危害　长期大量饮酒或酗酒会给自身带来严重的不良影响。酒精在人体内主要的代谢器官是肝脏，绝大部分的酒精在肝脏内分解，小部分经呼吸道、汗腺等直接排出体外。人体肝脏代谢酒精的能力有限，大量饮酒可造成酒精在人体内蓄积，直接作用于身体的各个器官。

(1)饮酒后，酒精首先被胃黏膜吸收，胃黏膜充血，消化功能减弱，降低胃黏膜的保护功能。长期饮酒可引起消化道炎症，严重者可出现溃疡、穿孔、出血等。

(2)酒精可经胃肠道吸收进入血液循环，一方面可使心肌纤维弹性下降、心脏增大，导致动脉粥样硬化与冠心病的发生；另一方面可使血管扩张、外周循环血量增加、心脏负担加重，引起高血压、充血性心力衰竭、心律失常等。

(3)酒精可通过血液循环到达大脑，抑制中枢神经系统的兴奋性。随着体内酒精含量的增加，饮酒者会出现步态不稳、语无伦次，严重者可能会大小便失禁、休克、昏迷。如果不及时救治，可能出现呼吸抑制，导致心搏骤停或死亡。长期饮酒可导致慢性酒精中毒，大脑、神经系统受到损害，严重时可出现幻视、幻听、幻触、幻嗅、幻味等精神障碍。

(4)过量饮酒会增加肝脏负荷，长期饮酒可导致肝脏病变，引起脂肪肝、肝硬化，甚至肝癌。

(5)酒精可以使生殖细胞发生基因突变，引起胎儿畸形，孕妇长期接触酒精类饮品会引起早产、死胎等。

(6)酗酒容易导致意外事故、暴力犯罪、意外性行为等。

2. 控酒与戒酒　目前人们越来越关注自身健康，我们可以从社会支持、环境约束、健康教育和拒酒技巧学习等方面开展控酒宣教。

戒酒的方法有很多种，具体来说有以下几种：

(1)认知疗法：通过影视、广播、图片等多种方式，劝导者可以让酗酒者端正对饮酒的态度，正确认识酗酒的危害，从思想上纠正饮酒的成瘾行为。社会舆论对戒酒有一定的效果，但应提倡主动戒酒。

(2)逐步减量法：有计划地戒酒，以免出现戒断反应。

(3)药物疗法：由于饮酒是一种成瘾行为，需要付出巨大努力才能把这种不良行为纠正。有时候借助药物的帮助也是必要的，这样能够提高戒酒的成功率。

（4）厌恶疗法：这是一种行为矫正方法。其目的是使酗酒者在饮酒时不但得不到欣快感，反而得到痛苦的体验，使之形成负性条件反射，常用药物配合。

（5）辅助方法：为了达到纠正不良行为的目的，常常结合生物反馈、系统脱敏等辅助方法，以获得满意效果。

（6）家庭治疗：家庭成员应帮助酗酒者，让其了解酒精中毒的危害，树立戒酒的决心和信心，循序渐进地戒酒。同时，创造良好的家庭氛围，使酗酒者感受到家庭的温馨。

（7）集体疗法：酗酒者成立戒酒协会，进行自我教育及互相约束与帮助，达到戒酒目的。

二、吸烟与健康

1. 烟草中的毒素　一项研究结果显示，烟草燃烧后可以产生4000多种化学物质，其中含有多种有害物质。目前已经证明烟草燃烧时能产生40多种致癌物质。

（1）尼古丁：有剧毒，尼古丁长期作用可引发冠心病，导致胃肠功能失调，发生消化性溃疡，引起生殖系统功能失调。

（2）烟焦油：烟焦油是烟草燃烧时产生的多种物质的混合物，含有大量致癌和促癌物质。遇冷时，可沉积于使用过的烟嘴，以及吸烟者的手指、牙齿、气管及肺部，呈棕黄色、油状，可对肺部组织产生物理、化学刺激作用，引起癌变。苯并芘是烟焦油中主要的致癌物质，具有强致癌作用。

（3）一氧化碳：是一种对血液、神经有害的物质，人吸烟后烟雾中的一氧化碳随空气进入人体，取代氧气与血红蛋白结合，使人出现各种缺氧的表现。长期吸烟可导致慢性一氧化碳中毒，使人出现头痛、头晕、记忆力下降等神经衰弱综合征的表现。

（4）其他有害物质：烟草中还含有放射性物质、氢氰酸、芳香类化合物，以及亚硝胺、铅、汞等多种有毒物质。

2. 吸烟成瘾的原因　人们往往在紧张或劳累时想吸烟，以期得到休息或放松。但实际上吸烟会使人血压上升、神经兴奋、心率加快，尼古丁可促进体内肾上腺素的分泌，而肾上腺素能明显增加人体的应激能力，从而使人适应外界刺激的能力提高，导致主观上的轻松感。

吸烟者有戒断反应，停止吸烟后数十分钟到数小时便开始想吸烟，并感到坐立不安、烦躁、心神不宁、手足无措，继而出现头痛、心悸、乏力、腹部不适、恶心、腹泻、精神萎靡、注意力难以集中、爱发脾气、困倦及睡眠障碍等症状。这些症状使戒烟者对烟草的渴求更加强烈。所有戒断反应一经吸烟便可立即缓解，这也是成瘾物质的共同特点。

长期吸烟者体内的尼古丁维持在一个恒定水平，机体已适应了这种状态。一旦停止吸烟，体内的尼古丁水平便会下降，吸烟者就会感到种种不适。

3. 吸烟的危害

(1)口腔及喉部:烟草燃烧后的烟雾中含有大量致癌物质,因此,吸烟者的口腔及喉部都会被烟雾损害。

(2)食管:大多数吸烟者喜欢将烟雾吞下,因此消化道(特别是食管及咽部)有患癌的风险。

(3)肺:排列于气道上的绒毛通常可将外来物从肺组织上排除。这些绒毛将肺中的微粒扫入痰或黏液中,从而将其排出。烟雾中的化学物质除了会致癌,还会逐渐破坏绒毛,使黏液分泌增加,导致肺部发生慢性病变,容易罹患支气管炎。

(4)心脑血管:尼古丁能使心跳加快、血压升高,烟雾中含一氧化碳,可促使动脉粥样硬化。吸烟者高血压、冠心病、脑血管病及周围血管病的发病率均明显升高。统计资料表明,吸烟者较不吸烟者的冠心病发病率高3.5倍,冠心病死亡率前者较后者高6倍,心肌梗死发病率前者较后者高2~6倍。

(5)膀胱:膀胱癌可能由吸入的烟焦油中所含的致癌物质导致,这些致癌物质在体内被血液吸收,然后经尿道排泄。

4. 被动吸烟的危害 被动吸烟一般比主动吸烟吸入的有害物质多,一项流行病学调查表明,丈夫吸烟的女性的肺癌患病率为丈夫不吸烟者的1.6~3.4倍。据一项国际性抽样调查证实,吸烟致癌患者中的50%是被动吸烟者。

5. 控烟与戒烟 世界卫生组织规定每年的5月31日为"世界无烟日"。

(1)首先要意识到戒烟带来的益处。仅仅戒烟一天,其给身体带来的益处便会立刻显现出来。戒烟1年,患冠心病的危险性比继续吸烟者下降一半。戒烟5~15年,中风的发病危险性可降到不吸烟者水平。戒烟10年,患肺癌的危险性比继续吸烟者下降一半;患口腔癌、喉癌、食管癌、膀胱癌、肾癌、胰腺癌的危险性降低,患胃溃疡的危险性也降低。戒烟15年,患冠心病的危险性与不吸烟者相似。因此,任何时间戒烟都不算迟,最好在出现严重健康损害之前戒烟。

(2)采取一些帮助戒烟的方法。接受社会支持、参加戒烟技能培训、使用尼古丁贴片和尼古丁口香糖、药物治疗等都是有效的帮助戒烟的方法,把这些方法联合使用,效果会更为明显。

多数吸烟者有烟草依赖,当他们尝试戒烟时,会遭受注意力不能集中、烦躁不安等戒断反应的困扰。尼古丁替代疗法是一种经济、有效的治疗方法,它通过减少烟瘾,可以使戒烟率提高。尼古丁替代疗法作为一种有效的帮助戒烟的措施,应该引起足够重视,以达到促使多数烟民戒烟的目的。

三、睡眠与健康

人的一生中约有1/3的时间是在睡眠中度过的,良好的睡眠对恢复体力、保证健康十分重要。科学研究证明,睡眠是提高身体免疫力的一个重要过程。

(一)睡眠的重要性

成年人每天需要 6～8 小时睡眠,剥夺睡眠 24 小时后,人的自然杀伤细胞数量约减少 24%。虽然补充睡眠后免疫功能可以部分恢复,但是睡眠剥夺的过程可能已经对免疫系统造成了损害。睡眠不足可使人的体力下降,同样也会使人体内一些酶的活性降低。

一项研究表明,如果每天减少 4 小时睡眠,一周后,人会产生类似早期糖尿病的反应。睡眠减少还可能造成胰岛素抵抗和糖耐量受损,而这两者又会进一步导致心血管疾病。此外,睡眠减少可以影响体内与肥胖有关的激素水平,从而增加食欲,并且增加脂肪的堆积,还可能引起大脑中神经递质和化学物质耗竭,导致情绪异常,比如抑郁、焦虑、悲伤等。因此,保持良好的睡眠对健康尤为重要。

(二)睡眠的过程

一个睡眠周期一般分为 5 个阶段:非快速眼动睡眠(包括Ⅰ、Ⅱ、Ⅲ、Ⅳ期)和快速眼动睡眠(REM)阶段。非快速眼动睡眠阶段是身体功能恢复阶段,快速眼动睡眠阶段是对白天记忆和想法的加工阶段,五个阶段是不断循环的:先是非快速眼动睡眠阶段,接着是快速眼动睡眠阶段,然后重新开始下一个循环。每个循环为 90～110 分钟,第一个循环时快速眼动睡眠阶段时间相对较短,最后几个循环中的快速眼动睡眠阶段时间会相对长些。

(三)睡眠障碍

睡眠障碍多由疾病引起。正常人也可因生活习惯、环境的改变,心理压力过大,情绪极度不稳定等出现短暂的睡眠障碍。睡眠障碍包括以下几个方面:

1. 失眠 入睡困难、过度清醒、早醒。失眠主要见于中老年人。退休、独居、离异者是常发人群。失眠一般可分偶尔失眠及长期失眠两种,不同类型的失眠有不同的原因。引起失眠的原因很多,大致分成两大类,一类由生理疾病引起,如关节炎及各种酸痛症、心力衰竭、高血压、哮喘等;另一类则由精神疾病引起,如焦虑症、抑郁症及精神分裂症等。

2. 发作性睡病 有一系列的临床特征,包括睡眠特征异常、不可抗拒的睡眠、白天嗜睡、入睡前幻觉、夜间睡眠异常、阵发性肌无力、猝倒、睡眠瘫痪等。首发症状出现时患者年龄通常接近青春期,第一次发作的高峰期是 15～25 岁,也有报道在 5～6 岁时就出现发作性睡病和其他症状。第二次发作的高峰期是 35～45 岁。

3. 睡眠呼吸暂停综合征 指一个人夜间睡眠时,呼吸停止的持续时间超过 10 秒,此时血液中的氧气含量减少,机体处于缺氧状态。如果这种呼吸暂停频繁发生,每小时出现 5 次以上或 7 小时的睡眠过程中超过 30 次,积年累月,又不进行有效的治疗,就会造成严重后果,出现一系列的病理生理改变,即可以诊断为睡眠呼吸暂停综合征。它不同于某种单纯的疾病,是由多种原因导致的临床综合征。患者常为程度严重的打鼾者,睡眠中因气道阻塞,气流完全受阻,导致呼吸暂停。由于肺部不能得到新鲜空气,大脑会将身体短暂唤醒,以控制咽部肌肉收缩的程度,解除气道阻塞,恢复呼吸。此过程在整晚睡眠中可以发生数十次至上百次不等,每次持续数秒至数十秒,通常患者不易察觉。

4. 深度睡眠状态的睡眠障碍　常出现于儿童时期,包括梦游症、夜惊、梦魇和遗尿症。这些症状随患者长大通常会自愈,但有些可持续到成年。遗尿症和梦游症在男性中较多。

(四)如何获得健康的睡眠

1. 保持生物钟稳定　遵照生物钟的运行规律,不要随意打乱,如睡觉和起床的时间点都应固定。一般来说,1岁以内小孩的睡眠时间最长,一昼夜约需20小时。随着年龄增加,睡眠时间逐渐减少,成年人只需7~8小时即可。60岁以上的老年人应相应延长睡眠时间,60~70岁老年人每天应睡9小时,70~90岁的老年人每天应睡10小时,90岁以上老年人每天应睡10~12小时。根据个人情况,以上不同年龄所需的睡眠时间也会有所不同。

2. 改变不良的睡觉习惯

(1)不要亮着灯睡觉。

(2)睡前避免激烈运动。

(3)睡前不要饮用浓茶、酒精浓度高的饮料,睡前3小时之内不要吃东西。

(4)睡前不要看惊悚类的书籍、电影、电视。

3. 其他注意事项

(1)注意睡觉的姿势,可取双腿弯曲右侧位。

(2)睡前用热水洗脚。

(3)养成开窗睡觉的好习惯,使空气流通,有利于睡眠。

(4)不轻易服用安眠药,可睡前喝杯热牛奶,牛奶中含有色氨酸,有轻度的催眠作用。

(5)掌握运动时间,晨练可以改善晚上的睡眠质量。

四、用药与健康

(一)药物滥用

药物滥用一般指违背公认的医疗用途和社会规范而使用药物。这种药物使用往往是自行用药,因而对用药者的健康可能会造成一定损害。

1. 药物滥用的内涵

(1)药物类型,或用药方式和地点可能不合理。

(2)没有医生指导而自行用药,这种自行用药常会超出剂量标准。

(3)用药者对该药有强迫性用药行为。

(4)由于使用药物而导致精神和身体危害、社会危害。

2. 滥用药物的举例

(1)麻醉药物：包括阿片类、可卡因类、大麻类等。

(2)精神药物：包括中枢抑制剂、中枢兴奋剂及致幻剂等。

(3)挥发性有机溶剂：如汽油、打火机燃料和涂料溶剂等，有抑制中枢神经和致幻作用，用药者常有耐受性甚至精神依赖性。

(4)烟草：其主要成分为尼古丁，长期使用可致成瘾。

(5)酒精：长期酗酒会产生生理依赖性和心理依赖性。

(二)合理用药

临床用药的方式多种多样。但是，要做到合理用药还是有共同的原则可以遵循的。一般说来，合理用药应考虑如下几点：

1. 明确诊断，明确用药目的　明确诊断是合理用药的前提。应该尽量明确患者疾病的性质和病情的严重程度，并据此确定当前所要解决的问题，从而选择有针对性的药物和合适的剂量。

2. 制订详细的用药方案　根据初步拟用药物的药效学和药动学特点，全面考虑可能影响该药作用的一切因素，扬长避短，仔细制订包括用药剂量、给药途径、给药时间、治疗疗程及是否联合用药等内容的用药方案，并认真执行。

3. 及时完善用药方案　用药过程中既要认真执行已定的用药方案，又要随时仔细观察必要的指标和试验数据，以判断药物的疗效和不良反应，并及时修订和完善原定的用药方案，在必要时采取新的措施。

4. 少而精和个体化　任何药物都有两面性，既有治疗作用，又可导致不良反应。药物间的相互作用更为复杂，既可能提高疗效，对患者有利，又可能增加药物的不良反应，对患者造成损害。不同患者可因病情不同，对药物作用的敏感性也不同，这就使情况更为复杂。因此，用药方案要强调个体化。原则上可用可不用的药物应尽量不用，争取用最少的药物达到最好的治疗效果。这里所说的"尽量不用"并非考虑节约或经济问题，主要是尽量减少药物对机体功能不必要的干预和影响。

(三)老年人合理用药

老年人用药应注意以下问题：

1. 掌握用药指征，合理选择药物，对症下药　老年人用药一定要遵从"少而精"的原则。选择药物时，既要考虑各器官的功能情况，又要考虑药物的不良反应。许多疾病只要合理安排生活、调节饮食、加强体育锻炼便可不治而愈。如针对老年的精神抑郁，可借助劝慰、心理指导等治疗，其效果往往比使用药物更好。而针对老年人的高脂血症，首先应调整饮食结构，改善生活方式，而不是立即服药。

2. 个体化给药，掌握最佳用药剂量　由于老年人的器官功能随着年龄增长而逐渐退化，肝肾功能、体内调节功能及免疫系统功能弱化，病史各不相同，不同老年人对药物的效应有明显差异，因此用药必须遵循个体化原则。通常推荐的初始剂量为有效剂量的 1/4～1/3，然后逐渐加量，直至有效剂量。对毒副反应大的药物，不应连续用药到疾病完全治好才停药，应当遵循"中病辄止，不可过剂"的用药原则。建议进行血液浓度监测，可更准确地根据个体差异调整用药剂量。

3. 老年人宜小剂量联合用药　如单一药物不足以产生疗效，要联合用药。如小剂量利尿剂加中药健脾利湿或温阳利水药方治疗老年人水肿，可明显提高疗效，减少不良反应。老年人患多种疾病，需长期服药时，可采用小剂量联合用药。

4. 用药指导　老年人躯体功能出现退化，服药时难免会出现偏差，因此给老年人治疗应选择易服的剂型。对服用非控释片有困难的老年人，可将其研磨成粉状。当一些老年人抗拒服药时，可将药物包裹食物一同服下。在使用锡箔纸包装的药品时，由于老年人动作不便或视力下降，要注意帮助其取出药粒，防止一同服下，造成不必要的伤害。老年人服药种类多，但老年人的记忆力常有不同程度的下降，应将一天的药量用几种不同颜色的包装纸分别包装，并放在醒目的地方提示老年人按时、准确服药，防止漏服或错服。

第四节　运动的意义和注意事项

一、运动的意义

(1) 可以增加体内血红蛋白的含量，提高机体抵抗力，延缓衰老。

(2) 增加食欲，促进胃肠蠕动、血液循环和消化腺液的分泌，使消化功能增强。

(3) 增强大脑皮层的工作效率和心脏功能，防止动脉硬化，降低心脑血管疾病的发病率。

(4) 增强内分泌腺功能，如增强肾上腺皮质功能，有利于体内蛋白质、脂肪、糖类、无机盐和水等的代谢。

(5) 使呼吸肌强壮有力、呼吸动作幅度扩展、肺活量增加和呼吸深度加深，从而改善呼吸器官的功能，促进全身新陈代谢。

(6) 改善肾脏血液供应，提高肾脏排出代谢废物的能力，从而保持机体内环境的稳定。

(7) 改善肌肉和骨骼的功能，增加骨密度，预防骨质疏松；提高肌肉的耐力、灵活性、防止肌肉老化；加强关节韧性，提高关节的弹性和灵活性，防止骨质增生和韧带退化。

因此，适度的运动可改善老年人机体的新陈代谢，维持或增强各器官的功能，并使老年人精神焕发、心情愉悦和思维敏锐，达到延缓衰老、健康长寿的目的。

二、注意事项

1. 宜

（1）宜根据身体情况选择合适的运动项目：身体检查的结果可作为锻炼前的客观依据，便于与锻炼后的情况进行比较，判断锻炼的效果。如果身体一向较好，无心悸、气促、胸闷不适等症状，即可开始锻炼。老年人的运动项目一定要根据自身健康情况、条件、爱好等进行选择。一般来说，以选择各个关节、各部分肌肉都能得到较好锻炼的、运动强度适宜的运动项目为宜，如慢跑、快步走、游泳、太极拳等，而不应该选择运动强度过大、速度过快、竞争激烈的运动项目。老年人也可以利用运动器材进行锻炼。

（2）宜循序渐进地运动：参加运动绝不能急于求成，而应该有目的、有计划、有步骤地进行，要日积月累，这样才能取得满意的运动效果。同时，开始运动时运动量宜小，待适应以后逐渐增加。经过一段时间的运动后，如果运动时感到发热、微微出汗，运动后感到轻松、舒畅，食欲及睡眠均好，说明运动量适当，效果良好，就要坚持下去。运动的形式要由易到难、由简到繁、由慢到快，时间要逐渐增加。每次运动时要注意由静到动、由动到静、动静结合。此外，要掌握好动作的要领、技巧。

（3）宜持之以恒地运动：最好每天坚持运动，每次运动半个小时左右。实在有困难时，每周运动不应少于3次。同时，要合理安排时间，养成按时运动的良好习惯，注意适当运动。

（4）宜太阳出来后晨练：老年人往往都会选择早晨出门运动，而且大多喜欢去有树木的场所。但绿色植物经过了一夜的呼吸作用，在树木的周围会积聚大量的二氧化碳，在这样的环境下运动，对人体来说是有害无益的。所以晨练的最佳时机应该是在太阳出来后，植物开始进行光合作用的时候。

（5）宜选择舒适的运动服和运动鞋：运动服的面料至关重要，如做非剧烈的休闲运动，可穿着棉质服装，其吸汗好，体感舒适。但如果做剧烈运动，建议穿特定材料的运动服，有助于透汗排气，保持清爽。棉质服装虽然吸汗，但不易干，可能导致运动后潮湿着凉。最好选择在温暖天气运动，如果在冬季运动，不适宜穿过多衣服，因为运动会增加产热，衣服太厚不易散热。

2. 忌

（1）忌负重练习：老年人肌肉有一定程度的萎缩，肌肉力量也明显减退。神经系统反应较慢，协调能力差，对刺激的反应时间延长。因此，老年人的运动忌负重，宜选择动作缓慢柔和、肌肉协调放松、全身都能得到活动的运动，如太极拳、快步走、慢跑等。

(2)忌头部位置频繁变换:如前俯后仰、侧倒旁弯、翻滚、头低脚高、脚朝上的倒立等,都属于头部位置频繁变换的动作。这些动作会使血液向头部流动,老年人脑血管壁较硬,弹性较差,一旦发生血管破裂,就会造成脑出血,甚至危及生命。

(3)忌急于求成:运动量过大或增加过快是老年人发生意外损伤的原因之一。老年人由于各器官功能减退,对体力负荷的适应能力较差,因而在运动时应有较长的适应阶段。30岁以上的人,年龄每增长10岁,对负荷的适应时间约延长40%。因此,运动时要循序渐进,对一定的运动负荷适应后再慢慢增加运动量,切忌操之过急,而使运动量负荷过大。

(4)忌屏气使劲:平时我们的胸膜腔内压力低于大气压,称胸膜腔负压,这有利于静脉血液流回心脏,而屏气时胸膜腔内压力升高,使血液回心不畅,心排血量减少,从而脑的血液供应也减少,故易发生头晕、目眩,严重者可发生昏厥。而屏气之后,血液骤然大量回心,使心排血量骤增,血压上升,脑内血供也猛然增加,易发生脑血管意外。因此老年人运动时一定要注意呼吸顺畅,切忌屏气。

(5)忌晨练过早:很多人认为早晨空气好,适合运动。其实,太阳出来前,空气中的二氧化碳含量较高,空气质量较差,所以晨练应安排在太阳出来后1小时,并且不宜在车流较多的马路旁、树林密集的地方晨练,因为这些地方聚集大量的二氧化碳,不益于健康。空腹晨练易造成低血糖。另外,早晨冠状动脉张力较高,交感神经兴奋性也较大,6~12时心血管疾病发病率较高,所以应尽量选择下午或晚上运动为妥。

(6)忌剧烈运动:老年人一般有骨质疏松,剧烈的运动容易造成骨折,也容易造成关节脱位等。老年人最好选择动作缓慢的运动,避免选择有上楼梯动作的运动,因为上楼梯运动容易损坏老年人的膝关节,导致关节炎。而且,剧烈的运动会造成心肺负荷增大,对于有心脑血管疾病的老年人来说危险性很大。散步、太极拳、体操等柔和的运动比较适合老年人。

(7)忌饭后运动:不少老年人把"饭后百步走,活到九十九"这句话当作健身格言。其实,饭后百步走并不具有科学性。因为刚吃过饭,胃肠道开始消化食物,如果饭后立即开始运动,特别是剧烈的运动,就不能使食物与消化液充分接触而被消化利用,会造成消化不良。大量血液进入胃肠道,导致脑部供血减少,会使人有困意。因此,需要适当静止休息,以充分消化食物。而且,吃饭后老年人的心脏负荷增加,餐后运动对心血管系统有明显的负面作用。所以,老年人应该避免在饱餐后两个小时内进行运动。

三、不同疾病人群运动指导

(一)高血压人群的运动指导

经常坚持运动,可预防和控制高血压。经常参加适当的体力活动,有利于保持良好的情绪、改善症状,还能减轻体重、降低血脂,是治疗高血压的有效非药物疗法。一般来说,轻度高血压不影响患者的活动能力,患者仍可胜任正常工作,并可参加一些耐力运动,如快步走、慢跑、骑自行车、游泳等。中度高血压患者,如无心脏、脑、肾脏并发症,仍可胜任一般工作,从事不超过中等强度的体力活动,但要注意劳逸结合。而有重度高血压,心脏、脑、肾脏等重要脏器已有损害的患者,工作能力和体力活动均受到很大的限制,为了不增加这些器官的负担,不宜做较大强度的运动。

高血压人群在进行运动时,要坚持一个原则,就是不论从事何种运动,都要注意运动的强度和运动的时间。运动强度应根据心率而定。可用运动时保持心率在最大心率的70%以下作为运动强度的参考指标,如一个年龄为60岁的高血压患者,其运动时心率的参考指标为70%×(210-60)=105,也就是说,患者运动时以每分钟心率不超过105次为宜。同时还应结合患者平时心率、运动时血压变化和患者的自觉症状来适当调整运动强度。至于运动时间,可每周3次、每次1小时进行运动,或每日定时运动。例如定时散步、慢跑,坚持每日1次,每次30~60分钟。运动要循序渐进、量力而行,开始时运动强度要小一点,逐渐增加,以运动后不觉得过度疲劳为度,并要长期坚持。

(二)肥胖人群的运动指导

能量消耗不足或能量代谢障碍可能是某些肥胖发生和持续肥胖的基础。有氧运动可以通过增加能量消耗来减少体内脂肪的蓄积。近年来的研究发现,有氧运动可以抑制脂肪细胞的积累,减少脂肪细胞体积。有氧运动通过增加能量消耗,提高能量代谢率,最大限度地避免脂肪细胞的积累,同时又能保证肌肉组织不丢失。有氧运动还可以改善血浆中脂蛋白的比例,进而改变体内脂肪的含量。

有氧运动导致的能量消耗量取决于运动类型、运动强度和持续时间三个方面,肥胖人群在进行有氧运动时应综合考虑这三个方面。

1. 运动类型　不同运动能量消耗不同,一般以千卡路里为单位进行计算。

2. 运动强度　根据脂肪产生能量的特性,科学家研究了在不同运动强度条件下脂肪被使用的情况。在低强度运动中(运动时的摄氧量为最大摄氧量的25%~30%,如快步走),血液中脂肪酸的含量最高,这说明此时血脂被消耗。在运动强度为中等时(运动时的摄氧量为最大摄氧量的65%,如慢跑),肌肉中的甘油三酯含量较高,这意味着此时脂肪与糖类同时供能。当运动时的摄氧量为最大摄氧量的85%以上时,脂肪的消耗量下降,这是因为在氧气供应不足时脂肪得不到充分燃烧,肌肉主要依靠糖类供能。

3. 持续时间　从运动时间上讲,在低、中强度运动时间超过90分钟,脂肪供能比例大大提高。因此,在进行有氧运动时,各种供能物质的利用比例与运动持续时间有关。一般来说,运动强度越小、持续时间越长,脂肪供能比例越高。由此可见,长时间的低、中等强度的有氧运动会加速脂肪分解,从而达到减肥的目的。

(三)糖尿病人群的运动指导

适量的运动可以改善糖尿病人群的病情。适量、合适的运动对于糖尿病人群有一定益处。针对糖尿病人群的运动，一定要有一个规范的标准。

1. 运动方式　患者应选择感兴趣、简单、方便、可长期坚持的运动，以容易调节运动强度的全身性有氧运动为基本方式。运动方式多种多样，如步行、慢跑、骑自行车等。不宜选择短时间的剧烈运动或可引起明显兴奋的运动。

2. 运动项目

(1)步行：步行是一种简便易行而有效的运动方式，其优点是不受时间、地点的限制，而且运动强度较小，比较安全。因此，特别适合年龄较大、身体较弱的患者。最好选择在公园、林荫道等环境幽雅、空气新鲜的地方步行。步行的运动量由步行速度与步行时间决定，一般每分钟走60~70步为慢速步行，适合60岁以上的老年糖尿病及血糖不稳定人群，慢速步行不会引起低血糖反应，可稳定情绪，消除疲劳；每分钟走105~115步为中速步行，适合60岁以下的糖尿病人群，易引起低血糖反应，不宜一开始就选用此法；每分钟走120~125步为快速步行，适合身体健康、血糖波动不太大者，尤其适合轻型、单纯依靠饮食治疗的糖尿病人群。每日步行2~3次，总步行距离可达数千米，但以不过度劳累为前提。

(2)慢跑：是一种较为轻松的锻炼方法，其运动强度大于步行，适合年轻、身体条件较好，且有一定锻炼基础的糖尿病人群。优点是不需任何器械，不受时间、地点限制，运动效果较好，运动量容易控制。缺点是下肢关节受力较大，较易引起膝关节或踝关节疼痛。因此，对于缺乏锻炼基础的人群，宜先步行，随后逐渐过渡到间歇跑(走跑交替)，再逐渐延长慢跑时间，缩短步行时间，最后过渡到常规慢跑。

(3)骑自行车：是一项中等强度的运动，简便有效，适合年纪较轻、身体条件较好的糖尿病人群。

3. 运动强度　运动强度影响运动效果。运动强度过低或过高均不能起到良好的治疗作用。一般来说，测量心率是比较简单而实用的衡量运动强度的方法，将能获得较好运动效果并能保证安全的运动心率称为靶心率。在临床工作中常根据年龄计算靶心率。

如果运动中的心率接近靶心率，说明运动强度适宜；如运动中的心率明显高于靶心率，应当降低运动强度，反之可适当增加运动强度。

判断运动强度是否适宜，还应根据患者运动后的反应。适量：运动后精力充沛，睡眠改善，不易疲劳，心率常在运动后10分钟内恢复至安静时的水平。过大：运动后感到精神不振，疲乏无力，心率增快，需重新调整运动方案。过小：若运动后无任何感觉，心率无改变，亦无微汗，也要调整运动方案。

4. 运动频率　因人而异，要求持之以恒。运动疗法最好每天都能进行，如做不到每日坚持，则每周至少坚持3次或隔天1次，不然就达不到改善胰岛素抵抗和控制血糖的目的。

5. 运动时间　运动时间可从10分钟开始，逐渐延长至30~40分钟。一般来说，达到靶心率的时间以 20～30 分钟为佳。运动量取决于运动强度和运动时间，运动强度较大，则运动时间可相应缩短；运动强度较小，则运动时间可相应延长。前者适合年轻人或身体状况较好的糖尿病患者，后者适合年老体弱的糖尿病患者。控制运动时间是非常重要的，不当可导致低血糖或高血糖。糖尿病患者进行锻炼时，应注意与饮食、药物治疗相互协调、相互配合。通常，糖尿病患者以餐后 1 小时运动为宜。因餐后可避免低血糖，加上餐前已使用降糖药物，能阻止肝糖原分解，并促进肌肉利用葡萄糖，从而起到降低血糖的作用。尽量避免在药物浓度为高峰时进行运动，以免发生低血糖。

（四）冠心病人群的运动指导

冠心病人群除了进行药物或手术治疗，还应结合病情进行运动治疗，以促进冠心病的康复。

1. 心肺耐力运动指导

（1）运动强度：冠心病患者的运动最好在医生指导下进行，但自我进行也不难。心率与心肌耗氧量具有一定相关性，运动强度多以心率为指标，只要了解各年龄组的最大心率，即可选择自己锻炼的靶心率。结合病情可以参照以下标准进行选择：①有冠心病、体力活动后无心绞痛者可选最大心率的 70% 为靶心率，以 90m/min 的步速进行锻炼；②有冠心病，体力活动稍受限，可能有劳力性心悸、呼吸困难或心绞痛，休息后可自行缓解者，选择最大心率的 60% 为靶心率，或以 60～90m/min 的步速进行锻炼；③有冠心病，体力活动明显受限，可能出现心绞痛等症状，休息后可部分缓解者，可选最大心率的 50% 作为靶心率，或以 40～60m/min 的步速锻炼。

（2）运动频率：每星期 2～3 次。

（3）运动时间：心率在靶心率水平时运动 15 分钟，另外必须有 5～10 分钟的热身及整理运动。

（4）运动类型：步行、慢跑、固定自行车运动、有氧健身操或水中运动都可以。

2. 注意事项　选安静的环境，循序渐进，两餐之间进行锻炼，需要注意饭后至少 90 分钟才可运动。运动时出现胸部不适、头晕及气促时应降低运动强度。运动前必须进行足够的热身，运动中逐步提高运动强度，运动后进行足够的放松。

第四章 常见病居家医疗护理规范

第一节 感冒发热的居家医疗护理

一、疾病概述

1. 定义 感冒是鼻腔、咽或喉部发生急性炎症的总称。感冒为老年人常见的感染性疾病之一。常见的有病毒性感冒、细菌性感冒。老年人因体质较弱、抵抗力低,感冒时常常继发重症肺炎,可导致死亡。

2. 临床表现 老年人感冒多起病较缓和。病毒性感冒者多有咽部不适或疼痛、打喷嚏、鼻塞、流涕等,一般无发热及全身症状,或仅有低热、轻度畏寒和头痛。检查可见鼻腔黏膜充血、水肿、有分泌物,咽部充血,扁桃体肿大,局部淋巴结肿大和触痛。细菌性感染者可伴有寒战、高热、咽痛等。检查可见咽部充血,扁桃体充血、肿大,表面有黄色点状渗出物,颌下淋巴结肿大、压痛,肺部无异常体征。

二、居家照护

1. 一般护理 卧床休息、保证足够的饮水量。可服用具有解热镇痛及减少鼻咽充血作用的抗感冒复方制剂或中成药。适量应用解热镇痛药,以免老年人大汗淋漓而虚脱。可根据病原及药敏试验结果选用抗菌药物,常用抗菌药物有:青霉素类、头孢菌素类、大环内酯类和/或氟喹诺酮类。针对病毒性感冒目前尚无较好的特异性抗病毒药物,对某些病毒性感冒可能有一定效果的药物有:吗啉胍、利巴韦林、阿糖胞苷等。

2. 饮食调理

(1)宜清淡饮食,进食易消化、富含维生素的食物。同时应注意多饮水,以白开水为主。

(2)少吃咸食:食用咸食易使致病部位黏膜收缩,加重鼻塞、咽喉不适等症状。

(3)禁食甜、腻食物:甜味能助湿,而油腻食物不易消化,故患感冒的老年人应忌食各类糖果、饮料、肥肉等。

(4)禁食辛热食物:辛热食物易伤气灼津,助火生痰,使痰不易咳出,故患感冒的老年人不宜食用。

(5)不宜吃烧、烤、煎、炸类的食物:此类食物可刺激呼吸道及消化道,导致黏膜收缩,使病情加重,而且也不易消化。

(6)忌烟酒。

3. 日常预防　坚持适当体育活动,增强体质,劳逸结合。可应用相关的疫苗预防。

第二节　肺炎的居家医疗护理

一、疾病概述

(一)定义

肺炎指终末气道、肺泡和肺间质的炎症,是肺实质针对病原体或病原体的产物产生的炎症反应,其严重程度取决于病原体的数量和毒力,以及宿主的防御能力。可发生在任何年龄,但老年人是肺炎的主要易感人群,肺炎是引起老年人死亡的主要原因,应引起足够重视。与一般人群相比,老年人肺炎具有不同的特点,针对其特点采取必要的措施,进行积极预防、早期诊断、合理治疗,对于提高老年人肺炎诊治水平、改善预后、降低死亡率、减少医疗开支等具有重要意义。

(二)分类

老年人肺炎根据发病场所不同可分为社区获得性肺炎、医院获得性肺炎和养老院获得性肺炎。医院获得性肺炎又包括呼吸机相关性肺炎和卫生保健相关性肺炎。

(三)危险因素

1. 老年人肺炎的危险因素

(1)吸烟或慢性阻塞性肺疾病(chronic obstructive pulmonary disease,COPD)可导致肺损伤。

(2)近期发生轻度肺部感染。

(3)咳嗽反射不敏感或咳嗽无力,可因外科手术后疼痛导致。

(4)抵抗力低下,如营养不良、中重度贫血等原因。

(5)正在服用某些药物,如类固醇激素、免疫抑制剂等。

(6)患某些疾病,如心力衰竭、糖尿病或恶性肿瘤等。

(7)瘫痪、昏迷、长期卧床。

2. 老年人易患肺炎的原因

(1)老年人吞咽困难:老年人喉部黏膜萎缩、喉部的感觉减退、口咽/食管功能紊乱、口咽部骨骼肌强度和咀嚼能力下降、舌对食物的控制能力减弱、上食管括约肌压力降低、咽部收缩压和咽食管蠕动速率增加、吞咽起始感觉阈值增加和吞咽后远端食管同步收缩显著加强均为引起吞咽困难的常见原因。

(2) 咳嗽反射随年龄增长逐渐减弱：老年人呼吸道上皮咳嗽反射受体敏感性降低，耗竭神经末梢神经肽物质，使咳嗽反射进一步减弱，所以老年人多存在隐性误吸。

(3) 口咽部细菌定植：很多老年人口腔黏膜和牙齿卫生状况不佳，促进了口咽部细菌的定植。唾液分泌减少、口咽黏膜干燥、清洁过程未到位，也是导致细菌定植的原因。部分口咽部定植细菌是肺炎的条件致病菌，如革兰氏阴性需氧杆菌、金黄色葡萄球菌和厌氧菌。

(4) 胃食管反流病：是老年人常见的胃食管动力性疾病。病因是食管下括约肌松弛导致胃内容物反流，可误吸导致肺炎。如果存在机械通气、食管裂孔疝、肥胖、饮酒、高脂饮食、留置胃管等，患胃食管反流病的概率将增加。

(5) 自身防御能力下降：高龄老年人，尤其是患慢性疾病（如 COPD、慢性心功能不全、胃食管反流病等）而自身防御能力低下的老年人，更易患肺炎。

(6) 药物影响：麻醉剂、镇静剂可使患者意识状态改变、保护性咳嗽反射减弱、胃内容物反流，常导致肺炎。抗精神病药或抗焦虑药也有类似不良影响。利尿剂和抗胆碱药可引起口腔干燥，从而促进细菌在口咽部定植。H_2 受体拮抗剂及质子泵抑制剂可改变胃内酸性环境。

(四) 临床表现

1. 症状　不同原因导致的肺炎临床症状有所不同，临床表现常不典型，往往缺乏发热、胸痛、咳嗽、咳痰等肺炎常见症状，而表现为意识水平下降、不适、嗜睡、食欲缺乏、恶心、呕吐、腹泻、低热，甚至精神错乱、大小便失禁。最早出现的症状常为呼吸加快、心动过速，由于其无特征性肺炎表现，易与基础疾病的表现混淆，因此容易漏诊、误诊、误治。部分患者起病急骤，常有受凉、淋雨、劳累等诱因，约 1/3 患者患病前有上呼吸道感染史。

(1) 发热：可以突然起病，出现发热，体温可高达 39~40℃，热型因致病原因不同而有所不同。常伴有头痛、全身肌肉酸痛、食欲缺乏等症状。抗生素使用后热型可不典型，老年人可仅有低热或不发热。

(2) 咳嗽、咳痰：初期可为刺激性干咳，继而咳出白色黏液或黄色黏痰。大叶性肺炎经 1~2 天，可咳出黏液性痰或铁锈色痰，也可咳出脓性痰，进入消散期痰量增多，痰黄而稀薄。

(3) 胸痛：可有患侧胸痛，随咳嗽或深呼吸而加剧，可放射至肩或腹部。如为下叶肺炎，可刺激膈胸膜引起剧烈腹痛，易被误诊为急腹症。

(4) 呼吸困难：肺实质通气不足、胸痛及毒血症引起呼吸困难、呼吸快而浅。病情严重时影响气体交换，使动脉血氧饱和度下降而出现发绀，甚至出现呼吸衰竭。

(5)其他症状:可有恶心、呕吐、腹胀或腹泻等胃肠道症状。感染严重者可出现意识不清、烦躁、嗜睡、昏迷等。

2. 体征　体征无特异性,通常缺乏肺实变体征。可闻及湿啰音,因脱水、浅快呼吸、上呼吸道传导音干扰等因素而改变。

(五)临床治疗

1. 一般治疗　老年人肺炎可视为重症肺炎,一旦确诊,应住院治疗。

(1)纠正缺氧:一般采用鼻导管或面罩给氧。对于通气量基本正常的低氧血症患者,可一定时间内给予较高浓度(40%~60%)吸氧,使$PaO_2 \geq 60mmHg$或$SaO_2 \geq 90\%$;对伴有明显CO_2潴留的慢性呼吸衰竭,如合并COPD、慢性肺源性心脏病等基础疾病者,应给予低浓度(<35%)、低流量(1~2L/min)持续吸氧,并监测血气,使其$PaO_2 \geq 60mmHg$或$SaO_2 \geq 90\%$。如发生痰液堵塞等紧急情况,立即给予高浓度吸氧及吸痰。

(2)促进排痰:鼓励患者咳痰,痰液黏稠者可给予扩张支气管药物和化痰药物,结合局部给药雾化吸入,以帮助排痰,警惕老年人因咳嗽无力、排痰困难引起痰堵窒息而危及生命。

有助于排痰的方法:①适当多饮水。②定时翻身叩背或体位引流。③使用祛痰剂、超声雾化等促进排痰。注意避免应用强效镇咳剂、镇静安眠药,以免痰液不能有效咳出,导致气道阻塞和感染加重。④痰液堆积在气管或咽喉部无力咳出时,应及时用吸痰器吸痰。⑤痰堵窒息时应立即用手绢或纱布包住示指伸向患者咽喉部,掏出痰液,必要时应用纤维支气管镜或气管插管将痰液吸出。

2. 抗菌治疗　根据肺炎发病场所和患者一般情况给予经验性抗菌治疗,待痰培养结果出来再调整药物。无论是经验性治疗,还是针对性治疗,都应根据国内外相关指南正确选择抗菌药物。

抗菌药物的选择应特别注意,老年人因血浆白蛋白减少、肾功能减退、肝脏酶活力下降,用药后血药浓度较青年人高,半衰期延长,易发生不良反应,需尽量避免或减少药物不良反应。

老年人肺炎抗菌治疗原则如下:

(1)熟悉抗生素药物的适应证、抗微生物活性、药代动力学、药效学和不良反应。

(2)遵循我国《抗菌药物临床应用指导原则(2015年版)》:老年患者,尤其是高龄患者接受主要自肾排出的抗菌药物时,可按轻度肾功能减退情况减量给药。老年患者宜选用毒性低并具杀菌作用的抗菌药物,无用药禁忌可首选青霉素类、头孢菌素类等β-内酰胺类抗菌药物。氨基糖苷类药物具有肾、耳毒性应尽可能避免应用。万古霉素、去甲万古霉素、替考拉宁等药物应在有明确应用指征时慎用,必要时应进行血药浓度监测,并据此调整剂量,使给药方案个体化,以达到用药安全、有效的目的。

(3)掌握给药方案及疗程。中、重度感染患者,宜采用静脉给药,病情好转后改为口服给药。

(4) 及早确认致病菌，根据致病菌及药敏试验结果选择用药。

(5) 治疗中应严密观察不良反应及防治菌群失调、假膜性肠炎、双重感染等。

(6) 熟悉药物间相互作用，避免不良反应，发挥协同作用。

(7) 抗菌治疗应尽早开始，首次抗菌治疗争取在诊断肺炎后 4 小时内进行。

(8) 抗菌治疗的有效评价在抗菌药物使用 48~72 小时后进行。有效表现为：①体温下降；②症状改善；③白细胞计数逐渐下降或恢复正常。

用药 72 小时后症状无改善的原因可能为：①药物抗菌谱未能覆盖致病菌，或细菌耐药；②为特殊致病菌感染；③出现并发症或存在影响疗效的宿主因素（如免疫抑制）；④非感染性疾病被误诊为肺炎；⑤药物热或静脉导管相关性感染。伴有基础疾病的患者，病情往往更复杂，需仔细分析，做必要的检查，进行相应处理。

(9) 不以胸部 X 线片表现作为停药指征。老年人由于肺组织弹性差、支气管张力低、肺通气不足、淋巴回流障碍等，炎性病灶吸收缓慢，一般需 4~6 周才能完全吸收，吸收不完全可演变为机化性肺炎。

3. **呼吸支持** 患者如发生呼吸衰竭，符合机械通气适应证时，应予机械通气、呼吸支持治疗。根据患者严重程度选择无创或有创呼吸机通气治疗。

4. **防止误吸** ①加强口腔护理；②指导患者或亲属正确选择营养摄入方式；③改变睡眠相关不良习惯和睡姿，不良习惯包括吃饭时入睡，或饭后立即睡眠，卧位时宜上身抬高，平卧位时头部抬高 60°，侧卧时头部抬高 15°；④假性延髓性麻痹所致吞咽障碍、全身衰竭的患者，仍应插胃管鼻饲和定期翻身叩背；⑤物理治疗，如使用吞咽模式训练仪行康复训练。

5. **对症和支持治疗** 及时补液、纠正酸碱平衡失调及电解质紊乱；发热患者慎用退热剂，防止虚脱、休克；罹患肺炎时，原有慢性疾病（共存病）可恶化，应重视对并发症和共存病的及时处理。

二、居家照护

1. **胸部物理疗法** 对于病情相对较轻、生活可以完全自理或可以在门诊治疗的患者，鼓励并指导他们正确地咳嗽、咳痰，必要时使用体位引流的方法，保持呼吸道通畅，可以辅助雾化吸入治疗。卧床的患者应尽早进行胸部物理治疗，振动肺部辅助排痰，达到清理呼吸道的目的。同时使用手法放松胸部肌肉，缓解呼吸困难，维持肋间肌、胸肌的肌力。

2. **上下肢运动** 对于血流动力学稳定、清醒的患者，鼓励在非静脉输液治疗时下床活动，上肢进行徒手上举运动和扩胸运动。对于卧床患者，特别是使用机械通气者，鼓励进行主动上下肢床上运动，尽可能保留肌肉功能，预防肌肉萎缩、下肢静脉血栓。对于不能进行主动运动的患者应给予被动运动。被动运动每天至少 2 次，每次至少 20 分钟。主动运动形式可以灵活调整，每 2 小时适度活动 1 次较好。

3. 预防误吸和反流　误吸和反流是卧床患者高发的问题。吞咽障碍、胃肠道功能障碍、药物引起胃肠道不良反应等都可能使原有的隐匿性误吸加重、大量反流，甚至可以造成窒息和死亡。能自主进食者进食时应尽量取坐位，饭后 1 小时内至少保持半坐位。管饲患者患急性疾病时尽量使用胃十二指肠管。管饲时也应取半坐位，保持至喂食后至少 1 小时，床头应备开口器和吸引器，以便随时应用，预防窒息。

4. 预防压疮　压疮的预防是卧床患者常规护理重点。患者皮肤营养差，除了骨骼突出部位易发生压疮，非受压部位皮肤也可出现水疱、破损。因此，应经常变换体位，注意下垂部位皮肤，一旦出现发红等异常及时使用保护膜。清洁皮肤时动作要轻柔，使用质地柔软的毛巾，并应经常更换。

5. 口腔清洁护理　自主进食的患者每次进食后应刷牙，义齿应每日仔细清洁。管饲患者也应定时清洁口腔，防止细菌滋生，以免在隐匿误吸时造成肺的反复感染。

6. 恢复期康复　停止静脉注射抗菌药物是恢复期的开始。为恢复体力和功能可以进行主动运动，主要是进行步行训练。择期评价患者吞咽功能，指导进行吞咽功能训练，医护人员应在恢复期及时给予心理疏导，对严重者应进行心理治疗。

第三节　急慢性胃肠炎的居家医疗护理

一、疾病概述

1. 急性胃肠炎　指由于进食含有致病菌及其毒素的食物，或饮食不当，如摄入过量有刺激性的、不易消化的食物而引起胃肠道黏膜的急性炎症性改变，在我国以夏、秋两季发病率较高。多表现为恶心、呕吐在先，继之腹泻，每日 3~5 次，甚至数十次不等，大便多呈水样，深黄色或带绿色，恶臭，可伴有腹部绞痛、发热、全身酸痛等症状。

2. 慢性胃肠炎　指由不同病因所致的胃肠黏膜慢性炎症。常见的是慢性浅表性胃炎和慢性萎缩性胃炎。主要临床表现为食欲缺乏、上腹部不适和隐痛、嗳气、反酸、恶心、呕吐等。病程缓慢，反复发作而难愈。慢性胃肠炎的发病诱因较多，常见的有长期、大量地饮酒和吸烟，饮食无规律，饮食过冷或过热，或过于粗糙坚硬，进食浓茶、咖啡和辛辣刺激性食物等，这些因素都易诱发或加重病情。

二、居家照护

1. 消除诱因　积极寻找诱因并加以去除。老年人应避免诱发因素，如受凉、吸烟、饮酒、疲劳等。对此，应加强健康宣传，使老年人养成良好的生活、饮食习惯。给予易消化、富含营养的食物，重视饮食卫生。保持乐观向上的心态，克服焦虑、紧张情绪。慎用或忌用可诱发溃疡的药物。

此外，加强体育锻炼可以在一定程度上提高免疫力。

2. 对症治疗　应提高对疾病的重视程度，必要时进行胃肠镜检查。同时应用胃酸抑制剂、杀菌剂与胃肠黏膜保护剂，一般可收到较好的治疗效果。关键是要严格按照医嘱服用药物。

3. 老年消化道出血的观察与判断　一些难治性胃肠炎有反复出血、穿孔的可能。过去主要依靠X线检查来确诊，现在更多的是采取内镜检查确诊，检查、活检一并完成。

(1) 老年消化性溃疡的治疗目的为消除病因、解除症状、促进溃疡愈合、预防复发、避免并发症。若考虑为老年消化性溃疡出血，需经常做粪便潜血试验，以了解消化道的出血情况。如果发现老年人的大便呈咖啡色，就应加以注意。如果老年人感到虚弱、出虚汗、心慌、脉搏快，提示消化道出血，要及时报告或送医院治疗。

(2) 常见老年痔疮出血。主要是因为人体直肠末端黏膜下和肛管皮肤下静脉丛发生扩张和屈曲后形成的柔软静脉团容易出血。

(3) 老年吐血常见于肝硬化晚期，门静脉高压引起食管黏膜静脉丛破裂，从而引起出血、吐血，通常这种情况的吐血量都比较大。照护人员首先要让老年人把已经出的血吐出来，保持呼吸道通畅，卧床休息，及时报告或送医院治疗。

第四节　骨折与运动损伤的居家医疗护理

一、疾病概述

(一) 定义

骨质疏松导致骨强度降低，平衡及运动控制能力下降，容易跌倒，这是老年人骨折发生的根本原因。常见的老年人四肢骨折部位包括股骨近端、桡骨远端、肱骨近端和膝关节周围。骨折指骨的完整性或连续性受到破坏，以疼痛、肿胀、青紫、功能障碍、畸形及骨擦音或骨擦感等为主要表现的疾病。大多数骨折由创伤引起，称为创伤性骨折。骨骼疾病导致骨质破坏，受轻微外力即发生的骨折，称为病理性骨折。

(二) 分类

创伤性骨折包括直接暴力导致的骨折，如重物撞击大腿导致的股骨干骨折；间接暴力导致的骨折，如突然跌倒时，股四头肌猛烈收缩导致髌骨骨折；积累性劳损导致的骨折，就是身体的某一部位因长时间使用、劳损导致的骨折，如远距离行军易致第二、三跖骨骨折。

(三)临床表现

1. 全身表现　骨盆骨折、股骨骨折及多发性骨折可因大量出血、剧烈疼痛导致休克。严重的开放性骨折并发胸部、腹部或骨盆内重要脏器损伤时也会引起休克。

2. 局部表现

(1)特有体征。

1)畸形:骨折端移位使患肢外形发生改变。

2)异常活动:骨折后,在肢体非关节部位出现不正常的活动。

3)骨擦音或骨擦感:骨折后,骨折端相互间摩擦时可产生骨擦音或骨擦感。

具有以上三种特有体征之一者即可诊断为骨折。

(2)其他表现。

1)疼痛及压痛:骨折部位有明显疼痛,移动患肢时疼痛可加剧,固定患肢可减轻疼痛。触诊时,在骨折处可发现局限性压痛。当从远处向骨折处挤压或沿骨干纵轴方向叩击时,骨折处可出现间接压痛或轴向叩痛。

2)肿胀:骨折时,骨髓、骨膜及周围组织血管破裂出血,在骨折处形成血肿,加之软组织损伤所致的水肿,使患肢严重肿胀,甚至出现张力性水疱和皮下淤斑。

3)功能障碍:骨的完整性和连续性遭到破坏,加之局部肿胀和疼痛,使患肢的功能部分或完全丧失。

二、居家照护

1. 饮食

(1)骨折早期(伤后1~2周):饮食应以清淡开胃、易消化、易吸收的食物为主。如蔬菜、蛋类、豆制品、水果、鱼肉等。制作以清、蒸、炖、熬为主,避免煎、炸、炒、烩。卧床老年人易发生尿路感染,宜适当多饮水。

(2)骨折中期(伤后3~4周):此阶段老年人食欲及胃肠功能均有所恢复。饮食应从清淡转为适当的高营养,以满足骨骼生长的需要。可在骨折早期的食谱上加上鸡肉、动物肝脏等食物。适当多吃一些青椒、西红柿、苋菜、胡萝卜等维生素C含量高的蔬菜,以促进骨痂生长和伤口愈合。

(3)骨折后期(伤后5周及以上):饮食上无禁忌,可食用各种富含钙、磷、铁等矿物质的食物。此期食谱可有老母鸡汤、猪肾汤、羊肾汤、鹿筋汤、鱼汤等。对于有高血脂、高血压的老年人,可将食谱中的内脏改为纯瘦肉。

此外,钙是构成骨骼的主要物质,老年人在骨折康复的全过程中都必须积极补钙,并同时补充维生素D及锌、铁、锰等微量元素。含钙高的食物有牛奶、蛋类、虾皮、海带、坚果、大豆、山楂、苹果、芹菜、油菜、木耳等。

2. 家庭康复护理　老年人骨折一般愈合较慢，骨痂形成也较少。大部分骨折的老年人在医院处理后即可回家，故老年人家庭康复护理十分重要。

上肢骨折的老年人经复位固定后，一般不影响正常生活，仅骨折上肢的活动受一定限制，家属及照护人员只需对老年人生活略加照顾即可。下肢骨折时老年人需要卧床休养。家属及照护人员除提供生活上的照顾外，还要注意防止长期卧床引起的各种并发症，应该每天定时协助老年人在床上坐起或取半坐位。对原来患有慢性疾病的老年人，还需要加强慢性疾病的治疗和护理。

老年人骨折刚复位时，需要抬高患肢，以减轻水肿和疼痛。正确的抬高方法应是：患肢需抬高到心脏水平以上，患肢远端应高于或至少与近端处在同一水平，患肢的近端不能高于远端。特别要避免不正确抬高患肢，例如没有把患肢全部垫高，或者使用了松软的垫枕，如木棉枕、海绵枕，患肢的重量将垫枕压扁，以致不能达到既定的抬高高度。

股骨颈骨折的老年人在骨折愈合前，为促进早日愈合及防止髋内收畸形，卧床时不要侧卧在健侧，可在平卧时，在两大腿中间夹一个枕头。老年人不能下地，也不可盘腿，但可取半卧位。

有的骨折老年人需要在医护人员帮助下在家进行牵引，目的在于固定肢体、矫正畸形、解除肌肉痉挛、止痛、改善静脉回流、减轻局部刺激、促进愈合等。家属及照护人员必须了解牵引的康复护理要领。若是使用胶布牵引，每日家属及照护人员都应检查老年人患处及牵引位置是否正确，绷带是否松散及胶布是否脱开，胶布牵引两侧力量是否均匀，胶布粘连处皮肤是否有异常。非经巡诊医生许可，家属及照护人员不能随意变换牵引方向、体位及牵引重量。

3. 家庭康复锻炼

(1) 上肢骨折：老年人在上肢骨折后1周，局部疼痛可稍缓解，虽仍需限制活动，但已可开始做肌肉等长收缩运动，也就是上肢肌肉绷紧，肢体不动，使上肢的肌肉因收缩而隆起，并维持数秒，然后再放松，每次做20～40下，每天做3～4次，有消肿、活血、加速骨折愈合的作用。

若上肢桡骨下段骨折，骨折后2周内仅可做指间关节及掌指关节的屈曲活动和伸直活动，不可做握拳及拇指伸直与外展活动。2周后可做腕掌尺偏活动。禁止做腕背伸、桡偏及握拳活动。一般3周后患肢肿痛消退、软组织损伤恢复、新骨开始生长，但骨折尚未愈合，夹板及石膏还不能拆去，这时家属及照护人员可帮助老年人做患肢骨折上下关节的屈伸活动，动作宜慢，应由少至多，活动范围亦由小到大，不能做关节的旋转运动。4～6周临床愈合后，拆除固定装置后可做腕背伸，前臂旋前、旋后及握拳锻炼，以后逐步进行负重锻炼(手中提重物)，以改善因患肢活动减少造成的肌肉萎缩。

(2) 下肢骨折：股骨颈骨折的老年人可在家属帮助下进行锻炼。开始时，足部需固定，以防患肢外旋。骨折2周后可做小腿关节伸屈运动。4～6周可扶双拐下床行走，患肢部分负重,并做坐位髋、膝伸屈及髋外展活动。但应注意不负重、不盘腿。做牵引的老年人,牵引4~6周后也可带牵引进行膝关节活动。活动时,老年人要注意健侧和上肢肩关节的功能锻炼,否则会发生肌肉萎缩。伤情较重或年迈体弱的老年人不能活动时,家属及照护人员可帮助进行肌肉按摩。老年人一定要待X线检查显示骨折基本愈合、股骨头无缺血坏死现象时,才可逐渐去拐杖行走。此时,老年人也可在他人扶持下练习下蹲运动,并每天在床上做屈膝举腿运动,即先将患肢屈膝,将小腿抬起,再尽量屈髋将腿抬高,如老年人不易屈髋将腿抬高,可在他人帮助下进行,然后放下患肢做内收及外展动作。一般来说,上肢骨折需要石膏固定4~6周,下肢骨折需固定6~8周。老年人由于年迈体弱、肌肉萎缩、骨骼本身又有骨质疏松等原因,因此愈合速度一般比青壮年慢,骨折后石膏固定时间应适当比上述标准延长1~2周。

第五节　骨质疏松的居家医疗护理

一、疾病概述

(一)定义

骨质疏松是一种系统性骨病,其特征是骨量下降和骨的微细结构被破坏,表现为骨的脆性增加,因而骨折的危险性大为增加,即使是轻微的外伤或无外伤的情况下也容易发生骨折。老年人罹患的原发性骨质疏松,包括绝经后骨质疏松(Ⅰ型)和老年性骨质疏松(Ⅱ型),Ⅰ型常累及51~70岁的老年女性,Ⅱ型常累及70岁以上老年人,老年女性常同时患有以上两种类型的骨质疏松。

骨质疏松是一种多因素所致的慢性疾病,在骨折发生之前,通常无特殊临床表现,该病女性多于男性。随着我国老年人口的增加,骨质疏松发病率处于上升趋势,是一个值得关注的健康问题。

(二)危险因素

骨质疏松是一种复杂的、由多种因素引起的慢性疾病。引起老年性骨丢失的因素十分复杂,一般认为与以下因素密切相关。

(1)老年人性激素分泌减少是导致骨质疏松的重要原因之一。性激素在骨生成和骨量维持方面起着重要的作用,它可以促使骨内胶原的形成,以使钙、磷等矿物质更好地沉积在骨内。睾酮可以在骨内转化为二氢睾酮,实验证明其对成骨细胞有促增生作用。随着年龄增长,性腺功能减退,女性45岁、男性50岁以后,其分泌开始减少,故性激素水平下降。绝经后的女性,雌激素水平急剧下降,影响骨的形成,因而骨量下降。

(2)随着年龄的增长,降钙素及甲状旁腺激素的分泌失调致使骨代谢紊乱。多数学者认为,随着年龄增长,降钙素分泌减少、甲状旁腺素分泌增多,引起骨形成减少、骨吸收增加。

(3)老年人由于牙齿脱落及消化功能减弱,食欲缺乏、进食少,致使蛋白质、钙、磷、维生素及微量元素摄入不足,导致营养不良,特别是维生素 D 缺乏。维生素 D 可提升成骨细胞的活性,从外界摄取和皮肤合成的维生素 D 需要在肾脏作用下转化为有活性的维生素 D_3,随着年龄的增长,肾功能减弱且转化酶随之减少,使得维生素 D 不能有效转化,从而导致胃肠道的吸收下降,造成骨形成不足。此外,钙、磷及蛋白质的摄入不足使钙、磷比例失调,使得骨的形成减少。

(4)随着年龄的增长,户外运动减少也是老年人易患骨质疏松的重要原因。

(5)分子生物学研究表明,骨质疏松的发生与维生素 D 受体基因突变有密切联系。

(三)临床表现

许多骨质疏松患者早期常无明显的症状,往往在骨折发生后经 X 线或骨密度检查时才发现已有骨质疏松。骨质疏松典型的临床表现包括疼痛、脊柱变形和脆性骨折等。

1. 疼痛　腰背痛是老年骨质疏松常见的症状,一般骨量丢失在 12% 以上时即可出现疼痛。患有骨质疏松时,椎体骨小梁萎缩、骨量减少,椎体压缩变形,脊柱前屈,腰背肌为了纠正脊柱前屈,加倍收缩,引起肌肉疲劳甚至痉挛,产生疼痛。

2. 脊柱变形　骨质疏松重要的临床表现之一为身长缩短、驼背,多在疼痛后出现。脊椎椎体前部几乎由松质骨组成,此部分是身体的支柱,负重量大,尤其是 T_{11}、T_{12} 和 L_3,负重量更大,容易压缩变形,使脊椎前倾形成驼背。正常人有 24 节椎体,每一节椎体高度约 2cm,老年人发生骨质疏松时椎体压缩,每个椎体缩短 2mm 左右,身长缩短 3~6cm。

3. 脆性骨折　脆性骨折指低能量或非暴力骨折。为骨质疏松常见和严重的并发症之一,可增加患者痛苦,严重限制活动,缩短寿命。我国老年人骨折发生率为 6.3%~24.4%,尤以高龄(80 岁以上)女性显著。骨质疏松所致骨折在老年前期以桡骨远端多见,老年后期以腰椎和股骨上端多见。一般骨量丢失 20% 以上即易发生骨折。据统计,椎骨或髋骨骨折的老年人中约有 10% 在 3 个月内死于手术或手术并发症,25% 丧失活动能力,仅有半数可以自由活动。

4. 呼吸功能下降　脊柱压缩性骨折、脊柱后弯、胸廓畸形,可使肺活量显著减少。患者可出现胸闷、气短、呼吸困难等症状。

(四)临床检查

1. X 线检查　是一种较易普及的检查骨质疏松的方法。一般在骨量丢失 30% 以上时，X线片显影明显。

2. **骨密度测定** 是确定诊断的重要客观依据，通常用 T 值判断骨密度是否正常。同时结合病史、性别、年龄及生化检查结果进行综合判断。常用方法有单光子吸收测定法、双能 X 线吸收测定法、定量 CT 检查、超声波测定。

3. **生化检查** 测定血、尿的矿物质水平及某些生化指标有助于了解骨代谢状态及骨更新率，对老年性骨质疏松的鉴别诊断有重要意义。

(1) 骨钙蛋白（BGP）：这是骨骼中含量最高的非胶原蛋白，是骨更新的敏感指标。在老年性骨质疏松中该指标可有轻度升高。在绝经后骨质疏松妇女中 BGP 升高明显。

(2) 尿羟赖氨酸糖苷（HOLG）：这是反映骨吸收的指标，老年性骨质疏松中 HOLG 水平可升高。

(3) 血清镁：镁是体内重要的矿物质，人体中约 50% 的镁存在于骨组织，低镁可影响维生素 D 的活性，老年性骨质疏松中血清镁水平下降。

(4) 尿钙、磷、镁：该项指标受饮食、季节、日照、药物、疾病等因素的影响，须在严格限定的条件下进行测定。老年性骨质疏松患者表现为无尿钙，磷在正常范围，尿镁略低于正常值。

(五) 临床防治

维护骨骼健康应贯穿个体一生。干预骨质疏松的相关危险因素，减少骨量丢失。初级预防指对尚无骨质疏松但具有骨质疏松危险因素者，应该防止或延缓其发展为骨质疏松，避免发生第一次骨折；二级预防指对有骨质疏松，T 值 $\leqslant -2.5$ 或已经发生脆性骨折的患者，预防的目的在于避免发生骨折或再次骨折。

老年性骨质疏松防治包含基础治疗、药物干预和康复治疗等。其中骨质疏松相关骨折的预防和干预是老年性骨质疏松的防治重点。

1. 基础治疗

(1) 推荐富含钙、适量蛋白质、低盐的均衡饮食。

(2) 鼓励多参加户外活动，应考虑老年人机体功能衰退和多病共存现状，选择恰当的运动方式和运动量，特别注意运动安全。推荐的运动方式包括散步和打太极拳等。

(3) 鼓励老年人戒烟、避免酗酒。

(4) 骨质疏松高风险老年人应该尽量避免使用影响骨代谢的药物，并注意慢性疾病对骨质疏松的影响。

(5) 预防跌倒是老年性骨质疏松的防治重点，应在社区开展跌倒风险评估和防跌倒的实用技术推广。

2. **骨健康补充剂** 推荐老年人每日钙摄入 1000mg，考虑到通过普通膳食摄入的平均钙量为 400mg/d，所以每日应该补充钙约 600mg。老年人群同时是心血管疾病高发人群，长期补钙与心血管安全性、肾结石及血管壁钙化之间的关系值得关注。

维生素 D 作用十分广泛，可作用于小肠黏膜、骨骼、肾小管上皮，在一定浓度内可促进肠钙吸收、钙盐沉积、骨矿化，促进骨形成，在维护骨健康中起重要作用。此外，维生素 D 具有增强肌力、促进神经肌肉协调的功能，并有免疫调节作用。研究证实，补充维生素 D 对于老年人跌倒和骨折有预防作用。肾功能减弱可导致转化酶活性降低而影响维生素 D_3 的生成，因此老年人更适合补充维生素 D_3 制剂。

3. 治疗药物

(1) 双膦酸盐：是焦磷酸盐稳定类似物，与骨骼羟磷灰石高亲和力结合，特异性结合到骨转换活跃的骨表面上，抑制破骨细胞活性，抑制骨吸收。临床常用的不同种类双膦酸盐的作用效力差别很大，使用中应该注意用法。选择双膦酸盐治疗时，要注意监测其不良反应。

(2) 降钙素类：是钙调节激素，能抑制破骨细胞生物活性和减少破骨细胞的数量，从而阻止骨量丢失并增加骨量。对于骨质疏松及其相关骨折导致的疼痛有良好的止痛作用，该止痛作用与抑制破骨细胞的活性及对中枢神经系统内阿片受体的直接作用相关。因此，降钙素类药物可用于重度骨质疏松及相关骨折的急性期。

(3) 雌激素：具有抑制骨吸收作用。临床研究表明，雌激素可以降低骨质疏松相关椎体骨折和非椎体骨折的发生率。考虑到激素治疗的不良作用，雌激素在老年人群中的使用并不广泛。

(4) 选择性雌激素受体调节剂：可选择性作用于雌激素靶器官，与不同形式的雌激素受体结合后，产生不同的生理效应。如雷洛昔芬作用于骨骼的雌激素受体时，表现为抑制骨吸收，而作用于子宫和乳腺则表现出抗雌激素的活性。

二、居家照护

(一) 健康宣传教育

1. 防跌倒　内容包括安全居住环境的指导及良好生活方式的建立。老年人居家环境要求物品摆放有序，通道无障碍物，避免摆放过多的装饰物，日常用品及助行器应放置在便于取放的地方。床的高度以老年人坐在床沿时脚能触及地面为宜，对卧床、活动不便的人群，必要时安装防护栏。厕所、洗漱间、浴室地面应有防滑措施。

2. 加强个人防护　老年人的衣裤大小要合适。鞋子应防滑、合脚。轮椅的制动装置应保持性能良好。使用稳定性好、带扶手的椅子。

3. 养成良好的生活方式

(1) 科学合理的饮食。采取富含钙、适量蛋白质和低盐的均衡饮食模式。足量的钙是保证骨峰值和避免骨量丢失的基础，老年人应每日摄入足量的钙，以获得理想骨峰值、维护骨骼健康。对于膳食钙摄入不足的老年人和围绝经期妇女，应该在医生指导下补充钙剂。在补钙的同时，还要注重维生素 D_3 的补充。氨基酸是骨基质合成的重要原料,长期蛋白质摄入不足,可引起骨基质合成不足,骨形成减少;而摄入蛋白质过量,则有可能导致钙的流失。

(2)不吸烟、少饮酒,少喝咖啡、浓茶及碳酸饮料;按时作息,保持生活规律和积极乐观的心态;适当进行户外活动。

(3)避免长期应用某些可诱发骨质疏松的药物。利尿剂、激素、抗癌药、苯妥英钠、异烟肼、利福平等药物可影响钙的吸收,使尿钙排泄增加,长期使用易诱发骨质疏松,骨丢失的程度与用药剂量和用药时间有关。

(4)定期做骨密度检查。老年人群,尤其是绝经后的妇女,应定期做骨密度检查,根据结果咨询医生,接受专科治疗。骨密度检查对早期诊断骨质疏松、预测骨折危险性及评估疗效均有着十分重要的意义。

(二)运动疗法

1. 运动疗法的作用　运动主要从两方面对骨产生积极的影响,即避免骨量丢失、提高骨量和骨密度。适量的运动可抑制骨吸收,促进骨形成,改善和维持骨结构,提高骨密度和骨量,同时运动还可以提高人体的灵活性和平衡能力。应根据患者的身体状况安排适宜的锻炼项目,每周不少于3次。坚持户外活动,经常接受日光照射可以促进钙的吸收,防止发生骨质疏松。研究发现,运动可以避免围绝经期或绝经期妇女的骨量丢失,其作用机制是提高成骨细胞活性与促进骨质形成,而抑制骨吸收的作用较弱。具体为运动时肌肉收缩提高成骨细胞的活性,提高骨钙阈值,促进钙的吸收、利用及沉积,调节与骨质形成有关的激素和细胞因子水平,增加骨皮质血流量。

运动分为力量性、耐力性、高冲击力性和低冲击力性运动。力量性运动的负荷刺激可以有效地提高成骨细胞的活性,应力或机械负荷通过肌肉和跟腱作用于骨,从而直接影响骨形成和重建,改变骨的内部结构和外部形状,使骨的形成和吸收达到平衡,从而达到防治骨质疏松的目的。有关耐力性运动对骨影响的分歧较大,有研究证实,中等强度以上的耐力性运动可以提高骨密度;也有研究认为,高强度耐力运动人群的骨密度要比正常人低。高冲击力性运动指对骨施加了重力负荷作用的运动或需要身体站立克服重力的运动,有助于提高骨骼的骨量和骨密度,如走路、跑步、体操、举重、篮球等。低冲击力性运动指那些只克服阻力的运动或不需要站立的运动,如游泳、划船、骑车等。

2. 运动处方的选择　针对老年性骨质疏松患者运动量、运动方式及强度的选择均要求个体化,不宜采用力量性、高冲击力性运动,可以进行耐力性运动或低冲击力性运动,以免加重疼痛,增加骨折的风险。长期的有氧运动及渐进的力量性训练是提高骨密度的安全且有效的运动形式,如健步走、慢跑、太极拳等,健步走是最常用的有氧运动,对具备行走能力的老年人是一种既安全又有效的训练方式。渐进的力量性运动是通过逐渐增加训练强度或阻力,从而增强肌力的训练方式。常用的训练方法有等张抗阻(加载)练习法。训练时注意避免脊柱过度屈曲。无脊椎骨折的老年性骨质疏松患者,为减轻腰部疼痛，常采用弯腰姿势，为避免形成脊柱后凸畸形，可进行背伸肌肌力练习，以加强背伸肌对脊椎的保护，缓解部分症状。对屈肌群进行牵张练习，包括扩胸、牵张上肢、腹肌和下肢肌群，循序渐进，一次不应牵张次数过多、时间过长，以免发生损伤。疼痛明显时，可配备腰围，起到固定支撑的作用，但应避免长时间应用。日常生活中注意保持正确的姿势，对疼痛明显者应适当使用止痛药。另外，水中的练习可以利用水的浮力消除部分重力的影响，同时还有利于松弛挛缩的肌肉群，对改善关节活动范围有很好的帮助。

运动量与运动强度的选择也需个体化。大量研究表明，中等强度的运动能增加骨密度，提高骨强度、骨韧性。运动对功能的改善存在上限，老年人由于生理或病理上的因素导致骨量、运动耐量均较低，负荷超过临界强度的运动反而有增加骨折、诱发或加重慢性疾病的风险，因此，不宜一味追求运动量的最大化，对年龄偏大、骨质疏松严重、骨折风险高的老年人，运动量、运动时间不宜强求。由于骨重建的周期为4~6个月，要想维持或增加骨量，必须对骨骼有长期不断的运动负荷刺激，而且停止运动后骨中矿物质含量会降低，甚至低于原来水平，因此，要达到维持较高的骨量或减少骨量丢失的目的，必须持之以恒地进行体育锻炼。

由于老年人存在动作协调性障碍，易发生跌倒，因此加强肌力训练，特别是下肢肌力训练、脊椎灵活性训练、平衡协调训练及跌倒训练，可降低跌倒的发生率。

总之，参加体育活动越早，有可能获得的骨峰值越高。任何时候开始有规律的活动，对维持一定的骨量都有积极的作用。多种运动形式结合的方式对于增加骨密度、延缓骨丢失的效果要优于单一的运动方式。应根据每位老年人的具体情况（年龄、性别、文化程度、兴趣爱好及健康状况），由康复医师及治疗师制订训练计划（内容、强度和时间），做到运动处方个体化。注意体育锻炼要量力而行、循序渐进、长期坚持。

（三）心理治疗

疾病的症状有时与人的心理状态关系密切，老年人因内在及外在因素，常产生焦虑、沮丧、自卑等负性心理。部分老年人因曾经跌倒或险些跌倒而对做某种运动失去信心，这样不仅增加了跌倒的风险，而且会形成恶性循环，这种情况被称为跌倒后综合征。通常表现为老年人不敢脱离支撑物，即便站起来或开始行走，也呈拖步态。因此，针对其不良心理状态，要进行心理干预，做好安慰、解释工作，心理上给予疏导、支持，鼓励、帮助老年人建立自信心，在学会自我保护的前提下，适当活动，采用脱敏疗法，减少生活依赖性。

第六节 高血压的居家医疗护理

一、疾病概述

(一)定义

老年性高血压指年龄>60岁,在未使用降压药物的情况下,非同日3次测量血压,收缩压≥140mmHg和/或舒张压≥90mmHg。如患者既往有高血压史,目前正在使用降压药物,收缩压/舒张压虽然低于140/90mmHg,也应诊断为高血压。收缩压≥140mmHg和舒张压<90mmHg为单纯收缩期高血压。高血压根据血压升高的水平可进一步分为1级、2级和3级。

由于诊室血压测量的次数较少,血压又具有明显波动性,在不能进行24小时动态血压监测时,需要在数周内多次测量来判断血压升高情况,尤其是对于1级、2级高血压者。如有条件,应进行24小时动态血压监测或家庭血压监测。

(二)分类

1. **原发性高血压** 指原因不明的以体循环动脉血压升高为特征的伴有心、脑、肾等脏器受损的一种全身性疾病,约占高血压的95%。一般情况下所说的高血压就是指原发性高血压,是健康管理的重点。

2. **继发性高血压** 又称症状性高血压,约占高血压的5%,由其他疾病引起,有明确的病因,经过治疗后高血压症状能得到一定程度的控制或完全缓解。继发性高血压的主要病因包括肾脏疾病、某些肝脏疾病(肝硬化等)、内分泌系统疾病(甲状腺功能亢进、肾上腺肿瘤等)、免疫系统疾病(系统性红斑狼疮、结节性动脉周围炎等)或服用某些药物(可的松、泼尼松、雌激素、布洛芬、阿司匹林等)。

(三)危险因素

原发性高血压病因不甚清楚,目前认为是遗传与环境因素相互作用的结果,其中遗传因素占40%、环境因素占60%。

1. **遗传因素** 高血压有明显的遗传倾向,流行病学研究提示高血压发病有明显的家族聚集性。父母双方均患有高血压的,子女发生高血压的概率显著高于一般人,发病年龄也相对较小。

2. **性别与年龄** 高血压的发病率随年龄增长而升高,性别间也有一定差异:更年期以前,男性发病率略高于女性,更年期以后女性略高于男性。

3. **体重** 超重和肥胖与高血压的发病相关。常用体重指数(BMI)判断超重或肥胖,

BMI(kg/m²) = 体重(kg)/[身高(m)]²，当 BMI≥24kg/m² 时，可判断为超重；当 BMI≥28kg/m² 时为肥胖。控制超重和肥胖有利于高血压的预防和控制。

4. 生活方式与饮食习惯　不良的生活方式与不健康的饮食习惯可增加高血压的患病风险，如多坐少动、摄盐过多、高脂肪饮食、吸烟、过量饮酒等。

5. 其他　糖尿病、高胆固醇血症、长期噪声污染、反复或持续性精神紧张、长期睡眠不足等均可增加高血压的发病率。此外，脑力劳动者的高血压发病率高于体力劳动者，可能与脑力劳动者运动不足、精神压力较大有关。

(四) 发生机制

1. 大动脉顺应性减退　老年人的动脉壁内膜和中层变厚，非弹性胶原和钙盐增加，中层弹性纤维丧失，存在内膜表层不规则和内膜下间隙细胞浸润等病理改变，导致大动脉硬化，弹性降低，管腔顺应性减退。大动脉越僵硬，心脏射血阻力就越大，收缩压也就越高，血管弹性的降低则使血管收缩期储能减少，导致舒张期血流减少而产生较低的舒张压，脉压增大。动脉内皮功能异常以及局部组织肾素-血管紧张素系统激活也使大动脉顺应性减退，血压升高本身可以降低大动脉顺应性，随着血压升高，动脉壁上压力负荷的主要承担部分由弹性纤维向非弹性胶原转移。影响顺应性的其他因素包括高盐摄入、糖尿病、高脂血症、血管紧张素Ⅱ受体 AT1 的多态性等。

2. 外周血管阻力增高　老年人小动脉壁的玻璃样变性和结构重塑，壁/腔比值增加，管腔变小，血流阻力增大，对血管活性物质的收缩反应性也增加。大多数老年人的高血压以收缩压升高为特征，但血流动力学改变状态仍同中年人，即总外周血管阻力明显升高。

3. 交感神经系统 α 受体功能亢进　老年人灭活和清除去甲肾上腺素的能力减弱，血浆去甲肾上腺素浓度升高，血管平滑肌细胞上的 β 受体数目随年龄增长而减少，而 α 受体数目不变或相对增多，造成交感神经系统 α 受体功能亢进，血压升高。

4. 肾脏功能减退　肾单位随着增龄而减少，肾小球滤过率降低，因而肾功能逐渐减退，肾脏的血流灌注减少，在老年性高血压患者中更为显著。此外，老年人肾脏排钠能力减退，钠摄入增加导致水钠潴留，致使血压升高。

5. 血压调节机制失衡　老年人大动脉退行性病变，位于主动脉弓与颈动脉窦的压力感受器的敏感性降低，当血压升高时，对血压波动的缓冲能力下降，而位于肺循环的低压压力感受器的功能正常，两种压力感受器之间功能失衡。

(五) 临床特点

原发性高血压大多起病缓慢，一般在开始几年或十几年没有明显症状或缺少特征性的临床表现，患者表现为头痛、头晕、烦躁、心悸、失眠等。原发性高血压使血管与心脏长期处于紧张和高负荷状态，可引起心、脑、肾等重要脏器损害，产生相应的临床表现，少数可表现为恶性急进型高血压，病情快速进展，如不及时进行有效的降压治疗，预后很差，常于数月或数年内死于肾衰竭、脑卒中或心力衰竭。

1. 血压波动大　老年人主动脉弓压力感受器敏感性降低，血压调节能力减退，加上大动脉弹性减弱，在心排血量变化时可出现较大的血压改变。血压波动大常会影响对老年人血压总体水平的评估，影响诊断和治疗，因此对老年人更应注意多次测量血压和及时调整治疗方案。

2. 直立性低血压多见　直立性低血压即立位时比卧位时的收缩压下降超过20mmHg或平均动脉压降低10%以上。直立性低血压在老年性高血压中较多见，常见于降压治疗过程中，老年人直立性低血压的发生与压力感受器功能减退有关，发生率与年龄、机体代谢状态有关。立位血压值对选择适宜的降压药物和确定降压治疗时的血压目标值具有指导意义，临床上必须经常测量立位血压。

3. 单纯收缩期高血压多见　老年人主动脉硬化，心脏射血时不能充分扩张，动脉系统中骤然增多的血容量得不到缓冲，导致收缩压升高，而舒张期由于血管弹性减退，舒张压难以维持，因此老年人以单纯收缩期高血压多见。

4. 假性高血压　老年人硬化的肱动脉需要较大的气囊压力阻断血流，故常得出较实际为高的血压值，如果发现老年性高血压患者经优化降压药物治疗仍维持较高的血压，且无靶器官损害，应高度怀疑假性高血压。

5. 靶器官并发症多且严重　老年性高血压患者常伴发多种并发症，不仅发生率高，且多较严重，给老年人健康和生命带来极大威胁，冠心病、脑卒中为常见且严重的并发症，特别是单纯收缩期高血压患者，发生心血管疾病的风险更大。

6. 血压昼夜节律减弱或消失　正常生理状态下，人体24小时血压值呈节律性改变，按夜间血压波动情况可分为杓型和非杓型。非杓型高血压由于夜间血压持续升高，心、脑、肾等靶器官长时间处于高水平血压冲击状态，因而并发症的发生率较高，老年性高血压患者多表现为非杓型高血压，更易发生心、脑、肾等靶器官损害。

7. 体液成分改变　老年性高血压患者多为低肾素型，血浆醛固酮水平比中年人显著降低，细胞外液容量低，儿茶酚胺随年龄增加稍有增加。

8. 多为无症状性高血压　大多数老年性高血压患者无任何症状，尽管终末靶器官损害和并发症常见，早期也可无症状，更易导致并发症的发生和发展。

9. 多合并其他慢性疾病　老年性高血压常合并其他慢性疾病，如糖尿病、冠心病、青光眼、前列腺肥大等，这些疾病相互影响，使老年性高血压的治疗更为复杂。

10. 病死率、致残率高　老年人脏器功能随年龄增长而逐渐衰退，在此基础上高血压加速了各脏器的功能衰退。在我国，脑卒中是高血压的主要后果，其次是心力衰竭和肾衰竭。

(六)诊断及鉴别诊断

年龄>60岁的老年人,在未使用降压药物的情况下,非同日3次测量血压,收缩压≥140mmHg和/或舒张压≥90mmHg,即为老年性高血压。既往有高血压病史,目前正在使用降压药物,现血压虽未达上述水平,亦应诊断为老年性高血压。老年性高血压的诊断需要排除继发性高血压和假性高血压,老年人中继发性高血压的发病率较年轻人低,主要见于肾血管性高血压,而老年人肾动脉狭窄多由动脉粥样硬化导致。

(七)治疗

1. 治疗目标　根据相关高血压防治指南提示,老年人的收缩压应控制在150mmHg以下,如能耐受还可进一步降低;伴有慢性肾脏疾病、糖尿病,或病情稳定的、伴有冠心病或脑血管病的高血压患者的治疗更宜个体化,一般可以将血压降至130/80mmHg以下。伴有严重肾脏疾病或糖尿病,或处于急性期的冠心病或脑血管病患者,应按照相关指南进行血压管理。舒张压低于60mmHg的冠心病患者,应在密切监测血压的情况下逐步实现降压目标。

2. 治疗原则

(1)高血压是一种以动脉血压持续升高为特征的进行性心血管综合征,常伴有其他危险因素、靶器官损害或临床疾病,需要进行综合干预。

(2)应将不良反应降至最小而获得最佳降压疗效,以达到防止靶器官损害的目的。

(3)积极控制血压,达到血压的目标值。

(4)治疗药物从小剂量开始,降压速度不宜过快。

(5)为了有效地防止靶器官损害,要求平稳降压,最好选择长效药物。

(6)为了增强降压效果而不增加不良反应,多采用小剂量联合降压治疗。

3. 非药物治疗　从改变生活方式入手,包括减轻体重,合理膳食,适当增加体力活动和运动,减轻精神压力,保持心理平衡,戒烟限酒。各种非药物措施干预试验的结果提示,减轻体重和限制钠盐摄入对降低血压有效。

4. 药物治疗　治疗老年性高血压的理想降压药物应符合以下条件:①平稳、有效;②安全,不良反应少;③服药方便,依从性好。对于合并前列腺肥大或正在使用其他降压药物而血压控制不理想的患者,α受体拮抗剂亦可以应用,同时注意防止直立性低血压等不良反应。对于合并双侧颈动脉狭窄≥70%并有脑缺血症状的患者,降压治疗应慎重,不应过快、过度降低血压,常用药物如下。

(1)利尿剂:主要通过排钠,减少细胞外容量,降低外周血管阻力来降压。以小剂量利尿剂,特别是噻嗪类利尿剂为基础治疗老年性高血压,能够预防脑卒中并减少心血管事件,其作用温和且持续时间长,尤其适合治疗单纯收缩期高血压。但大剂量应用可能对代谢产生不良影响,小剂量利尿剂可以避免对糖、脂肪和电解质代谢产生影响。噻嗪类利尿剂长期使用可通过降压作用改善动脉的扩张,吲达帕胺则兼有利尿及血管扩张作用。

(2)β受体拮抗剂：通过抑制中枢和周围的肾素-血管紧张素系统及血流动力学自动调节机制来降压。对老年性高血压患者的疗效较年轻患者差,但对于合并冠心病、心绞痛、心肌梗死、心力衰竭甚至糖尿病的患者仍可作为首选,尤其是心肌梗死的二级预防,可防止猝死与再梗死。一至三度房室传导阻滞、病态窦房结综合征、急性心力衰竭和支气管哮喘患者禁用,外周血管疾病患者慎用高度选择性β受体拮抗剂。老年患者在使用β受体拮抗剂时应特别注意β受体拮抗剂的心率减慢和负性肌力作用。

(3)钙拮抗剂：通过阻断血管平滑肌细胞钙通道来降低周围血管阻力而降压,不会引起血糖、血脂代谢紊乱,对老年性高血压患者有效,可作为一线降压药物。与其他降压药物相比,钙拮抗剂能更好地预防脑卒中,高钠摄入时不影响降压疗效,适用于合并外周血管疾病的患者,同时具有抗动脉粥样硬化的作用。

(4)血管紧张素转化酶抑制剂及血管紧张素Ⅱ受体拮抗剂：血管紧张素转化酶抑制剂可扩张血管、降低周围血管阻力。血管紧张素转化酶抑制剂主要用于合并糖尿病、心脏功能不全、心肌梗死、肾脏损害有蛋白尿的患者。由于可引起干咳,因此患者对其耐受性较血管紧张素Ⅱ受体拮抗剂差,双侧肾动脉狭窄者禁用。血管紧张素Ⅱ受体拮抗剂作用效果与血管紧张素转化酶抑制剂相近,不良反应少,极少发生咳嗽。

(5)α受体拮抗剂：可通过降低周围血管阻力,显著降低收缩压和舒张压,适用老年性高血压合并血脂异常和糖耐量异常患者,尤其是合并前列腺肥大时。其不良反应较多,主要为直立性低血压,尤其老年人更易发生,不适合作为治疗老年性高血压的一线药物。

二、居家照护

(一)家庭血压监测

家庭血压监测主要用于监测一般老年性高血压患者的血压变化,识别白大衣性高血压(又称单纯性诊所高血压,即老年人见到医护人员因紧张而引起的高血压),鉴别难治性高血压,评价降压疗效,预测心血管风险及评估预后等。家庭血压监测还有助于增强老年人的参与意识,改善老年人的治疗依从性。家庭血压监测值一般低于诊室血压测量值,高血压的诊断标准为≥135/85mmHg,与诊室血压140/90mmHg相对应。

(1)家庭血压监测需使用经过验证的上臂式全自动或半自动电子血压计。

(2)每天早晨和晚上测量血压,每次测2~3次,取平均值。血压控制平稳者,可每周选择1天测血压。对于初诊为高血压或血压不稳定的患者,建议连续7天测量血压,每天早晚各1次,每次测量2~3次,取后6天血压平均值作为参考值。

(3)应详细记录每次测量血压的时间及所有血压读数,而不是只记录平均值,应尽可能向医生提供完整的血压记录。

(4)对于高度焦虑者,不建议自测血压。

（二）日常饮食

1. 饮食要求

（1）饮食宜清淡，食盐限入量为每天6g。

（2）食用油以植物油为主，少吃猪油、肥肉及蛋黄，以防止高脂血症。

（3）少吃高热量食物，如糖类和脂肪类，防止肥胖。

（4）适当多吃鱼类、鸡鸭等禽肉，少食猪肉、鸡蛋。

（5）多吃含钾量高的食物，如油菜、菠菜、木耳、香菇和高钙牛奶。

（6）多吃蔬菜，特别是膳食纤维丰富的蔬菜。

2. 每日饮食安排　饮食安排应少量多餐，避免过饱，宜吃低热量的食物，总热量宜控制在每天8.36MJ左右；每天主食150～250g，动物性蛋白和植物性蛋白各占50%左右。

晚餐应少而清淡，过量进食油腻食物可引发中风。食用油应富含维生素E和亚油酸。不吃甜食。多吃膳食纤维含量丰富的食物，如笋、青菜、大白菜、冬瓜、番茄、茄子、豆芽、海蜇、海带、洋葱等，以及适量的鱼、虾、禽肉、脱脂奶粉、蛋清等。

不伴有肾病或痛风的高血压者，可多吃大豆、花生、黑木耳或白木耳及适量水果。

每人每天摄盐量应严格控制在6g以内，包括烹调用酱油中所含的"盐"。咸（酱）菜、腐乳、咸肉（蛋）、腌制品、蛤贝类、虾米、皮蛋、空心菜等含钠较高，应尽量少吃或不吃。

3. 饮食禁忌

（1）忌过量进食肥肉。由于肥肉含动物性脂肪特别丰富，可达90.8%，多吃肥肉易使人体脂肪蓄积，身体肥胖，血脂升高，以致动脉硬化，所以，长期血压偏高者忌过量进食肥肉。

（2）忌食高胆固醇食物。如蛋黄、动物内脏、鱼子、虾、蟹黄、墨鱼、牛髓等，都属于高脂肪、高胆固醇食品。患有高血压、高脂血症或动脉硬化症的老年人，切忌多食。

（3）忌食盐过量。食盐过多是引起高血压的重要原因。食盐量与血压有直接关系。因此，长期血压偏高者切忌食盐过量。

（4）忌饮酒过量。酒精可以引起心肌脂肪的沉积，使心脏增大，引起高血压和冠心病。因此，长期血压偏高者切勿酗酒。

（三）控制体重

超重老年人可通过适当降低体重来降低血压，注意减重速度应因人而异，通常以每周减重0.5～1.0kg为宜。

（四）建立良好的生活方式

建立良好的生活方式不仅可以改正不利于身体和心理健康的行为和习惯，预防或延迟高血压的发生，还可以降低血压，增强降压药物的疗效，从而降低患心血管疾病的风险,由于老年人睡眠浅、易惊醒,故应保证室内环境安静与舒适,避免周边环境的嘈杂,给老年人营造一个健康舒适的睡眠环境。指导老年人注意根据天气变化增减衣物。由于老年人的血压波动比较大,早上8~9点是第一波高峰期,因此建议老年人起床动作应缓慢,避免因动作过大过快导致血压骤然升高。

(五)运动

老年人适量运动可以帮助减少降压药物的使用量,避免药物不良反应,稳定血压,增强心肺系统功能,缓解心理压力。运动开始两周后血压会有所下降,一旦停止运动,血压又会恢复到原来水平。由于运动只是高血压治疗的辅助方法,特别是2级以上高血压患者,不应随意撤除药物治疗。运动中应控制心率不超过120次/分,运动强度以停止活动后心率在3~5分钟内恢复正常为宜。

(六)用药

不同老年人的降压目标有差异,降压过程宜循序渐进,逐步使血压达标,避免过快降压。

1. 预防首次用药后的症状　老年人第一次使用某种降压药物(如哌唑嗪)时,可能会出现心慌等不良反应,甚至感到服药后症状加重。因此,刚开始服降压药物时剂量宜小,防止低血压综合征。

2. 逐渐加量　根据降压效果调节剂量,缓慢降压,以达到最合适的剂量。

3. 勿擅自停药　有些老年人服用降压药物后血压恢复正常,便擅自停药,导致血压回升,且伴有出汗、头痛、失眠、易激动等症状。

4. 入睡前不宜服用降压药物　入睡后机体新陈代谢减慢,血压相应降低,如在睡前服用降压药物,2小时后药物浓度达到高峰,可导致血压大幅度下降,血流量进一步减少,血液中的某些凝血物质极易黏附在血管内膜上,聚集成凝块,易引发缺血性脑卒中、心绞痛及心肌梗死等疾病。

5. 体位改变需缓慢　使用某些降压药物可引起直立性低血压,从坐位或卧位起立时动作应尽量缓慢,特别是夜间起床小便时更应注意,以免血压骤降引起晕厥而发生意外。

(七)其他

吸烟和长期大量饮酒是心血管病的重要危险因素,应建议并督促老年人戒烟和控制饮酒量。长期、过度的心理反应,尤其是负性的心理反应会明显增加心血管事件的发生风险,应采取各种措施帮助老年人缓解精神压力,必要时建议寻求专业心理辅导或治疗。

第七节 冠心病的居家医疗护理

一、疾病概述

(一) 定义

冠状动脉粥样硬化性心脏病(coronary atherosclerotic heart disease,CHD)指冠状动脉粥样硬化,使血管腔狭窄或阻塞,和/或因冠状动脉功能性改变(痉挛)导致心肌缺血缺氧或坏死而引起的心脏病,简称冠心病。

(二) 分型

世界卫生组织(WHO)曾将冠心病分为 5 型,近年来趋于将本病分为急性冠脉综合征和慢性冠脉病(或称慢性缺血综合征)两大类。急性冠脉综合征包括不稳定型心绞痛、非 ST 段抬高性心肌梗死和 ST 段抬高性心肌梗死。慢性冠脉病包括稳定型心绞痛、无症状性心肌缺血和缺血性心力衰竭(缺血性心肌病)。

(三) 危险因素

冠心病的病因尚未明确,目前认为由多种危险因素作用于不同环节引起。主要的危险因素有:

1. 年龄与性别　多见于 40 岁以上的中老年人,但近年来发病年龄有年轻化趋势,女性绝经期前发病率低于男性,绝经期后与男性相似。

2. 高血压　高血压患者患冠心病的风险较血压正常者高 3~4 倍,冠心病患者中 60%~70% 有高血压。

3. 血脂异常　总胆固醇(TC)、甘油三酯(TG)、低密度脂蛋白(LDL)、极低密度脂蛋白(VLDL)、载脂蛋白 B(Apo B)、脂蛋白增高,高密度脂蛋白(HDL)、载脂蛋白 A(Apo A)降低是冠心病重要的危险因素。

4. 吸烟　吸烟可增加冠心病的发病率和病死率,且与每日吸烟支数呈正比。

5. 糖代谢异常　糖尿病患者的冠心病发病率较无糖尿病患者高 2~4 倍。

6. 其他危险因素　①缺少运动;②心理压力大;③高热量、高动物性脂肪、高胆固醇、高糖和高盐饮食;④超重或肥胖;⑤A 型性格;⑥有遗传病史。

(四) 临床表现

1. 心绞痛

(1) 临床分型:临床上习惯将心绞痛分为慢性稳定型心绞痛、不稳定型心绞痛和变异型心绞痛。

(2)临床症状。

1)疼痛部位不典型：典型心绞痛位于胸骨中段后方及心前区，约手掌大小范围，可向左肩背部、左臂内侧放射。老年人的心绞痛则可发生在下颌部到上腹部的任何非典型部位，但每次发作多固定在某一部位，由相同原因反复诱发。其中非典型的疼痛表现包括牙痛、颈部与咽喉部疼痛或紧缩感、上肢酸胀疼痛、腹痛和背部心绞痛等，容易误诊，老年人出现疼痛部位不典型的情况较多见。

2)疼痛性质不典型，程度较轻：典型的心绞痛为压榨、紧束或窒息感，偶伴濒死的恐惧感觉。老年人多合并较多的基础疾病及退行性病变，神经痛的敏感性降低，心脏储备功能较差，对长期慢性缺血的适应可使其对疼痛的感受不明显。多表现为非典型的疼痛，有的表现出类似关节炎的肩背部酸胀隐痛，类似咽炎的咽喉部不适、紧缩感，类似溃疡的夜间腹部不适、呃逆、胃灼热、出汗等。有的仅表现为胸部不适、呼吸困难、气急、憋闷、软弱无力或疲惫。发作性胸痛的出现频率相对较低。部分老年人可出现无症状性心肌缺血。对于老年人反复出现的一过性非疼痛症状均应考虑冠心病的可能，并仔细观察发作时心电图表现及对硝酸甘油的反应。

3)疼痛持续时间多固定：症状出现后多持续3~10分钟，数秒或数小时均少见。

4)体征少：心绞痛发作通常体征较少，有时可见心率增快、血压升高、皮肤发冷或出汗，可有一过性奔马律、心尖收缩期杂音和肺部啰音等。但有些患者可出现心率减慢、血压下降，在症状缓解后消失。

2. 心肌梗死

(1)梗死先兆。先兆症状多发生在梗死前1周，占60%以上，发病前1~3周出现先兆症状的约占30%，于发病前3~4周出现的情况较少。常见的先兆症状有：

1)心绞痛发作频繁、加剧：约20%患者以典型心绞痛症状作为心肌梗死的先兆症状。多为不稳定型心绞痛的表现，以新发心绞痛或原有心绞痛加重多见。其特点是发作频率增加、持续时间延长、放射到新的部位、发作诱因不明显或诱因改变、硝酸甘油效果差等。

2)胸部症状：如胸闷、气短、心前区隐痛，胸部烧灼感、紧缩或压迫感，不明诱因的呼吸困难等。

3)消化道症状：食欲缺乏、恶心、呕吐、上腹痛、呃逆等。

4)其他症状：牙痛、咽痛，下颌部、颈部、肩背部隐痛或不适，疲乏无力、心悸、意识障碍等。

(2)临床症状。

1)胸痛：在80岁以下老年患者中，胸痛往往是出现最早和最为突出的症状。这种疼痛与心绞痛相比，性质更剧烈、持续时间更长、部位更广泛，休息及使用硝酸甘油均不能缓解。随着年龄的增加，疼痛的发生率逐渐降低，严重程度也随着增龄而减轻，持续时间也减短。

2）心力衰竭与心源性休克：老年人心脏功能逐渐退化，心肌收缩力减弱，心室顺应性降低，心排血量减少。老年人冠心病病程一般较长，心脏储备功能差，多合并多支血管病变，因此老年急性心肌梗死患者发生心力衰竭与心源性休克较年轻患者多见。突然发作的急性左侧心力衰竭一般为最初表现，患者可同时表现呼吸困难、哮鸣或咳粉红色泡沫痰、出汗。严重心力衰竭造成左心室排血严重障碍，即表现为心源性休克。

3）呼吸困难：当患者原有轻度心力衰竭时，心力衰竭症状的加重可能是心肌梗死的唯一表现。心力衰竭患者如反复出现呼吸困难或夜间咳嗽，提示无痛性心肌梗死。

4）其他症状：包括消化系统症状，如上腹痛、恶心、呕吐及消化不良多见于下后壁心肌梗死。老年患者伴有脑动脉粥样硬化病变时，一旦出现重要脏器供血不足，可首先表现为脑缺血，严重者可出现意识丧失。另外，还可表现为猝死、脑血管意外、低血压、神经精神症状等。

(3) 体征。

1）心脏体征：消瘦患者在前壁广泛心肌梗死的初期，在胸骨左缘叩击可有收缩期膨出搏动。长期高血压患者可有搏动弥散。心率变化较大，心动过速、心动过缓均可出现。还可出现各种类型的心律失常，以室性心律失常较多见，尤其是室性期前收缩。心尖区第一心音减弱，可出现第四心音（心房性）奔马律，少数有第三心音（心室性）奔马律。心尖部或胸骨左缘3～4肋间常可听见一过性、突然变化的收缩期杂音。老年患者在心底部听见收缩期杂音，应注意有无主动脉瓣狭窄存在。在第2～3日可出现心包摩擦音，为反应性纤维性心包炎所致。

2）心外体征：啰音提示心肌梗死后合并左侧心力衰竭，严重左侧心力衰竭时可出现哮鸣音。咳粉红色泡沫痰提示合并肺水肿。严重左侧心力衰竭时可出现交替脉。出现异常颈静脉怒张和异常搏动时应注意有无右心室梗死、右心室乳头肌缺血坏死引起的三尖瓣关闭不全、心脏破裂和心包压塞的发生。可出现上腹压痛及呃逆，右侧心力衰竭时可出现肝大或肝颈静脉回流征阳性。

3. 老年患者特点

(1) 一般病史较长，病变累及多支血管，常有陈旧性心肌梗死，且可伴有不同程度的心功能不全。

(2) 可表现为慢性稳定型心绞痛，也可以急性冠脉综合征为首发症状。老年人不典型心绞痛比中年人多见（典型症状者只占20%～40%），且无症状性心肌缺血也比中年人多见。

(3) 急性心肌梗死发生后并发症多、病情严重，极易发生严重心律失常、心源性休克等，死亡率高。

(4) 老年患者常伴有高血压、糖尿病、慢性阻塞性肺疾病等慢性病，多存在器官退行性病变。

(五)临床检查

1. 心电图检查　心电图是诊断心绞痛和心肌梗死常用且及时的检查方法之一,典型图形改变者约占60%、不典型图形改变者约占20%、完全不能诊断者约占20%。

(1)心绞痛:大多数患者表现为ST段降低(≥0.1mV)、T波倒置或原来倒置的T波直立。

(2)心肌梗死:ST段抬高呈弓背向上型,表现为宽而深的Q波(病理性Q波)、T波倒置。部分老年患者无病理性Q波。

2. 血清心肌坏死标志物检测

(1)肌红蛋白:起病后2小时内升高,12小时左右达到高峰,24~48小时恢复正常。

(2)肌钙蛋白I(cTnI)或T(cTnT):起病3~4小时升高,cTnI于11~24小时达到高峰,7~10天降至正常,cTnT于24~48小时达到高峰,10~14天降至正常。此为诊断心肌梗死的敏感指标。

(3)肌酸激酶同工酶(CK-MB):在起病后4小时内升高,16~24小时达到高峰,3~4天降至正常,其升高的程度能较准确地反映梗死的范围,高峰出现时间是否提前有助于判断溶栓治疗是否成功,对诊断心肌梗死有高度特异性和敏感性。

(4)其他:肌酸激酶峰值低、出现迟,起病后25~48小时才出现,持续时间长达144小时;谷草转氨酶(AST)峰值出现迟,起病后49~72小时达到峰值,持续时间长达196小时;老年人中乳酸脱氢酶(LDH)峰值的出现时间比中青年人晚2天,起病后73~96小时达到峰值。

(六)临床治疗

1. 心绞痛

(1)明确和治疗诱因:一些可刺激交感神经的药物或某些疾病(如甲亢、贫血、发热、心动过速、心力衰竭等)可以诱发或加重心绞痛,应该及时治疗。戒烟是一个非常重要的措施,因为吸烟不仅会促进动脉粥样硬化的进展,还可使冠状动脉张力增加,引起心肌需氧量增加和冠状动脉血流减少,从而导致急性心肌缺血,诱发或加重心绞痛。

1)控制危险因素:心绞痛的危险因素(如高脂血症、高血压、糖尿病、雌激素缺乏、吸烟等)可以引起内皮功能障碍,导致血管收缩、血管内血栓形成,促进疾病的发生和发展,消除危险因素可以改善内皮功能。

2)改变生活方式:向患者做好疾病知识的普及,让患者了解疾病的性质,正确对待疾病。合理安排工作和生活,尽量避免各种诱因,养成良好的饮食生活习惯,如保持合理的饮食结构、劳逸结合、保持良好心态、进行适当的体育锻炼等。

(2)药物治疗。

1)抗心绞痛的药物:常用的有硝酸酯类药物、β受体拮抗剂、钙通道阻滞剂及其他药物(如曲美他嗪、尼可地尔等),它们通过降低心肌耗氧量和/或增加缺血区血液供应,改善心绞痛症状和体征。各药物可以单独应用,也可以联用,应根据患者的具体病情,采取个体化的原则选择药物。①硝酸酯类药物:短效的硝酸甘油可用于急性症状的缓解和预防,应指导患者正确使用硝酸甘油,注意避免硝酸酯类药物发生耐药。②β受体拮抗剂:观察β受体拮抗剂的效果,逐渐增加剂量到最大剂量,确保24小时预防心肌缺血。如果单用β受体拮抗剂效果不佳,可尝试单用硝酸酯类药物或钙通道阻滞剂,或者联用二氢吡啶类钙通道阻滞剂。β受体拮抗剂与二氢吡啶类钙通道阻滞剂联用可以减少其引起的心动过速等不良反应,但在老年患者中,β受体拮抗剂与二氢吡啶类钙通道阻滞剂联用可引起传导阻滞和心肌收缩功能下降,要特别谨慎。③钙通道阻滞剂:如果钙通道阻滞剂单用或联合治疗效果不满意,可用长效的硝酸酯类药物替换钙通道阻滞剂。④曲美他嗪:通过抑制脂肪酸氧化,改善心肌能量代谢,改善心肌缺血和左心功能,可以和β受体拮抗剂等药物联用。⑤尼可地尔:是一种具有类似硝酸酯类药物作用的钾通道阻滞剂,能发挥抗心绞痛的作用。

2)改善预后的药物:常用的药物有抗血小板和抗凝药物、血管紧张素转换酶抑制剂、β受体拮抗剂、钙通道阻滞剂、调脂药物等。

药物治疗方式包括:①没有禁忌证的患者可服用小剂量的阿司匹林。禁忌证包括出血、阿司匹林过敏或以前有阿司匹林抵抗,稳定型心绞痛患者由于过敏等原因不能耐受阿司匹林时,可用氯吡格雷替代。②陈旧性心肌梗死伴有心力衰竭患者可接受β受体拮抗剂治疗。③有血管紧张素转化酶抑制剂应用指征的患者接受血管紧张素转化酶抑制剂治疗,血管紧张素转化酶抑制剂应用指征包括合并高血压、心力衰竭、左心室收缩功能不全、心肌梗死后心功能不全以及糖尿病。④已证明存在冠心病的高危患者,可以考虑应用大剂量的他汀类药物治疗。

(3)冠状动脉血运重建术:包括经皮冠脉介入治疗(PCI)和冠状动脉旁路移植术(CABG)。

2. 心肌梗死

(1)一般处理和对症支持治疗。

1)休息:急性期绝对卧床休息,保持环境安静,解除焦虑,防止不良刺激。

2)心电监护和血流动力学监测:一般应监护48~72小时,对血流动力学不稳定者,具有心律失常、持续或间歇性心肌缺血者,或进行溶栓和经皮腔内冠状动脉成形术(PTCA)治疗的患者,心电监护不应少于72小时。除颤仪应随时处于备用状态。对于严重泵衰竭者,还应监测肺毛细血管压和中心静脉压等。密切观察心率、血压和心功能的变化,随时调整治疗措施。

3)吸氧:老年患者的急性心肌梗死早期即使没有左侧心力衰竭或肺疾病,也常有不同程度的动脉低氧血症,吸氧有利于改善心肌供氧情况。通常在发病早期用鼻导管或面罩给氧，流量为2~4L/min。合并严重充血性心力衰竭、肺水肿或其他严重并发症，单纯鼻导管给氧不能纠正动脉低氧血症时，应尽早进行气管插管机械通气。

4）建立静脉输液通道：保证给药途径通畅，以便及时应用血管活性药物或抗心律失常药物。同时每日应适当补充液体，保持水、电解质平衡。但同时要注意老年患者发生急性心肌梗死后心功能较一般成人差，输入过多液体易诱发心力衰竭。应严格监测24小时出入液量，以便评估病情。

5）疼痛的缓解：可首先含服硝酸甘油，随后静脉滴注硝酸甘油，以改善心肌供血。不能缓解时需用强镇痛剂，如可待因、吗啡、哌替啶等，吗啡有抑制呼吸、加重动脉低氧血症的风险，对于已有脑动脉硬化和呼吸道疾病的患者要慎用。同时还可以给予适量镇静药物辅助治疗。

（2）药物治疗。

1）溶栓药物：目前认为，高龄并不是溶栓治疗的禁忌证，关键在于是否存在除高龄之外的导致脑出血的危险因素，应进行效果－风险分析。

适应证：发病少于6小时，含服或静脉滴注硝酸甘油后，胸痛持续超过30分钟不缓解，心电图显示至少有两个相邻肢体导联ST段抬高≥0.1mV（胸前导联≥0.2mV），或发病虽然超过6小时（6~18小时），但胸痛持续不缓解，ST段持续抬高。一般情况良好且没有溶栓禁忌证。

禁忌证：既往发生过出血性脑卒中，1年内发生过缺血性脑卒中或脑外伤、颅内肿瘤，近期有活动性内出血、活动性胃肠道溃疡、咯血、未排除的主动脉夹层，入院前使用了治疗剂量的抗凝药物或已知有出血倾向。近期有外伤史、手术史，或进行了10分钟以上的心肺复苏术。

溶栓治疗前应控制好血压，溶栓剂首选尿激酶（UK）或链激酶（SK），依体重调整剂量，往往能减少脑出血的发生。早期溶栓获益大，晚期溶栓疗效较差。

2）抗凝及抗血小板药物：在无禁忌证的患者中，发病早期即开始服用阿司匹林，最初3日服用300~325mg/d，以后可减至100mg/d，维持量为75mg/d。要观察患者胃肠道反应及出血等不良反应。对于阿司匹林过敏或不能耐受者，可用氯吡格雷替换。如果不准备行早期PCI，应该联合应用阿司匹林和氯吡格雷治疗9~12个月。

3）硝酸酯类药物：早期应用硝酸甘油静脉滴注，可降低急性心肌梗死病死率，但低血压者不宜使用。

4）β受体拮抗剂：早期应用β受体拮抗剂能降低老年急性心肌梗死患者的死亡率，因而成为急性心肌梗死的标准疗法。对于心率低于60次/分、收缩压低于100mmHg、心源性休克、房室传导阻滞、肺源性心脏病、哮喘、中度左心功能衰竭患者禁用。对于下壁梗死的老年患者，容易出现传导阻滞，不宜早期使用。前壁梗死伴有轻度心力衰竭或中度左室射血分数减低者使用，可获得良好的近远期效果。

5)钙通道阻滞剂:急性梗死早期应用钙通道阻滞剂的效果还在观察中,对急性期或恢复期患者给予钙通道阻滞剂并不能降低死亡率。但是对于那些对β受体拮抗剂无效的高血压或心肌梗死后心绞痛患者,或有呼吸系统疾病的患者可能是有益的。

6)血管紧张素转换酶抑制剂:在起病早期应用,从低剂量开始。血管紧张素转化酶抑制剂可促进心室重构,防止左室容积扩大,同时可使冠状动脉扩张并改善侧支循环,从而增加缺血区心肌血流量,减少心力衰竭的发生,降低病死率。对没有严重禁忌证的患者均应早期使用,禁忌证包括:低血压、双侧肾动脉狭窄、肾衰竭等。

(3)心脏介入疗法和外科手术措施:老年患者由于溶栓禁忌证多,较成年人更适合行介入疗法,老年患者介入治疗的最佳途径是经桡动脉途径,可减少其卧床的时间,包括经皮冠状动脉血管腔内成形术和冠状动脉旁路移植术。

(4)其他辅助治疗措施:①营养支持,使用改善心肌代谢的药物;②临时起搏器的应用。

二、居家照护

老年冠心病患者居家照护的目标是减少危险因素,需从饮食、运动、精神等多方面进行管理。

1. 饮食 老年冠心病患者饮食原则为"四少三多",即少吃糖、盐、脂肪、淀粉,多吃蔬菜、水果和蛋白质。控制摄入量,少吃多餐,不宜过饱,且不暴饮暴食,每天食盐的摄入量应限制在6g之内。味精的钠含量是食盐的80%左右,故应尽量避免食用。

由于动物内脏、蟹黄、肥肉等胆固醇含量高,也应尽量避免食用。植物性脂肪不含胆固醇,有改善血脂的作用,故烹饪时尽量选择植物油,用量控制在每天25g以内。鱼类含胆固醇较少,且鱼油中含有丰富的不饱和脂肪酸,有防止血管粥样硬化的作用,可酌情食用。

2. 保暖 寒冷季节时冠心病发病率会增加,持续低温、阴雨和大风天气也可使老年人容易发病。寒冷刺激,特别是迎风疾走,易使交感神经兴奋,使心率加快、血压升高,可诱发冠状动脉痉挛,也可导致急性心肌梗死。因此,寒冷季节时,老年冠心病患者应注意保暖,出门时最好戴口罩,以防冷空气刺激。避免迎风疾走。接种流感疫苗,减少冬季感冒。

3. 洗澡 老年冠心病患者洗澡应注意选择时间,饭后人体血液集中于胃肠道,此时洗澡可加剧心脏缺血,应选择饭后2小时或饭前1小时左右洗澡。洗澡前可喝杯温开水,以补充全身血容量。洗澡水温度不可过高,以37℃为宜,因水温过高可导致全身皮肤血管扩张,血液集中分布于皮肤表面,易出现心血管缺血现象。洗澡时应有照护人员陪同或帮助,动作应舒缓,避免体力消耗过大,且时间不宜长。洗澡后应缓慢站立,休息3分钟左右,以恢复体力。

4. 防止便秘 排便用力过大可导致腹压上升、血压升高、心率加快,增加心脏负荷，使心肌耗氧量增加，易诱发心绞痛或心肌梗死。故应采取多种措施预防便秘：①养成每天定时排便的习惯；②平衡膳食，多吃富含膳食纤维的蔬菜和水果，如芹菜、韭菜、苹果等；③多喝水、多运动，进行自我按摩；④便秘者可使用润肠药、番泻叶或开塞露，药物应在医生的指导下使用。

5. 运动　应从低强度运动开始，逐渐增加运动量。其中，步行是最方便的运动方式，尽量避免奔跑、跳跃等（有引起直立性低血压的可能）。气温高、湿度高时应暂停运动。心绞痛发作时，应立即停止所有活动，采取舒适体位休息。有条件者及时给予氧气吸入。

6. 保持心情舒畅　心情舒畅是维持身心健康的保证，生气或紧张可使交感神经高度兴奋，引起收缩压上升、心肌氧耗量增加，对于原有冠心病的患者可突然诱发心绞痛。因此，老年冠心病患者应尽量避免情绪激动、精神紧张，在日常生活中尽量保持情绪稳定。

7. 药物治疗

（1）硝酸酯类：硝酸酯类药物可扩张冠状动脉、增加心脏血流量，使心绞痛在几分钟之内得到缓解，是老年冠心病患者的常备药。由于老年冠心病患者常有口干现象，使用此类药物前应先用水湿润口腔，再将药物嚼碎置于舌下，以利于药物快速生效，有条件者可使用硝酸甘油喷雾剂，以喷雾形式给药。首次使用硝酸酯类药物时宜采取平卧位，以防止因减压反射导致的血容量降低。

（2）其他药物：应遵循剂量个体化的原则，从小剂量开始，逐渐加量，使心率维持在55次/分以上。老年冠心病患者发生药物不良反应概率较高，服用药物后应密切观察，如出现异常反应需及时减量或停药，并报告医生。

（3）酒精：有扩张血管的作用，老年冠心病患者可少量饮用低浓度酒，但应杜绝大量饮用烈性酒。可适量饮茶，但不可饮浓茶及咖啡。

8. 冠心病发作时的现场处置

（1）学会观察，及时报告：老年冠心病患者发生急性心肌梗死时易伴发心力衰竭、心源性休克、致命性心律失常、心脑血管综合征等。病情十分危急，及时发现、及时现场抢救十分重要。

对于老年冠心病患者急性心肌梗死的准确判断较为关键，可根据既往心绞痛史、心肌梗死后的典型临床表现，结合特征性的心电图改变作出诊断。

照护人员照护的老年冠心病患者通常都是确诊后的老年患者，冠心病的发作随时可以出现，对于病情的判断、风险防范都是照护人员需要认真关注的重要问题。

对有冠心病史的老年人，在日常生活中，要注意保持大便通畅，不宜过度增加体力活动，不宜激动，不宜吃得过饱。

老年冠心病患者常合并高脂血症、肥胖、糖尿病等，该类患者饮食中应提高膳食纤维比例，膳食纤维可促进肠蠕动，降低血糖、血脂，预防动脉粥样硬化。合并糖尿病者应严格规范饮食；合并高血压者应低盐饮食，盐摄入量应控制在6g/d以下。

(2)心绞痛发作时的处理:一是观察并维持发病老年患者的生命体征;二是通知家人、拨打120;三是进行现场的必要急救处理。急救处理主要包括:及时给予发病老年患者舌下含服硝酸甘油片0.6mg,一般1~2分钟见效,作用持续30分钟。如在给药后5分钟左右胸痛未见减轻,应再次给予老年患者舌下含服硝酸甘油。立即让老年患者卧床休息,立即停止正在进行的其他活动。给老年患者解开领扣,松开裤带。如有给氧条件,应该立即给氧。这些措施可以有效地预防急性心肌梗死和猝死,改善预后,减轻心绞痛症状和心肌缺血程度,提高患者生活质量。特别要强调的是不要随意搬动老年患者。

(3)急性心肌梗死发作时的处理:急性心肌梗死多因冠状动脉分支的一支或多支痉挛使血管腔狭窄,或因血栓形成而阻塞血管腔造成局部心肌供血中断,出现心肌严重缺血、缺氧而造成心肌广泛坏死。

急性心肌梗死发作后,照护人员除按照上述处置心绞痛发作的要求进行处理外,还要特别注意以下几点:一是让老年患者就地平卧休息。在任何情况下,只要怀疑急性心肌梗死发作,必须停止一切活动,就地平卧休息。二是保持冷静。急性心肌梗死发作的最初几个小时是最危险的时期,绝对不能搬动患者、背或搀扶老年患者强行去医院。这时要让老年患者保持镇定,家人亦不要惊慌失措,让老年人慢慢躺下休息,尽量减少其不必要的体位变动。三是含服硝酸甘油。立即舌下含服硝酸甘油1片,若5分钟左右胸痛不缓解,可再次含服。有条件者给予吸氧。同时立即拨打120急救电话。四是控制休克。如果老年患者出现面色苍白、手足湿冷、心跳加快等,或者昏迷、心脏突然停止跳动,照护人员切不可将其抱起晃动,而应立即采用叩击心前区使心脏复跳的急救措施。

如果照护的是一位刚急救后的老年患者,在急救后的前4周,患者的大小便都要在床上进行,即便患者觉得情况有所好转,也不能让其下床,此时的绝对卧床休息对患者健康的恢复与安全十分重要。

老年患者急性心肌梗死的一般治疗措施与成年人相似,重要的治疗措施是减少心肌耗氧量、保护受损心肌、缩小梗死范围,及时处理严重心律失常等各种并发症,防止猝死。

第八节 糖尿病的居家医疗护理

一、疾病概述

(一)定义

老年糖尿病指年龄在65岁以上的老年人,由于体内胰岛素分泌不足或胰岛素作用障碍,引起糖类、蛋白质、脂肪、水与电解质等代谢紊乱的代谢性疾病,临床以慢性高血糖为主要特征。长期糖类、蛋白质和脂肪等的代谢紊乱可引起多系统损害，导致心血管、肾脏、神经及眼等的慢性进行性病变、功能减退及衰竭，病情严重时可发生严重急性代谢紊乱，如糖尿病酮症酸中毒、高血糖高渗状态等。

（二）分型

目前我国采用 WHO（1999 年）的糖尿病病因学分型体系，将糖尿病分为四型：1 型糖尿病、2 型糖尿病、妊娠糖尿病和其他特殊类型糖尿病。老年人常见糖尿病为：①1 型糖尿病（胰岛素依赖性糖尿病，T1DM），机体缺乏胰岛素分泌能力，需要每天注射胰岛素，目前病因尚不清楚；②2 型糖尿病（非胰岛素依赖性糖尿病，T2DM），占糖尿病患者总数的 90% 以上，是由多个遗传基因和多种不良生活习惯相互作用引起的胰岛素分泌不足和/或胰岛素抵抗导致的，因此可通过改变生活行为进行预防和改善。

（三）危险因素

糖尿病的病因极为复杂，至今未完全阐明。目前认为遗传因素与环境因素共同参与其发病过程。2 型糖尿病主要危险因素有：①遗传，有 2 型糖尿病亲属的人群患病率比没有 2 型糖尿病亲属的人群患病率高 4~8 倍；②超重或肥胖，尤其是腹型肥胖，更容易引起胰岛素抵抗及代谢紊乱，被认为是代谢综合征的基础病变；③膳食因素，高能量饮食是明确的 2 型糖尿病的重要饮食危险因素；④体力活动不足；⑤高血压；⑥生物和化学因素，病毒感染也是 2 型糖尿病的重要危险因素，已知与 2 型糖尿病相关的病毒有柯萨奇 B4 病毒、腮腺炎病毒、风疹病毒等；⑦老年人常用的药物，如利尿剂、雌激素、糖皮质激素和奥氮平等，可以改变糖类的代谢，升高血糖；⑧其他危险因素，如高龄、长期精神紧张、出生及 1 岁时低体重等与糖类代谢有关。

（四）临床表现

糖尿病的典型临床表现为"三多一少"，即多尿、多饮、多食和体重减轻，但 2 型糖尿病患者症状往往不典型，部分患者无任何症状，仅于健康检查或因其他疾病就诊时发现血糖升高。糖尿病病程迁延，常可发生慢性并发症，包括大血管病变（如冠心病、脑卒中等）、微血管病变（如糖尿病肾病、糖尿病视网膜病变等）、眼部病变（如白内障、青光眼等）、神经病变和糖尿病足。此外，还可发生各种感染，尤其是皮肤感染。部分患者可发生急性并发症，表现为糖尿病酮症酸中毒或高血糖高渗状态。

老年糖尿病患者呈现以下特征：①起病隐匿且症状不典型，仅有 1/4 或 1/5 的老年糖尿病患者出现"三多一少"症状，有的患者症状很轻，甚至完全没有症状；②慢性并发症多且严重，多数患者是在体检或治疗其他疾病时发现患有糖尿病，诊断和治疗常被延误，致使有些患者常常在诊断糖尿病之前就已发生多种并发症，尤其以心血管并发症多见，使高血压和脑血管病患病率明显升高，常并发视网膜病变、糖尿病肾病；③急性并发症死亡率高，由于老年人代偿功能低下，渴觉中枢不敏感，当血糖升高，尤其是感染发热或应用多种利尿剂、糖皮质激素及静脉高营养剂时，不能及时补充丢失的水分，往往导致糖尿病非酮症高渗性昏迷等。

(五)临床治疗

1. 口服降糖药物　患者有典型症状或严重高血糖，控制饮食和改变生活方式很难使血糖控制良好时，应及时采用药物治疗。

(1)双胍类：目前主要应用的是盐酸二甲双胍。推荐盐酸二甲双胍作为超重和肥胖类2型糖尿病患者的一线用药。

1)适应证。①2型糖尿病，尤其无明显消瘦患者以及伴血脂异常、高血压或高胰岛素血症患者，可作一线药物单用或联合应用其他药物。②1型糖尿病，与胰岛素联合应用。

2)禁忌证。①肾功能不全或肾小球滤过率＜60mL/(min·1.73m^2)]。②肝功能减退。③严重感染。④缺氧、外伤、大手术等。⑤其他：营养不良、酗酒、对药物过敏或有严重不良反应者等。

3)不良反应。①胃肠道反应，进餐时服药、从小剂量开始逐渐增加剂量，可减少胃肠道反应。②皮肤过敏反应。③乳酸性酸中毒：为最严重的不良反应，苯乙双胍用量较大、肝肾心肺功能不良及缺氧时易发生。盐酸二甲双胍极少引起乳酸性酸中毒，但需注意严格按照推荐用法。

4)药物应用。盐酸二甲双胍：500～1500mg/d，分2～3次口服，最大剂量不超过2000mg/d。老年患者应用时适当减少剂量并监测肾功能。准备做静脉注射碘造影剂检查的患者应暂停服用双胍类药物24小时。

(2)磺脲类：我国常用磺脲类药物为格列本脲、格列齐特、格列吡嗪、格列喹酮和格列美脲。磺脲类药物使用不当可导致低血糖，特别是在老年患者和肝肾功能不全者中使用时。

1)适应证。新诊断2型糖尿病的非肥胖患者、饮食和运动治疗后血糖控制不理想的患者。磺脲类药物可与其他口服降糖药或胰岛素联合应用。当2型糖尿病晚期β细胞功能衰竭时必须用外源性胰岛素替代治疗。

2)禁忌证。1型糖尿病合并严重并发症，2型糖尿病大手术围术期，全胰腺切除术后，对磺脲类过敏或有严重不良反应者。

3)不良反应。①低血糖反应。最常见，常发生于老年患者、肝肾功能不全或营养不良者。常见诱因为药物剂量过大、体力活动过度、进食不规律、进食量少、饮用含酒精的饮料。半衰期长的药物(如格列本脲)易引起低血糖且持续时间长、不易纠正，急诊处理时应予以足够重视。格列美脲与胰岛素受体结合及离解速度较格列本脲快，较少引起严重低血糖。②体重增加。可能与刺激胰岛素分泌增多有关。③胃肠道反应。上腹不适、食欲缺乏等。④皮肤过敏反应。皮疹、皮肤瘙痒等。⑤心血管系统不良反应。可能导致缺血时反应异常。

药物应用：老年患者宜选用作用温和的格列吡嗪、格列齐特和格列喹酮，慎用格列本脲。不宜同时使用多种磺脲类药物，也不宜与其他促胰岛素分泌剂（如格列奈类）合用。患者依从性差时，建议每日服用一次磺脲类药物。

(3) 格列奈类：非磺脲类的促胰岛素分泌剂，主要通过刺激胰岛素的早时相分泌降低餐后血糖水平。作用快速，可降低 HbA1c。药物需在餐前即刻服用，可单独使用或与其他降糖药物合用（磺脲类除外）。

格列奈类药物降血糖作用快而短，主要用于控制餐后高血糖，较适合用于 2 型糖尿病早期餐后高血糖阶段或以餐后高血糖为主的老年患者。禁忌证与磺脲类药物相同。我国上市的药物有瑞格列奈和那格列奈。

格列奈类药物的常见不良反应是低血糖和体重增加，但低血糖的发生频率和程度较磺脲类药物低和轻。

(4) 噻唑烷二酮类（TZDs）：胰岛素增敏剂，目前我国主要有马来酸罗格列酮和盐酸吡格列酮。

不良反应：①体重增加和水肿，在与胰岛素联合使用时表现更加明显；②使有潜在心力衰竭风险的患者心力衰竭加重；③与胰岛素或促胰岛素分泌剂联合使用时可增加发生低血糖的风险。

禁忌证：纽约心脏病协会心功能分级 Ⅱ 级以上的心力衰竭，活动性肝病或转氨酶水平超过正常上限 2.5 倍，严重骨质疏松和骨折病史。

由于大量证据显示马来酸罗格列酮可增加部分患者心力衰竭、心肌梗死和死亡的风险，因此马来酸罗格列酮及其复方制剂适用对象限定为：①已使用这些药物治疗成功的患者；②使用其他降糖药无法控制血糖的患者。马来酸罗格列酮及其复方制剂在零售药店必须凭医师处方销售。对于未使用过马来酸罗格列酮及其复方制剂的糖尿病患者，只能在无法使用其他降糖药物或使用其他降糖药物无法达到血糖控制目标的情况下，才可考虑使用马来酸罗格列酮及其复方制剂。

(5) α-葡萄糖苷酶抑制剂（AGI）：适用于以糖类为主要食物成分和餐后血糖升高的患者，国内上市的 AGI 主要有阿卡波糖和伏格列波糖。

适应证：空腹血糖正常或轻度升高而餐后血糖明显升高者，可单独用药或与其他降糖药物合用。1 型糖尿病患者在胰岛素治疗基础上加用 AGI 有助于降低餐后血糖水平。

AGI 应与第一口食物同时嚼碎后吞服。食物中应有一定量的糖类。

不良反应：①胃肠道反应，小剂量开始，逐渐加量可减少胃肠道不良反应；②低血糖，与磺脲类或胰岛素合用时可发生，发生后应直接给予葡萄糖口服或静脉注射，进食双糖或淀粉类食物无效。

(6) 二肽基肽酶-Ⅳ（DPP-Ⅳ）抑制剂：目前国内上市的 DPP-Ⅳ 抑制剂主要为西

格列汀和沙格列汀。DPP-Ⅳ抑制剂单独使用不增加低血糖的发生风险,不增加体重。在肾功能不全的患者中使用时应注意减少药物的剂量。

2. GLP-1受体激动剂　通过激动GLP-1受体而发挥降血糖的作用。目前国内上市的GLP-1受体激动剂为艾塞那肽,需皮下注射。GLP-1受体激动剂可以单独使用或与其他口服降糖药物联合使用。GLP-1受体激动剂有显著的降低体重的作用,单独使用无明显导致低血糖发生的风险。GLP-1受体激动剂导致的常见胃肠道反应的程度多为轻至中度,主要见于刚开始治疗时,随治疗时间延长逐渐减轻。

3. 胰岛素治疗　是控制高血糖的重要方法。1型糖尿病患者需依赖胰岛素维持生命和控制血糖。2型糖尿病患者口服或注射降糖药物失效和有禁忌证时,需要使用胰岛素控制高血糖,以减少糖尿病急、慢性并发症发生。

(1)适应证:①1型糖尿病。②酮症酸中毒、高血糖高渗状态和乳酸性酸中毒伴高血糖。③各种严重糖尿病急性或慢性并发症。④糖尿病患者手术。⑤2型糖尿病患者β细胞功能明显减退。⑥某些特殊类型糖尿病。

(2)类型:根据来源和化学结构分为动物胰岛素、人胰岛素和胰岛素类似物。根据作用特点分为超短效胰岛素类似物、短效胰岛素、中效胰岛素、长效胰岛素(包括长效胰岛素类似物)和预混胰岛素。

(3)治疗原则与方法

1)胰岛素起始治疗。1型糖尿病患者需终身替代治疗;2型糖尿病患者在改变生活方式和口服降糖药物联合治疗的基础上若血糖仍未达标,即可开始口服或注射降糖药物联合胰岛素治疗。经最大剂量口服或注射降糖药物治疗若HbA1c仍大于7.0%,应启动胰岛素治疗。当仅使用基础胰岛素治疗时,不必停用促胰岛素分泌剂。基础胰岛素包括中效和长效胰岛素。使用方法:①继续使用降糖药物治疗,联合中效或长效胰岛素睡前注射,起始剂量为每日0.2U/kg。根据患者空腹血糖水平调整胰岛素用量,通常每3~4日调整1次,根据血糖水平每次调整1~4U,直至空腹血糖水平达标。目前国内上市的长效胰岛素类似物主要有甘精胰岛素和地特胰岛素。长效胰岛素类似物提供的基础胰岛素水平较稳定,血糖控制较好,低血糖发生率低,使用方便,尤其适合老年糖尿病患者。②起始治疗直接使用预混胰岛素,但应停用促胰岛素分泌剂。起始胰岛素剂量通常为每日0.4~0.6U/kg,早餐前和晚餐前用量按1:1分配。根据空腹血糖、早餐后血糖和晚餐后血糖水平调整早餐前和晚餐前的胰岛素用量,每3~5日调整1次,每次调整1~4U,直到血糖水平达标。现有各种比例的预混制剂,预混门冬胰岛素30含30%速效胰岛素类似物,通常15分钟起效,30~60分钟血药浓度达峰值,持续2~5小时,于进餐前注射,起效快、达峰快、作用时间短,符合进餐生理需求。临床多使用装有胰岛素的笔形注射器,患者可自行注射,不必反复抽吸和混合胰岛素,使用方便且便于携带。

2)胰岛素强化治疗(多次胰岛素注射治疗)。适合进餐时间灵活、在预混胰岛素治疗的基础上血糖仍然未达标或反复出现低血糖者。根据空腹血糖和三餐后血糖的水平分别调整睡前和三餐前的胰岛素用量，每 3~5 日调整 1 次，每次调整 1~4U，直到血糖达标。

持续皮下胰岛素输注（胰岛素泵）是一种更为完善的胰岛素强化治疗方法，模拟胰岛素的持续基础分泌和进餐时的脉冲式释放。胰岛素泵保持良好血糖控制的必备条件包括：严格的无菌技术、密切的自我监测和及时正确的剂量调整。

采用胰岛素强化治疗时，低血糖发生率增加 2~3 倍，应注意及早识别和处理。由于老年人对低血糖耐受差，后果严重，因此，治疗重点是避免低血糖发生，而非控制血糖。血糖控制标准应遵循个体化原则。老年患者、已有晚期严重并发症者不宜采用胰岛素强化治疗。

（4）不良反应：主要不良反应是低血糖，与剂量过大和/或饮食失调有关，多见于接受胰岛素强化治疗者。胰岛素治疗初期可因钠潴留而发生轻度水肿，可自行缓解。部分患者可出现视力模糊，为晶状体屈光改变导致，常于数周内自然恢复。

老年糖尿病患者用药应特别谨慎：①肾功能减退，肾小球滤过率 <60mL/(min·1.73m^2)或重度心力衰竭者禁用盐酸二甲双胍。②噻唑烷二酮类药物可导致水钠潴留，可加剧或诱发心力衰竭。因此，禁用于纽约心脏病协会心功能分级Ⅱ级以上的患者，伴有轻度充血性心力衰竭者也应慎用。③磺脲类药物、其他促胰岛素分泌剂及胰岛素可导致低血糖。使用胰岛素治疗时要求患者及其护理人员能够把握剂量且患者无认知障碍。④所有药物都要从小剂量开始使用，并逐渐增加用量，以达到治疗目标和不出现不良反应为限。⑤尽量减少合并用药种类，简化用药方案，以提高用药依从性，减少药物相互作用。

二、居家照护

老年糖尿病患者的管理重点是使血糖维持在一个适宜水平，1 型糖尿病主要通过注射胰岛素来控制血糖，2 型糖尿病则需结合有规律的运动和健康饮食来进行有效的控制。

1. 饮食 合理饮食是糖尿病管理的基本措施，持之以恒的合理饮食是控制糖尿病进一步恶化的必要条件。饮食管理方式应参考患者的身高、年龄、性别和身体状况决定。

（1）个体化饮食方案：糖尿病及糖尿病前期的饮食管理应在专业人员指导下进行，在评估患者营养状况、满足个体饮食爱好的前提下，合理、均衡分配各种营养物质。超重或肥胖者应配合体育锻炼适度减重，定期测量体重，以达到减重效果；消瘦者如有增重现象，应适当调整饮食方案，避免体重过度增加。

（2）营养物质合理搭配：膳食应由适量糖类、低脂肪、适量蛋白质和高膳食纤维食物组成。糖类是影响血糖水平的重要因素，热量应占饮食总热量的 50%~60%，需限制单糖（糖果、水果）、增加多糖（粗制米面、杂粮、蔬菜和豆类）的摄入。蛋白质摄入量约为

0.8g/(kg·d),提供每日10%~20%热量,且至少有1/3来自动物蛋白(鱼类优于禽类)。脂肪热量约占总热量的20%,饱和脂肪不超过7%。膳食纤维摄入量以40~60g/d为宜。

(3)进食应定时定量:病情稳定的2型糖尿病患者每天可进3餐,进食热量按1/5、2/5、2/5或各1/3标准分配,需注射胰岛素或使用降糖药物且病情有波动的患者可每天进食5~6餐。

(4)严格限制糖分摄入:应严格控制各种糖果、甜点心、饼干、水果及各种含糖饮料等的摄入量。为改善口感,可使用甜味剂,如蛋白糖、木糖醇、甜菊片等。血糖控制较好者可在两餐间或睡前加食主要含果糖或蔗糖的水果,如苹果、橙子、梨等。同时,应定期监测体重变化,每日食盐摄入量应少于6g。

(5)戒烟控酒:吸烟可增加脑卒中和心脏病的发病风险。饮酒应适度,避免空腹饮酒,酒精可使机体胰岛素分泌增加,易引起低血糖。同时,酒类含热量较高,可导致体重增加。

2. 运动

(1)运动方式:以有氧运动为主,如散步、慢跑、骑自行车、打太极拳等,运动时间以餐后1小时(以进食开始计时)为宜。

(2)运动量:运动时间以30~40分钟为宜(包括准备运动和整理运动)。肥胖患者可适当增加运动次数,注射胰岛素或口服降糖药物者应每天定时运动,有心脑血管疾病或严重微血管病变者,应根据具体情况选择运动方式。

(3)注意事项:①运动前评估血糖的控制情况,依据患者状况决定运动方式、运动时间及运动量。②运动要适时适量,避免过量运动,以防止低血糖发生;运动中应注意补充水分;应随身携带糖果,以便发生低血糖时及时食用;若出现胸闷、胸痛、视力模糊等症状时应立即停止运动,并及时处理。③随身携带糖尿病卡以备急需。④做好运动日记,以便观察疗效和不良反应。

3. 药物或胰岛素治疗　如果通过运动和饮食无法控制血糖水平,可进行药物治疗,但仍需调整生活方式。药物需按医嘱服用,定时定量,不应擅自加大或减少药物剂量或随意调整服药时间。注射胰岛素时间过早、量过大都易引起低血糖。磺脲类等口服药物也易引发低血糖,可通过注射葡萄糖和进食糖果来缓解低血糖症状。胰岛素皮下注射时,宜选择皮肤疏松部位,如腹部、上臂、臀部等。如长期注射同一部位可引起局部皮下脂肪萎缩或增生、局部硬结,应经常更换注射部位;如在同一区域注射,需选择与上一次注射部位相距1cm以上、无硬结处。如有硬结,可采用热敷。

4. 预防低血糖　当老年患者出现饥饿感、乏力、头晕、心悸、出虚汗、双手颤抖、手足口唇麻木、视力模糊、面色苍白等症状时应怀疑低血糖。有血糖检测条件时,立即测定血糖以明确病情;无血糖检测条件时,应先按低血糖处理。

低血糖紧急处理包括:①意识清醒的老年患者,应尽快摄入一些含糖高的食物或饮料，如糖果、果汁、蜂蜜、饼干等。②意识不清的老年患者，则应使其侧卧，并拨打急救电话，尽快送医院抢救，有条件者先静脉推注50%葡萄糖20～40mL，此时不应给患者喂食或饮水，以免引起窒息。

5. 足部护理　老年患者足部溃疡和坏疽是致残、致死的重要因素之一。在日常生活中应重视足部护理，防止足部发生外伤，或发生之后及时处理，以免足部感染和病情进一步发展。

(1) 每天检查足部：了解足部有无感觉减退、麻木、刺痛感；观察足部皮肤有无颜色、温度改变及足背动脉搏动情况；检查双足有无皮肤破损、裂口、水疱、青紫、溃疡、红肿、鸡眼、坏死等。

(2) 保持足部清洁，避免感染：指导老年患者每天清洗足部一次，水温不宜太冷或太热，一般不超过40℃。泡脚时间不宜过长，以10～15分钟为宜。洗完后用柔软的浅色毛巾（以便于观察）擦干，尤其是脚趾间。皮肤干燥者可适当涂羊毛脂，但应避免皮肤过度浸软。老年患者不宜赤脚走路，以防刺伤。外出时不宜穿拖鞋，以免踢伤。袜子以浅色、有弹性、吸汗、透气性好及散热性好的棉毛袜为佳，袜口不宜太紧，如袜子有破损，应尽快更换。穿鞋前应检查鞋子，清除异物和保持里衬平整。尽量在中午或下午选购鞋子，鞋子不宜过紧。新鞋第一次穿20～30分钟，之后再逐渐增加穿鞋时间。

(3) 防止冻伤、烫伤、外伤：老年患者足部感觉神经退化，感觉不敏感，易发生创伤感染。帮助视力不好的老年患者修剪脚指甲，并挫圆边缘尖锐部分。冬天注意保暖，但不宜使用热水袋、电热毯或烤灯取暖，以防烫伤。夏天注意避免蚊虫叮咬。

(4) 积极控制血糖，说服老年患者戒烟：发生足部溃疡的风险及足部溃疡的发展与血糖密切相关，足部溃疡的预防应从早期控制和监测血糖开始，同时说服患者戒烟，防止因吸烟导致局部血管收缩，从而进一步促进足部溃疡的发生。

(5) 促进肢体血液循环：指导和协助老年患者采用多种方法促进肢体血液循环，如步行和进行腿部运动。

第九节　血脂异常的居家医疗护理

一、疾病概述

(一) 概念

我国人群的异常血脂谱以血清甘油三酯（TG）升高及高密度脂蛋白胆固醇（HDL-C）降低为主。老年人血脂异常的高发生率必然带来心血管疾病的高发病率。因此，充分重视并积极干预老年人的血脂异常，对心血管病的防治具有重要意义。

(二) 危险因素

老年人血脂异常的危险因素除遗传因素、机体衰老、环境因素外，还包括超重或肥胖、增龄、不良生活方式、药物使用（钙通道阻滞剂、血管紧张素转换酶抑制剂、利尿剂、受体拮抗剂等）或疾病（糖尿病、甲状腺功能减退、慢性肾脏病、高尿酸血症、脂肪肝等）等。

(三) 分类

目前有关血脂异常的分类较为繁杂，归纳起来有三种分类方法：①基于是否继发于全身系统性疾病而分为继发性高脂血症和原发性高脂血症；②基于各种血浆脂蛋白升高的程度分为五型（Ⅰ、Ⅱ、Ⅲ、Ⅳ和Ⅴ型），这种分型方法对指导临床诊断和治疗高脂血症有很大帮助，缺点是过于繁杂，为此衍生出一种简易分型方法，即分为高胆固醇血症、高 TG 血症、混合型高脂血症和低 HDL-C 血症；③基因分型法：某些血脂异常存在单一或多个遗传基因的缺陷，多具有家族聚集性，有明显的遗传倾向，临床上通常称为家族性高脂血症，包括家族性高胆固醇血症、家族性载脂蛋白缺陷症、家族性混合性高脂血症、家族性异常β脂蛋白血症、多基因家族性高胆固醇血症、家族性高α脂蛋白血症和家族性高 TG 血症。

(四) 临床表现

临床表现主要是脂质在真皮内沉积所引起的黄色瘤和脂质在血管内沉积所引起的动脉硬化。尽管高脂血症可引起黄色瘤，但其发生率并不是很高，而动脉硬化的发生和发展是一个缓慢渐进的过程。因此在通常情况下，多数患者并无明显症状和异常体征。不少人是由于其他原因进行血液生化检验时才发现血脂异常。

其他表现为头晕、疲乏、失眠健忘、肢体麻木、胸闷、心悸等，常伴随着体重超重与肥胖。

血脂异常较严重时会出现头晕目眩、头痛、胸闷、气短、心慌、胸痛、乏力、口角歪斜、不能说话、肢体麻木等症状，最终会导致冠心病、脑卒中等严重疾病，并出现相应的表现。

(五) 临床治疗

1. 药物治疗　调脂药物可分为 6 类，不同种类作用效果各不相同。贝特类可使 TG 水平降低 20%~50%、低密度脂蛋白胆固醇（LDL-C）水平降低 20%~50%、高密度脂蛋白胆固醇（HDL-C）水平升高 10%~20%，适用于高 TG 血症、以 TG 升高为主的混合型高脂血症和低 HDL-C 血症。临床上可供选择的贝特类药物有：非诺贝特、苯扎贝特、吉非贝齐。不良反应有消化不良、胆石症、肝酶升高和肌病。烟酸类可使 LDL-C 水平降低 15%~30%、TG 水平降低 20%~50%，HDL-C 水平升高 15%~30%，适用于高 TG

血症、以 TG 升高为主的混合型高脂血症和低 HDL-C 血症。烟酸有速释剂和缓释剂两种剂型,速释剂不良反应明显,现多已不用。缓释剂开始用量为 0.375~0.500g/d,睡前服用,4 周后剂量逐渐增至最大剂量 2g/d。新合成的烟酸衍生物阿昔莫司的不良反应有颜面潮红、高血糖、高尿酸、上消化道不适。胆酸螯合剂可以使 LDL-C 水平降低 15%~30%、HDL-C 水平升高 3%~5%,对 TG 水平无影响。常用的胆酸螯合剂有考来烯胺(每日 4~6g,分 3 次服用)、考来替泊(每日 5~20g,分 3 次服用)。不良反应有胃肠不适、便秘、影响某些药物的吸收。绝对禁忌证为异常 β 脂蛋白血症和 TG>4.52mmol/L,相对禁忌证为 TG>2.26mmol/L。胆固醇吸收抑制剂依折麦布是一类新的调脂药,适用于单独应用大剂量他汀类治疗后 LDL-C 水平仍然不能达标者,常用剂量 10mg/d,可使 LDL-C 水平约降低 18%,不良反应有头痛和恶心,偶尔可致肝酶和肌酶升高。

他汀类药物一般可使 LDL-C 水平降低 20%~60%、TG 水平降低 10%~40%、HDL-C 水平升高 5%~15%,并且具有调脂以外的作用(如抗炎等),是防治高 TC 血症和动脉硬化性疾病非常重要的药物,常用的他汀类药物有阿托伐他汀、洛伐他汀、普伐他汀、辛伐他汀、氟伐他汀、瑞舒伐他汀、匹伐他汀。不良反应主要是肝酶升高和肌病。高 LDL-C 和 TC 水平的患者首选他汀类药物治疗,他汀类药物在老年人群中具有与其他人群相似的效果和安全性。可根据患者的个体特点选择不同的他汀类药物,并应根据疗效调整剂量。对于单独应用大剂量他汀类药物治疗 LDL-C 水平仍不能达标的患者,使用依折麦布的安全性较好,是一种很好的辅助治疗方案,它能够使 LDL-C 和 TC 水平在他汀类药物治疗的基础上进一步下降。

高 TG 与冠心病之间存在着中等强度的相关性。对于高 TG 血症治疗的策略取决于 TG 升高的原因和严重程度。为防治冠心病,对于临界或轻中度高 TG 血症者,首要目标仍是降低 LDL-C 水平并使其达到目标值。TG 水平在 1.70~2.26mmol/L 者主要采取非药物治疗措施;TG>2.26mmol/L 者可使用烟酸或贝特类药物。ω-3 多不饱和脂肪酸(鱼油)可使 TG 水平下降 25%~30%,贝特类药物或烟酸与 ω-3 多不饱和脂肪酸合用常可获得较好疗效。如经过上述治疗仍不能获得较好疗效,可加他汀类药物。

对于混合型高脂血症,首先应强调 LDL-C 达标,首选他汀类药物,但在 LDL-C 达标后,TG 增高成为心血管病风险的重要原因。因此,在 LDL-C 达标后,如果 TG>2.26mmol/L,应同时应用贝特类药物或烟酸、ω-3 多不饱和脂肪酸治疗,但应注意合并用药可增加发生不良反应的风险。

对于低 HDL-C 血症患者,烟酸、贝特类或他汀类药物均可不同程度地升高 HDL-C 水平。

2. 非药物治疗

(1)生活方式改变:在有效改善血脂异常的同时可减少心血管事件,是老年人血脂异常的首要治疗措施。主要措施包括戒烟、限盐、限酒、减少饱和脂肪酸和胆固醇的摄入，增加蔬菜、水果、鱼类、豆类、粗粮的摄入，适当减轻体重、增加规律的体力活动等。

（2）其他治疗措施：外科手术治疗、基因治疗和透析疗法等。外科手术治疗包括部分小肠切除和肝移植等，现已基本不用。基因治疗对单基因缺陷所致的家族性高胆固醇血症是一种有希望的治疗方法，但目前技术尚不成熟。透析疗法仅用于极个别对他汀类药物过敏或不能耐受者，或罕见的纯合子家族性高胆固醇血症患者。

3. 老年人调脂治疗目标和注意事项

（1）对于所有血脂异常的老年人均应鼓励其调整饮食结构，采取健康的生活方式。不提倡老年人过于严格地控制饮食和快速减轻体重，以免引起机体抵抗力下降和生活质量降低，甚至增加死亡率。

（2）在健康生活方式改变的基础上进行个体化降脂药物治疗。根据血脂水平、心血管病的风险分层及合并用药情况，充分参考调脂治疗原则和目标值，认真评估老年人调脂治疗的风险与获益，选择合适的治疗药物和确定初始剂量，然后根据治疗反应调整剂量。

（3）老年人因多伴有不同程度的肝肾功能减退，以及并存多种慢性疾病而合并使用多种药物，需要警惕与调脂药物间的相互作用和药物不良反应。因此，调脂药物剂量的选择需要慎重考虑，起始剂量不宜太大，在检测肝肾功能和肌酸激酶的前提下合理调整药物剂量。

（4）安全性是老年人调脂治疗的首要原则，现有临床证据表明，老年人群和其他人群一样，一般对调脂药物具有良好的耐受性和安全性。当肝酶超过正常上限2倍和/或肌酸激酶超过正常上限3倍时，可减量或停药；当肝酶超过正常上限3倍和/或肌酸激酶超过正常上限5倍时应立即停药并密切观察病情变化。

（5）影响老年人血脂的因素很多，如甲状腺功能、血糖水平、饮食、药物等，积极纠正这些因素有利于血脂控制。调脂治疗的同时，还应注意全面纠正心血管病的其他危险因素，如高血压、肥胖、吸烟等。

（6）合并使用多种药物时，应尽量选择作用于体内不同代谢途径的药物，并从小剂量开始，严密观察不良反应。与他汀类药物同时服用导致不良反应增加的常用药物有：红霉素、克拉霉素、环孢素、奈法唑酮、伊曲康唑、吉非贝齐、胺碘酮、华法林、硝苯地平、维拉帕米、地尔硫䓬、西咪替丁、质子泵抑制剂、HIV蛋白酶抑制剂等。

（7）我国相关专家共识指出高龄不应成为使用他汀类药物的禁忌证，应根据老年人生理年龄、肝肾功能、伴随疾病、合并用药等综合情况，合理选择调脂药物，以达到改善生活质量、降低病死率的目的。

（8）血脂控制达标后，应坚持长期用药，可根据血脂水平调控剂量，甚至更换其他调脂药物。联合用药可改为单一用药，单药可减半应用。调整药物或减量后要加强血脂监测。如无特殊原因不应停药，因突然停药后短期内血脂升高，可使心血管事件增加。

二、居家照护

老年血脂异常人群需改变生活方式,包括选择合理的饮食结构、适当运动,否则达不到调节异常血脂的目的。但是,老年人在进行非药物治疗时要关注自身状况,不提倡过度的饮食限制和强度较大的活动或运动,也不要过快地减轻体重。否则,可导致老年人机体的抵抗力和免疫力降低,自理能力下降或走路不稳,引起跌倒,也易引发各种疾病。改变不良的生活方式应成为治疗的一部分,有研究表明,单纯有效的饮食和运动等生活方式干预即可降低 TC 7%~15%。

做好饮食护理可减轻或避免血脂的波动,延缓动脉粥样硬化,控制血压,提高患者生活质量。

(1)合理的饮食结构:应以谷类为主,糖类热量占总热量的55%以上。增加豆类食品摄入,平均每日摄入30g,动物蛋白的摄入占每日蛋白摄入总量的20%,脂肪热量不超过总热量的20%。新鲜水果、蔬菜的摄入量应为400g/d以上,以深色或绿色蔬菜为主,减少精米面的摄入,改以粗粮替代,鱼类含有多价不饱和脂肪酸,可防治动脉粥样硬化,应适量摄入。

(2)饮食禁忌:①忌吃或少吃蛋黄、猪脑、猪肝、皮蛋、鳗鱼、蟹黄、猪腰、奶油等含胆固醇高的食物。②忌食太多甜食。进食太多糖类如蔗糖、果糖等,可使血清胆固醇和TG水平升高。③忌偏食。提倡混合饮食,以广泛吸收维生素及微量元素,如青菜及肉类中的维生素 C、维生素 B_6、维生素 B_{12}、泛酸、锌、豆类及坚果中铬、锰,海带中的碘均有很好的降血脂、预防动脉硬化的作用。④忌多食牛肉。过多食用牛肉可增加血清胆固醇的含量。⑤忌多饮咖啡。过多饮用咖啡会使血清胆固醇水平升高。

第十节 慢性支气管炎的居家医疗护理

一、疾病概述

(一)定义

慢性支气管炎是发生于气管、支气管黏膜和附近组织的慢性非特异性炎症。老年人咳嗽、咳痰或伴喘息反复发作,每年发病至少持续3个月,连续两年以上并排除其他疾病者,称为老年性慢性支气管炎。慢性支气管炎及肺源性心脏病(肺心病)是老年人的常见病、多发病。随着年龄的增长,呼吸道防御能力降低,易发生感染,故老年人易患慢性支气管炎,重症者常并发肺心病。慢性支气管炎是一种严重危害老年人健康的常见病,

60岁以上者患病率达15%左右。

(二)危险因素

慢性支气管炎的病因是多因素的,一般在机体抵抗力减弱、气道存在不同程度的敏感性增加的基础上,在一种或多种外因长期、反复作用下发展而成。

1. 外因

(1)吸烟:长期吸烟与慢性支气管炎有密切关系。吸烟时间越长、烟量越大,患病率也越高。戒烟后可使症状减轻或消失,病情缓解或痊愈。

(2)感染因素:感染为慢性支气管炎发生、发展的一个重要因素。致病的病原体有病毒、细菌以及肺炎支原体。首次发病前有受凉、感冒史者达60%~80%。

(3)理化因素:刺激性烟雾、粉尘、空气污染等慢性刺激常为慢性支气管炎的诱因。

(4)气候:慢性支气管炎发病及急性加重多见于冬季或寒冷季节。患病率高山区高于平原,北方高于南方,这也可能与气候有关。

(5)过敏因素:喘息性慢性支气管炎患者常有过敏史,如对尘埃、尘螨、细菌、真菌、寄生虫、花粉及化学气体等过敏。

2. 内因

(1)呼吸道局部防御及免疫功能降低:其可能为慢性支气管炎提供发病的内在条件。老年人常因呼吸道的免疫功能减退、免疫球蛋白减少、组织退行性病变、肾上腺皮质激素分泌减少、单核-巨噬细胞系统功能衰退,导致患病率增高。

(2)自主神经功能失调:呼吸道副交感神经反应性增高时,对正常人不起作用的微弱刺激即可引起支气管收缩痉挛、分泌物增多,从而引起咳嗽、咳痰、气喘等症状。

(3)遗传因素:有研究证明患者的家族患病率显著高于健康人群的家族。

(三)临床表现

1. 症状　慢性支气管炎多起病缓慢,病程较长,逐渐加重,主要症状有慢性咳嗽、咳痰伴喘息。

(1)咳嗽:严重程度与支气管黏膜炎症程度及痰量有关。一般早晨起床后咳嗽较多,白天较少,临睡前有阵咳或排痰。

(2)咳痰:早晨起床后痰量较多,痰液呈白色黏液性或浆液泡沫性,偶尔带血。存在细菌感染时则变为黏液脓性,咳嗽和痰量亦随之增多。

(3)喘息:慢性支气管痉挛或继发感染,常引起喘息样发作,出现哮鸣音,气急而不能平卧。

2. 体征　慢性支气管炎早期多无异常体征,急性发作期有散在的湿啰音,多在背部及肺底部,于咳嗽后减少或消失。喘息型慢性支气管炎可闻及哮鸣音及呼气延长。

二、居家照护

(1)应注意观察患者咳嗽、咳痰情况,气喘发作时间和程度,以及面色、神志等变化。气喘者应取半卧位或端坐位,尽量避免活动和情绪激动。痰多者应设法经常更换体位,以利于排痰,或协助患者翻身、拍背、帮助排痰。对痰多、咳嗽无力者,要注意防止呼吸道堵塞而发生窒息。应准备好吸痰器,以备需要时及时吸出痰液。如有条件,家中可备吸氧装置,必要时给予低流量吸氧,以缓解症状。

(2)居室温度、湿度要适宜,避免过于干燥或潮湿;空气要流通,禁止摆放含变应原的花草,以免刺激呼吸道而加剧咳嗽;避免烟雾、粉尘和刺激性气体对呼吸道的刺激,以免诱发慢性支气管炎。

(3)戒烟。患者不但要自己戒烟,而且要避免被动吸烟。烟中的化学物质,如焦油、尼古丁、氢氰酸等,可作用于自主神经,引起支气管痉挛,从而增加呼吸道阻力。另外,这些化学物质还可损伤支气管黏膜上皮细胞及纤毛,使支气管黏膜分泌物增多,降低肺的净化功能,容易使病原体在肺及支气管内繁殖,导致慢性支气管炎的发生。

(4)呼吸运动锻炼。病情缓解期鼓励患者进行呼吸运动锻炼。方法为:取立位(体弱者可取坐位或仰卧位),一手放于腹部,一手放在胸前,吸气时尽力挺腹,胸部不动,呼气时腹部内陷,尽量将气体呼出,吸气与呼气时间比为 1:2 或 1:3。用鼻吸气,用口呼气,应注意缓呼深吸,不可用力,呼吸速度保持在每分钟 7~8 次,可减少体力消耗。每天 2 次,每次 10~20 分钟。

(5)饮食宜清淡,应选择易于消化而又营养丰富的食物,禁食辛辣、过甜、过咸、肥厚、油腻及刺激性食物。

(6)慢性支气管炎患者特别是并发肺气肿者,不能服用药效较强的镇静催眠药,以免抑制呼吸中枢,出现呼吸障碍。

(7)可适当服用扶正固本的中药,以提高机体抗病能力,阻止病情发展。

第十一节 慢性阻塞性肺疾病的居家医疗护理

一、疾病概述

(一)定义

慢性阻塞性肺疾病(chronic obstructive pulmonary disease,COPD)简称慢阻肺,是一种以不完全可逆性气流受限为特征、进行性发展的肺部疾病,与肺部吸入有害气体或颗粒引起异常炎症反应有关。

COPD 患者多有长期较大量吸烟史、职业性或环境有害物质接触史,多于中年以后发病,好发于秋冬寒冷季节,常有反复呼吸道感染及急性加重史。可发展为慢性肺源性心脏病。COPD 后期出现低氧血症和/或高碳酸血症,可并发慢性肺源性心脏病和右心衰竭。

(二)危险因素

COPD 的确切病因尚不清楚,COPD 的危险因素包括个体因素以及环境因素两个方面,两者相互影响。

1. 个体因素　某些个体因素可增加 COPD 发病的危险性,如 α_1 - 抗胰蛋白酶缺乏,其他个体因素包括支气管哮喘和气道高反应性。

2. 环境因素

(1)吸烟:吸烟为 COPD 的重要发病因素,被动吸烟也可能导致呼吸道症状以及 COPD 的发生。孕期妇女吸烟可能会影响胎儿肺脏的发育,并对胎儿的免疫系统功能有一定影响。

(2)职业性粉尘和化学物质接触:职业性粉尘及化学物质(如二氧化硅、煤尘、棉尘等)的浓度过大或接触时间过久,均可导致 COPD 发生。接触某些刺激性物质、有机粉尘能使气道反应增加。

(3)空气污染:化学气体如氯气、氧化氮、二氧化硫等,对支气管黏膜有刺激和细胞毒性作用,使气道清除功能受到损害,为细菌入侵创造条件。空气中的烟尘或二氧化硫明显增加时,COPD 急性发作显著增多。烹调时产生的大量油烟和生物燃料燃烧时产生的烟尘也与 COPD 的发生有关,且生物燃料导致的室内空气污染可能与吸烟对 COPD 的发生具有协同作用。

(4)感染:呼吸道感染是 COPD 发病和加重的另一个重要因素,肺炎链球菌和流感嗜血杆菌可能为 COPD 急性发作的主要病原菌。病毒也对 COPD 的发生和发展起作用。

(5)社会经济地位:COPD 的发病与患者社会经济地位相关,社会经济状况可以决定个体的生活环境、营养状况等,从而导致 COPD 的发病危险性不同。

(三)临床表现

COPD 的临床表现以呼吸系统症状为主,随着疾病进展可出现全身性症状。其发病有一定的规律性。

1. 症状

(1)慢性咳嗽:通常为首发症状,初起咳嗽呈间歇性,清晨较重,之后早晚或整日均有咳嗽,但夜间咳嗽并不显著,也有部分病例有明显气流受限但无咳嗽症状。

(2)咳痰:咳嗽时通常咳少量黏液性痰,部分患者在清晨痰量较多。合并感染时痰量增多,并可有脓性痰,少数患者咳嗽不伴咳痰。

(3)气短或呼吸困难:这是 COPD 的标志性症状,也是使患者焦虑不安的主要原因。早期仅于劳累后出现,随后逐渐加重,以致日常活动甚至休息时也感到气短。

(4)喘息和胸闷:不是 COPD 的特异症状,部分患者特别是重度患者有喘息。胸闷常于劳累后出现,与肋间肌等容性收缩有关。

(5)全身性症状:重症患者可能会出现全身性症状,如体重下降、食欲缺乏、外周肌肉萎缩和功能障碍、精神抑郁和/或焦虑等。合并感染时可出现咳血痰或咯血等症状。

2. 体征　COPD 早期体征可不明显。随着疾病进展,常有胸廓形态异常,包括胸部过度膨胀、前后径增大、剑突下胸骨下角(腹上角)增宽及腹部膨凸等。常见呼吸变浅、频率增快,辅助呼吸肌(如斜角肌及胸锁乳突肌)参加呼吸运动,重症可见胸腹矛盾运动。患者不时采用缩唇呼吸以增加呼出气量,呼吸困难加重时常采取前倾坐位。低氧血症者可出现黏膜及皮肤发绀,伴右心衰竭者可见下肢水肿、肝脏肿大。

3. 严重程度分级

(1)Ⅰ级(轻度):有轻度气流受限,通常可伴有或不伴有咳嗽、咳痰。此时患者本人可能还没有意识到自己的肺功能异常。

(2)Ⅱ级(中度):气流受限进一步加重,症状通常逐渐加重,伴有典型活动后气促,患者常由于呼吸困难去就医。

(3)Ⅲ级(重度):气流受限明显加重,气短加剧,并反复出现急性加重,影响患者生活质量,必须恰当处理。

(4)Ⅳ级(极重度):重度气流受限,伴有呼吸衰竭或右心衰竭的临床征象。在这一级别中,患者生活质量明显下降,如出现急性加重可能威胁生命。

(四)临床检查

1. 肺功能检查　是判断气流受限的主要客观指标,对 COPD 诊断、严重程度评价、疾病预后及治疗反应等有重要意义。第一秒用力呼气容积占用力肺活量的百分比(FEV_1/FVC)下降是气流受限的一项敏感指标,若 $FEV_1/FVC < 70\%$ 及 $FEV_1 < 80\%$ 预计值则可确定为不完全可逆的气流受限。肺气肿患者肺总量(TLC)、功能残气量(FRC)和残气量(RV)增高,肺活量(VC)减低。

2. 影像学检查　早期胸片可无变化。可出现肺纹理增粗、紊乱等非特异性改变。也可出现胸廓前后径增大,肋间隙增宽,肋骨平行,膈肌低平,两肺透亮度增加,血管纹理减少或肺大疱征象。

3. 动脉血气分析　早期无异常,病情进展到呼吸衰竭时出现低氧血症、高碳酸血症、酸碱平衡失调等。

(五)临床诊断

根据病史、危险因素接触史、体征及实验室检查综合分析,COPD 的诊断很容易确立。存在气流受限是诊断 COPD 的必备条件。肺功能检查是诊断 COPD 的金标准。

慢性支气管炎和肺气肿患者,无呼气气流受限,则一般不能诊断为 COPD。但应将具有咳嗽、咳痰症状的慢性支气管炎视为 COPD 的高危期。

(六)临床治疗

1. COPD 治疗目标

(1)减轻症状,防止病情进展。

(2)缓解或阻止肺功能下降。

(3)改善运动能力,提高生活质量。

(4)预防和治疗并发症。

(5)防治急性加重,降低死亡率。

2. 稳定期治疗

(1)教育和管理:通过教育与管理提高患者及有关护理人员对 COPD 的认识水平和患者自身处理疾病的能力,更好地配合治疗和加强预防措施,减少反复发作的次数,维持病情稳定,提高生活质量。主要内容有:①教育和督促患者戒烟;②使患者了解 COPD 的病理生理与临床基础知识;③使患者掌握一般和某些特殊的治疗方法;④使患者学会自我控制病情的技巧,如腹式呼吸及缩唇呼吸锻炼等;⑤使患者了解前往医院就诊的时机;⑥社区医师定期进行随访和疾病管理。

(2)控制职业性或环境污染,避免或防止粉尘、烟雾及有害气体吸入。

(3)药物治疗:可改善和预防症状,减少哮喘发作频率和减轻严重程度,提高患者运动耐力和生活质量。

1)支气管舒张剂:松弛支气管平滑肌,使支气管舒张,缓解气流受限,是控制 COPD 症状的主要治疗措施,短期按需应用可缓解症状,长期规划应用可预防和减轻症状,增加运动耐力,但不能使所有患者的 FEV_1 得到改善。主要的支气管舒张剂有 β_2 受体激动剂、抗胆碱药物和茶碱类药物。

β_2 受体激动剂:已知气道平滑肌和肥大细胞具有 β_2 受体,应用高选择性的 β_2 受体激动剂可减少血管的不良反应,尤其是吸入性的 β_2 受体激动剂可作为首选。短效 β_2 受体激动剂有沙丁胺醇、特布他林等,吸入后数分钟开始起效,15~30 分钟药效达到峰值,持续疗效 4~5 小时,每次剂量 100~200μg(每喷 100μg),24 小时不超过 8~12 喷。主要用于缓解症状,按需使用。长效 β_2 受体激动剂有沙美特罗与福莫特罗等,作用可持续 12 小时以上,有利于缓解夜间与清晨症状。

抗胆碱药物:可以阻断节后迷走神经通路,降低迷走神经兴奋性。抗胆碱药物可阻止乙酰胆碱和支气管平滑肌上的毒蕈碱受体相互作用,进而阻止细胞内环鸟苷酸的增高,使支气管舒张。吸入性抗胆碱药物如异丙托溴铵(溴化异丙托品),吸入后其作用只局限于肺部,并不作用全身,同 β_2 受体激动剂联合吸入治疗可加强支气管舒张作用。用法:间歇期长期治疗,异丙托溴铵气雾剂(每喷 20μg),每次 2 喷,每日数次(平均 3~4 次),最好每隔 4 小时 1 次。发作期治疗,每次需 2~3 喷,2 小时后可再吸 1 次。噻托溴铵为长效抗胆碱药物,作用长达 24 小时以上,吸入剂量为 18μg,每日 1 次。对阿托品类药物过敏者禁用。前房角狭窄的闭角型青光眼,或前列腺肥大导致尿道梗阻的患者慎用。

茶碱类药物:能抑制磷酸二酯酶、提高平滑肌细胞内的环磷酸腺苷(cAMP)浓度,可解除气道平滑肌痉挛,改善心排血量,扩张血管,增加水盐排出,兴奋中枢神经系统,同时具有拮抗腺苷受体的作用,刺激肾上腺分泌肾上腺素,增强呼吸肌的收缩,增强气道纤毛清除功能和抗炎作用。缓释片或控释片每日口服1次或2次可达稳定的血浆浓度,对治疗COPD有一定效果。血茶碱浓度>5mg/L即有治疗作用。当血茶碱浓度>15mg/L时不良反应明显增加,应注意监测血药浓度。吸烟可加速茶碱类药物在体内的清除,充血性心力衰竭、感染、发热可减慢其在体内的清除。H_1受体拮抗剂、大环内酯类药物、氟喹诺酮类药物和口服避孕药等可使茶碱血药浓度增高。

对于三类支气管舒张剂,要根据患者个体情况决定使用短效或是长效,短效剂型价格便宜,但不如长效制剂方便。不同作用机制的药物联合使用可增强支气管扩张作用,单药用量更小,可减少不良反应。短效β_2受体激动剂与抗胆碱药物联合应用比各自单用,可以使FEV_1获得较大与较持久的改善;β_2受体激动剂、抗胆碱药物和/或茶碱类药物联合应用,肺功能与健康状况可获进一步改善。

2)糖皮质激素:长期使用吸入性糖皮质激素并不能阻止COPD患者FEV_1的降低,长期吸入糖皮质激素仅适用于有症状的COPD且治疗后肺功能有改善者,对$FEV_1 <50\%$预计值(中度或重度)的COPD患者及病情加重而要求使用抗生素或口服糖皮质激素者可考虑使用,可进行6周至3个月的治疗。老年患者长期应用吸入性糖皮质激素可增加患肺炎的风险,同时可增加骨折的风险,应严格掌握适应证,根据治疗效果确定是否继续使用。对COPD患者,不推荐长期口服糖皮质激素治疗。

3)其他药物。

①祛痰药(黏液溶解剂):常用的有盐酸氨溴索,对一部分痰液黏稠的患者有效。

②抗氧化剂:N-乙酰半胱氨酸可降低疾病反复加重的频率。

③免疫调节剂:对降低COPD急性加重程度可能具有一定的作用,但尚未得到确证,不推荐常规使用。

④疫苗:流感疫苗可每年秋季接种一次,或秋、冬季各接种一次,可减少COPD患者的严重发作。

⑤α_1-抗胰蛋白酶:仅用于严重的遗传性α_1-抗胰蛋白酶缺乏的肺气肿患者。

(4)氧疗:对慢性呼吸衰竭患者进行长期家庭氧疗可提高其生存率。长期氧疗对血流动力学、运动能力、肺生理和精神状态都会产生有益的影响。

重度患者有以下指征时应进行长期家庭氧疗:①$PaO_2 <55mmHg$,或$SaO_2 <88\%$伴或不伴高碳酸血症。②PaO_2为$55\sim60mmHg$或$SaO_2 <90\%$,且伴肺动脉高压、心力衰竭、水肿,或红细胞增多症(血细胞比容$>55\%$)。

长期氧疗的目标是使基础 PaO_2 增加至 $\geq 60mmHg$ 和/或 $SaO_2 > 90\%$，这样可维持重要器官的功能，保证周围组织氧供。家庭氧疗可经鼻导管吸入氧气，流量为 $1.0 \sim 2.0L/min$，每日吸氧持续时间 >15 小时。

(5) 康复治疗：主要目标是减轻症状，改善生活质量以及增加体力，使患者积极投入日常活动。康复治疗包括呼吸生理治疗、肌肉训练、营养支持、精神治疗与健康教育等多方面措施。例如，协助拍背或改变体位，以促进患者排痰；指导患者进行正确的呼吸锻炼，包括用力呼气及避免快速浅表的呼吸等，以减轻患者 CO_2 潴留，减轻其呼吸困难症状。指导患者进行适合的运动（如步行、爬楼梯、骑自行车等）与呼吸肌锻炼等。推荐患者进行适当的营养支持，达到营养均衡、热量适当，以维持理想的体重和体力等。

(6) 外科治疗：有肺大疱切除术、肺减容术、肺移植术等，要根据患者胸部 CT、动脉血气分析、肺功能、耐受性、伴随症状等全面分析，选择恰当的手术指征。

3. 加重期治疗　治疗目标是使病情急性加重的危害最小化。治疗分为院外治疗及住院治疗，措施如下。

(1) 控制性氧疗：氧疗是加重期的基础治疗，对于无严重并发症的加重期患者，氧疗后较容易使 $PaO_2 \geq 60mmHg$ 或 $SaO_2 > 90\%$，但有可能发生潜在的 CO_2 潴留。因此，开始氧疗 30 分钟后应进行动脉血气分析，确保氧疗有效而无 CO_2 潴留或酸中毒。

(2) 抗生素：当患者呼吸困难和咳嗽加重，伴有痰量增多及脓痰时，应根据患者所在地常见病原菌类型及药物敏感性情况积极选用抗生素。由于多数 COPD 加重由细菌感染诱发，因而抗感染治疗相当重要，但因 COPD 易反复发作，需反复应用抗生素，同时因老年人机体的免疫力低下，广谱抗生素及糖皮质激素的应用易继发真菌感染，造成双重感染，需要采取预防和抗真菌治疗，同时要考虑老年人的各器官功能低下，注意对各脏器的保护，防止多脏器损伤及衰竭。

(3) 支气管舒张剂：在加重期通常选用短效吸入性 β_2 受体激动剂治疗，如疗效不显著则可加用抗胆碱药物。对于较为严重的加重期患者，可考虑静脉滴注茶碱类药物，监测血茶碱浓度对预测疗效和不良反应有一定意义。

(4) 糖皮质激素：加重期住院患者，宜在应用支气管舒张剂基础上加服或者静脉使用糖皮质激素，但要考虑其疗效及安全性。建议口服泼尼松，每日 $30 \sim 40mg$，连续 $10 \sim 14$ 日，也可静脉给予甲泼尼龙。应注意，延长激素用药时间不能增加疗效，反而会使不良反应增加。

(5) 机械通气：加重期患者可应用无创正压通气以降低 $PaCO_2$，减轻呼吸困难，降低疾病的病死率。但在积极药物治疗和无创机械通气治疗后，患者呼吸衰竭仍进行性恶化，出现危及生命的酸碱平衡失调和/或意识改变时，应及时采用有创机械通气以挽救生命。

(6) 其他治疗措施：注意出入水量及电解质的平衡，进行营养支持治疗（肠内或静脉营养)。对于卧床、红细胞增多症或脱水患者,注意预防血栓形成,可给予低分子肝素预防。积极排痰治疗(如刺激咳嗽、叩击胸部、体位引流等)。老年人尤其要注意伴随疾病,如糖尿病、冠心病、高血压及并发症(如休克、弥散性血管内凝血、上消化道出血、肝肾功能不全等)的治疗。

(7) COPD 晚期患者姑息治疗和临终关怀:需考虑 COPD 晚期患者的独特性,让患者及家属知道疾病可能导致的最严重后果,临终时接受的监护以及由此带来的经济花销等。同时,让医护人员和家属充分了解患者意愿,减少患者的痛楚,使患者有尊严地走完人生最后的道路。

二、居家照护

COPD 的居家照护目标在于改善顽固和持续的气道功能下降和活动能力下降,尽可能恢复有效的腹式呼吸,改善呼吸功能;采取多种措施,减少和治疗并发症;提高生活质量,降低住院率,延长生命。居家照护主要包括急性期照护、长期家庭氧疗、康复锻炼、促进有效排痰、日常生活指导、健康教育和管理等。

(一)急性期照护

在 COPD 急性期,老年人应积极配合药物治疗。

1. 病情观察　注意观察老年人的生命体征、呼吸形态;痰的颜色、性状、黏稠度、气味及量的变化;有无脱水症状,注意观察皮肤饱满度、弹性、黏膜的干燥程度等。

2. 坐位　帮助老年人取端坐位或半坐位,以利于其呼吸,减少呼吸肌做功。

3. 有效咳嗽　鼓励老年人咳嗽,指导老年人正确的咳嗽方法,促进排痰。痰液较多不易咳出时,可向医务人员求助,使用祛痰剂或超声雾化吸入,必要时吸痰。

4. 合理给氧　急性加重期采取鼻导管给氧或可调式通气面罩给氧,吸氧浓度为 28%~30%,可以降低发生 CO_2 潴留的风险。

5. 抗感染　遵医嘱给予抗感染药物,观察药物治疗效果。

6. 合理饮食　指导老年人多饮水,给予高热量、高蛋白质、高维生素的流质、半流质或软食,少量多餐,少吃产气食品,防止产气影响膈肌运动。

7. 心理照护　应聆听老年人的叙述,疏导其心理压力,必要时请心理医生协助诊治。

(二)长期家庭氧疗

长期家庭氧疗(long term oxygen therapy,LTOT)指慢性低氧血症患者脱离医院环境,返回社会或家庭后,每日给予低浓度吸氧(常用鼻导管吸氧,氧流量为 1.0~2.0L/min),使患者在平躺、静息状态下的 $PaO_2 \geq 60mmHg$、$SaO_2 \geq 90\%$。LTOT 可提高 COPD 患者的生活质量和生存率,对血流动力学、运动能力、肺生理和精神状态均有有益的影响。标准的 LTOT 为每日 24 小时吸氧,即持续氧疗。大部分患者由于各种原因难以完成 24 小时吸氧,一般要求吸氧时间 >15h/d,在氧气使用过程中应防止火灾及爆炸,在吸氧过程中应禁止吸烟。

(三)康复锻炼

COPD在稳定期时应及早进行康复护理和居家照护,老年患者应重视自身的康复锻炼,以提高肺功能代偿能力,减少急性发作次数。

1. 呼吸训练 腹式呼吸是一种低耗高效的呼吸模式,吸气时腹肌放松,腹部鼓起,膈肌下降,保证最大的吸气量;呼气时,腹肌收缩帮助膈肌松弛,膈肌上抬,增加呼气量、潮气量。腹式呼吸通过增加膈肌活动度提高通气功能,降低呼吸肌耗氧量。呼吸训练包括以下四个环节。

(1)放松练习:气短、气急常使COPD患者精神和颈背部肌肉紧张,采用放松练习可以减少呼吸肌耗氧量,减轻呼吸困难症状。首先采取放松体位,常用体位有前倾依靠位、椅后依靠位、前倾站位。①前倾依靠位:在身体前的桌上放被子或枕垫,头向前靠于被子上或枕垫上,以放松颈肌,两手放于被子内或枕垫下以固定肩带并放松肩带肌群。前倾依靠位可降低腹肌张力,并且使膈肌更好地收缩,从而有助于腹式呼吸模式的建立。②椅后依靠位:COPD患者坐于有扶手的椅或沙发上,头向后靠于椅背或沙发背上,完全放松坐5~15分钟。③前倾站位:自由站立、两手置于身后,十指交叉并向下拉以固定肩带,同时身体向前倾放松腹肌,或两手支撑于身体前的桌上,身体前倾站立,放松肩部和腹部肌群,有利于训练腹式呼吸。

(2)腹部加压暗示呼吸法:通过触觉诱导老年人恢复腹式呼吸。常用方法有双手加压法、下胸布带加压法、下腹部沙袋加压法、抬臀呼气法,通过增加腹压,使膈肌上抬,改善通气效率。

(3)缩唇腹式呼吸法:缩唇腹式呼吸法又称吹笛样呼气法,患者经鼻吸气,然后缩唇(吹口哨样)缓慢用口呼气。该呼吸模式可延长呼气时间,增加CO_2排出。

(4)缓慢呼吸:COPD患者常吸气短促、呼气深长而费力,缓慢呼吸有助于提高肺泡通气量,吸呼时间之比1:2,每分钟呼吸频率控制在10次左右,对COPD患者十分有利,并可提高血氧饱和度。

呼吸训练注意事项:进行呼吸训练时避免情绪紧张,选择放松体位;避免憋气;训练时和训练后均不应出现明显的气促或剧烈咳嗽;务必避免疲劳,合并心血管疾病的COPD患者训练时要充分考虑心血管功能的承受能力,有不适时需及时调整方案。

2. 姿势训练 COPD合并桶状胸、驼背等胸廓畸形者可采取下列康复训练矫正姿势,扩大胸廓活动度。每个动作重复5~10次,每日可练习多次。

(1)一侧胸廓活动训练:坐位,以扩展右侧胸为例,先向左体侧屈,同时吸气,然后用握拳的手顶住右侧胸部,做右体侧屈,同时吸气。

(2)上胸运动及胸大肌牵张训练:两肩向前、低头含胸,吸气,转为呼气时用力挺胸,两手向后。亦可取卧位练习。

(3)上胸及肩带舒展训练：取坐位或站位，吸气时两上臂上举过头，呼气时弯腰屈膝，双手向下触地，无法触地者双手尽量向下伸。

(4)头前倾和驼背姿势矫正训练：面对墙壁站于墙角，两臂外展90°，手扶于两侧墙面（牵张锁骨部）或两臂外上举贴于墙面（牵张胸大肌、胸小肌），同时身体前倾，做扩胸练习，或两手持体操棒置于后颈部以拉伸胸大肌，并做挺胸练习。

3. 全身性运动和呼吸肌训练　COPD患者常因为体力或心理等因素，惧怕运动时会出现呼吸困难，从而减少运动，使活动强度明显低于实际肺功能所能耐受的强度。全身性运动可改善机体运动耐力和气体代谢，呼吸肌训练可改善呼吸肌耐力，缓解呼吸困难。

(1)测定实际运动耐力：COPD患者运动过程中要注意控制最大心率和观察呼吸症状。对于有条件的COPD患者，可以先进行活动平板或功率车运动试验，得到实际最大心率及最大心脏功能容量（MET）。对于没有条件进行运动试验的COPD患者，可做6分钟或12分钟行走距离测定，以判断COPD患者的运动能力，然后采用定量行走或登梯练习来进行训练。除了控制心率，COPD患者运动后还需要控制呼吸症状，即运动后不应出现明显气短、气促（即以仅有轻度至中度气短、气促为宜）或剧烈咳嗽。

(2)全身肌肉训练：可采取步行、登楼梯、踏车、上下肢训练等方式，以安全、可耐受为基础，采取低强度、渐进的康复训练方法。

每次运动训练应分为三部分进行：①准备活动。以步行和体操为宜，时间为5~10分钟，在活动中注意呼气时必须放松，不应用力呼气。②训练活动。可短时间分次进行，起始时间以5分钟为宜，直至每天能耐受20分钟的训练，也可1次持续训练20分钟，依据病情而定，每次活动后心率至少增加20%~30%，并在停止活动后5~10分钟恢复至训练前的心率值，或活动至出现轻微呼吸急促为止。对于稍微活动即出现呼吸短促的COPD患者，首先应消除其对运动的紧张心理，并在活动时给予吸氧。③结束活动。训练后即进行肢体牵张。

训练频率可从每天1次至每周2次不等，达到靶强度的时间为10~45分钟；训练持续时间通常为4~10周，时间越长效果越明显，为保持训练效果，应在家中继续训练。

(3)呼吸肌训练：可以改善呼吸肌耐力，缓解呼吸困难症状。①增强吸气肌的练习。采用抗阻呼吸器（具有不同粗细直径的内管），在吸气时产生阻力，呼气时没有阻力。开始练习每次3~5分钟，一天3~5次，以后练习时间可增加至20~30分钟，以增加吸气耐力和吸气肌肌力。②增强呼气肌的练习。COPD患者常有腹肌无力，无力的腹肌常使腹腔失去有效的压力，从而减少膈肌的支撑及损害外展下胸廓的能力。常用方法有腹肌练习、吹瓶法、吹蜡烛法。

(四)促进有效排痰

尽快控制感染，积极清除呼吸道分泌物，始终保持呼吸道通畅是治疗COPD的有效手段。

1. 湿化气道　针对COPD患者痰液黏稠、咳痰困难的问题，需要加强气道湿化。首先，应鼓励COPD患者多饮水，保持体液充足，使呼吸道黏膜湿润，并起到稀释痰液的作用；其次，COPD患者要配合使用祛痰药和进行雾化吸入治疗，以湿化气道。

2. 胸部物理疗法　通过胸部物理疗法（即有效咳嗽、体位引流、叩击、震颤等方法），积极清除呼吸道分泌物，始终保持呼吸道通畅，促进有效呼吸，以提高血氧浓度，降低CO_2浓度。

（1）指导有效咳嗽排痰：COPD患者有效咳嗽能力降低，使痰液不易咳出，影响通气功能，增加感染风险。应指导COPD患者进行有效咳嗽，在晨起时咳嗽，排出夜间积聚在肺内的痰液；在就寝之前咳嗽，有助于睡眠。

（2）体位引流：适用于呼吸道分泌物过多的COPD患者。该方法依病变部位不同，使病变部位处于高处，引流支气管开口向下，利用重力原理将肺叶内的分泌物引流到较大的呼吸道，从而排出，引流频率视分泌物的量而定，引流时间渐进式增加。分泌物少者，每天上午、下午各引流1次；痰量多者，宜每天引流3~4次，在饭前1小时或饭后2小时进行，以避免发生呕吐。每个部位引流5~10分钟，当有两叶以上肺叶需要引流时，从上叶开始，总引流时间不宜超过45分钟，以免引起疲劳。

（3）胸部叩击和震颤：叩击胸部可以起到震动气道的作用，使痰液松动，利于咳出，同时也能减少COPD患者呼吸肌做功，减少耗氧，多为体位引流的辅助治疗手段。胸部叩击时应双手五指并拢，手掌空心成杯状，掌指关节自然呈120°~150°，肩部放松，并按45次/分的频率叩击，手掌大鱼际肌、小鱼际肌或整个手掌缘紧贴皮肤震动，相邻两次叩击的部位应重叠1/3，自下而上，自外而内，可单人、双人或单人双手交替叩击。在叩击过程中，应避开肾区、肝区、脾区、脊柱、胸骨、女性乳房、切口和引流管处。叩击肺叶时，每一肺叶叩击2~3分钟，每次10~15分钟。避免直接在裸露的皮肤上操作，可在叩击部位垫薄毛巾。有禁忌证者不宜叩击。

（五）日常生活指导

1. 体力节省技术　在日常生活中，应指导COPD患者节省体力，以便能完成更多活动。活动前先做好计划安排，工作节奏快慢适度，轻重工作交替进行，活动间歇休息，以尽量节省体力，避免不必要的耗氧，这样可以减轻或避免呼吸困难。原则如下：

（1）事先准备好日常工作或活动所需的物品或资料，并放在一处。

（2）把特定活动所需的物品放在活动开展的地方。

（3）尽量取坐位，家里的日用品要尽量随手可取，以减少不必要的伸手或弯腰。

（4）移动物品时用双手，搬动笨重物体时用推车。

（5）活动过程中身体尽量左右活动，避免不必要的前后活动。

（6）活动要缓慢而连贯地进行。

(7) 活动或者做家务时要经常休息,至少每小时休息 10 分钟,轻重工作要交替进行。

2. 营养　约 25% 的 COPD 患者有体重指数下降,影响 COPD 预后。COPD 患者应通过加强锻炼,提高机体抵抗力,减少身体慢性消耗。宜摄入高蛋白、高热量、高维生素、低脂肪、易消化的食物,如瘦肉、蛋、奶、鱼、蔬菜、水果等,同时少食多餐,避免加重喘憋。COPD 患者每天摄入的热量应是休息时能量消耗的 1.7 倍,其中蛋白质应当每天至少摄入 1.7g/kg。

3. 预防呼吸道感染　可通过体育锻炼增强体质,提高免疫力。

4. 戒烟　停止吸烟是防治 COPD 的重要措施,鼓励制订书面戒烟计划。

5. 避免或减少有害粉尘、烟雾或气体吸入　加强卫生宣教,避免环境污染,改善工作条件,加强劳动保护。在与污染的大气接触时更要注意个人保护,可佩戴口罩并尽量缩短接触时间,以避免或减少有害粉尘、烟雾及刺激性气体的吸入。

第十二节　阿尔茨海默病的居家医疗护理

一、疾病概述

(一) 定义

阿尔茨海默病(Alzheimer's disease, AD)是一组病因未明的原发性退行性脑变性疾病,本病起病隐匿,病程缓慢且不可逆。患病率女性略高于男性,且随年龄而增加,30 岁以后均可发病,但以 50 岁以后发病者居多。

(二) 危险因素

AD 的病因和发病机制不明,目前倾向于认为本病的发生与遗传和环境等因素有关。

1. 遗传因素　25%~40% 的病例有家族史,家族中至少两代人出现 AD 患者,可能与位于人类 14 号染色体上的基因缺陷有关,呈常染色体显性遗传。患有唐氏综合征的患者容易发病。出生时父母年龄在 40 岁以上者,患 AD 的危险性增加。

2. 年龄因素　高龄是脑组织退行性病变唯一明确的危险因素,是 AD 最常见的危险因素,约占 90%。患者多于 65 岁后罹患 AD,约有一半 85 岁后发病。

3. 社会心理因素　老年人如果不善用脑,心情抑郁,意志薄弱,缺乏进取心,易出现智力减退现象。

4. 疾病因素　高血压、糖尿病、冠心病、神经精神疾病、感染、免疫系统衰退、甲状腺疾病及脑外伤等可能与 AD 的发生有关。

5. 其他因素　铝和硅的蓄积中毒、烟酒不良嗜好、滥用药物等可能与 AD 的发生有关。

在各种因素的作用下，AD 患者的脑组织可发生一系列病理变化，主要表现为脑皮层弥漫性萎缩，尤以额叶和颞叶明显。脑沟增宽变浅，脑回变窄，脑室扩大。皮层细胞大量死亡，伴有胶质细胞增生。本病经典的病理改变为：病变部位出现散在的由退变的神经轴突围绕一淀粉样蛋白质的核心组成的细胞外老年斑或轴突斑，神经元细胞质内可见神经元纤维缠结和颗粒空泡变性，以及血管壁淀粉样蛋白质沉积。

（三）临床表现

1. 记忆障碍　是 AD 早期的突出症状。早期主要累及近期记忆，记忆保存障碍（3 分钟内不能记住三个无关词）和学习新知识困难。主要表现为好忘事，严重时刚说过的话或做过的事转眼即忘，凡事需别人提醒或靠备忘录。疾病早期学习新知识和掌握新技能的能力减退，只能从事简单刻板的工作。随着病程进展，远期记忆也受损，不能回忆自己的工作经历、生活经历甚至自己的年龄。严重时，连家中有几口人及他们的姓名、年龄和职业都不能准确回忆。可出现似曾相识和旧事如新等感受，如遇陌生人热情招呼，犹如亲人，而对于熟人熟地却感到陌生。为了弥补记忆方面的缺损，有的患者以虚构或错构来填充记忆的空白。

2. 视空间障碍　是 AD 早期的症状之一，表现为患者在熟悉的环境中迷路，找不到自己的家门，甚至在自己家中也发生走错房间或找不到厕所的情况。

3. 智能障碍　AD 患者表现为全面的智力减退，包括理解、推理、判断、抽象概括和计算等认知功能减退。首先是计算困难，不能进行复杂运算，逐渐进展至两位数以内的加减运算也不能完成。患者逐渐表现为思维能力减退，不能进行抽象逻辑思维，不能区分事物的异同，不能进行分析归纳，看不懂小说、电影情节等，听不懂他人谈话，不能完成或胜任熟悉的工作，最后完全丧失生活能力。

4. 言语障碍　是大脑皮层功能障碍较敏感的指标，故言语障碍的诊断有助于本病的诊断。AD 患者言语障碍特点因疾病处于不同阶段而有所差异。最早的言语障碍是言语空洞，找词困难，用词不当，说话赘述不得要点，不能列出同类物品的名称。也可出现阅读困难，继之命名不能，在命名测验中首先对少见物品的命名能力丧失，随后对常见物品命名亦困难。之后出现感觉性失语，不能进行交谈，可出现重复言语、模仿言语、刻板言语，最后患者仅能发出不可理解的声音，或者缄默不语。

5. 失认症和失用症　失认症以面容认识不能最为常见，患者不能通过面容辨别人物，不认识自己的亲属和朋友，甚至丧失对自己的辨认能力。失用症表现为不能正确地以手势表达想法，不能作出连续的复杂动作，如穿衣、用餐等。

6. 人格改变　常出现在疾病的早期，最初的人格改变表现为患者变得主动性不足、活动减少、孤僻、冷漠、易激惹，进而表现为缺乏羞耻感及伦理感、行为不顾社会规范、不修边幅、常拾捡破烂、乱取他人之物据为己有、争吃抢喝。病情严重时，可表现本能活动亢进，如当众裸体，甚至出现性行为异常等。

7. 痴呆行为和精神症状　包括幻觉、妄想、错认、抑郁、躁狂、无目的地漫游和徘徊、躯体和言语性攻击、喊叫、大小便失禁及睡眠障碍等。

8. 神经系统症状　部分患者在病程中可出现意识障碍，如意识模糊和谵妄，通常由躯体疾病因素诱发，如无症状性肺炎、前列腺肥大、泌尿系统感染、外伤骨折、营养不良、镇静剂过量、电解质紊乱等。抽搐发作可见于疾病的晚期，并有锥体系和锥体外系症状和体征，包括震颤、肌强直和肢体屈曲等，也可出现强握、吸吮等原始反射。

（四）临床诊断

关于 AD 的诊断，目前一般参考的是《美国精神障碍诊断与统计手册》(第 4 版)(DSM-Ⅳ)和美国国立神经病学语言障碍卒中研究所和阿尔茨海默病及相关疾病学会(NINCDS-ADRDA)的诊断标准。

1. DSM-Ⅳ中关于 AD 的诊断标准

(1) 进展性多个认知功能缺陷，包括以下两项。

1) 记忆障碍：包括学习新知识和回忆旧知识具有障碍。

2) 一个或多个认知功能损害：包括失语（言语障碍）、失用（运动功能正常但应用不能）、失认（感觉器官正常但不能认识外界物体），以及执行功能（计划、组织、排序、抽象概括能力）障碍。

(2) 以上认知功能缺陷导致患者社会活动和职业工作能力明显减退，不能胜任以往工作。

(3) 认知功能缺陷起病缓慢，并持续进展。

(4) 认知功能缺陷一般由下列原因导致：①脑血管病、帕金森病、亨廷顿病、慢性硬脑膜下血肿、正常颅压脑积水、脑肿瘤等。②甲状腺功能减退、维生素 B_{12} 缺乏、叶酸缺乏、烟酸缺乏、高钾血症、神经梅毒和 HIV 感染等。

2. NINCDS-ADRDA 中关于 AD 的诊断标准

(1) 诊断标准。

1) 临床检查有痴呆，并由神经心理检查确定。

2) 两个或两个以上认知功能缺陷，并呈进行性恶化。

3) 无意识障碍。

4) 40~90 岁起病，多见于 65 岁以后。

5) 排除其他引起进行性记忆和认知功能损害的系统性疾病和脑部疾病。

(2) 支持标准。

1) 特殊性认知功能，如言语、运动技能、知觉的进行性损害。

2) 日常生活功能损害或行为方式的改变。

3)家族中有类似病史,特别是有神经病理学或实验室证据者。

4)实验室检查腰椎穿刺压力正常;脑电图正常或无特殊改变(如慢波增加);影像学检查证实有脑萎缩,且随诊检查有进行性加重。

(3)排除标准。

1)突然起病或卒中样发作。

2)早期有局灶性神经系统体征,如偏瘫、感觉缺失、视野缺损、共济失调。

3)起病或疾病早期有癫痫发作或步态异常。

3. 诊断分期

(1)临床病理期:脑组织病理学检测发现,神经元细胞内 Tau 蛋白异常磷酸化,形成神经纤维缠结。神经元细胞间有 $A\beta_{42}$ 淀粉样蛋白沉积形成的神经炎性斑,神经元变性坏死及血管淀粉样变。无临床表现。

(2)无症状的临床前期:脑脊液生物标志物水平异常,$A\beta_{42}$ 淀粉样蛋白浓度降低,或总 Tau 蛋白浓度升高,或磷酸化 Tau 蛋白浓度升高,或此三者皆有;正电子发射断层显像(PET)或单光子发射计算机断层成像(SPECT)发现双侧颞顶区葡萄糖代谢降低;磁共振成像(MRI)检查显示海马体、内嗅皮质、杏仁核体积减小;直系亲属中有 AD 的常染色体显性遗传突变。无临床表现。

(3)有症状的痴呆前期:轻度认知功能障碍阶段,有记忆障碍主诉,日常生活能力正常或轻度下降,客观评估发现认知损害但未达到公认的 AD 诊断标准。

(4)临床痴呆期:符合可能的 AD,很可能的 AD 诊断标准及病理确诊的 AD 诊断标准。

4. 修订后的诊断标准

(1)诊断标准:符合 A、B、C、D 或 E 中至少一项。

A. 早期、显著的情景记忆障碍,包括以下特点。

逐渐出现的进行性的记忆功能下降,超过 6 个月。

客观检查发现显著的情景记忆损害,主要为回忆障碍。

情景记忆障碍可在起病或病程中单独出现,或与其他认知改变一起出现。

B. 存在内颞叶萎缩:MRI 定性或定量测量发现海马体、内嗅皮质、杏仁核体积减小(参考同年龄人群)。

C. 脑脊液生物标志物异常:$A\beta_{42}$ 淀粉样蛋白降低、总 Tau 蛋白和磷酸化 Tau 蛋白增高。

D. PET 的特殊表现:双侧颞顶区葡萄糖代谢降低,PET 放射性示踪剂 FDDNP 预见 AD 病理的改变。

E. 直系亲属中有已证实的常染色体显性遗传突变导致的 AD。

(2)排除标准。

1)病史:突然起病,早期出现步态不稳、癫痫、行为异常。

2)临床特点:局灶性神经系统症状体征,如偏瘫、感觉缺失、视野损害;早期的锥体外系体征。

3)其他疾病状态严重到足以解释记忆和相关症状:非AD痴呆,严重的抑郁,脑血管病,中毒或代谢异常(要求特殊检查证实)。

(3)确定标准。

1)临床和组织病理(脑活检或尸检)证实为AD。

2)临床和遗传学(染色体1、14、21突变)证实为AD。

(五)临床治疗

现有的治疗方法在疾病的早中期尚能取得一定的效果,在疾病的晚期则效果不佳。因此,AD的治疗原则是早期诊断、早期治疗、早期预防及联合治疗。治疗目的是改善症状、延缓病情进展、加强护理、防治感染、防止患者死亡。治疗方法主要为对症支持治疗和药物治疗。

1. 对症支持治疗　AD患者自理能力差,容易出现并发症,如肺炎、压疮等,应予以对症处理,注意预防感染及进行相应治疗。注意患者饮食、营养、水和电解质平衡,鼓励适当活动和锻炼,并辅以物理治疗(如认知疗法、刺激疗法等)。有效的护理工作能帮助改善患者的生活质量。

2. 药物治疗

(1)改善认知功能:目前主要有两类药物,一类是乙酰胆碱酯酶抑制剂(acetylcholinesterase inhibitor, AChEI),AChEI能改善患者的记忆和认知能力及日常生活能力、减轻患者的精神行为症状,用于轻中度AD患者的治疗,代表药物为多奈哌齐、利凡斯的明、石杉碱甲等。另一类是$N-甲基-D-$天门冬氨酸(NMDA)受体拮抗剂,用于中重度AD患者的治疗,代表药物为美金刚。两类药物对于AD的治疗都有较为肯定的疗效。特别是对于中重度患者,两者联合使用效果更好。AChEI和NMDA受体拮抗剂获美国食品药品监督管理局(FDA)批准,用于AD的治疗。

1)治疗方法。①多奈哌齐:是第二个美国FDA批准用于AD临床治疗的AChEI,能有效地改善患者的认知功能,其生物利用度高(40%~100%)、半衰期长(70~80小时)、选择性好,每日仅服用1次,1次5mg,最大剂量可用至10mg。国内外已广泛应用。氨茶碱和西咪替丁可改变其药代动力学特征,同时使用时应注意观察。②利凡斯的明:是新一代的假性不可逆性AChEI,其生物利用度高(40%~100%)、选择性好,半衰期虽短,但它的"假性不可逆性"性质提示药物具有较长的作用时间。每日服用2次,进食时服用可减少其不良反应。口服用于治疗轻中度AD。初始剂量1.5mg、2次/日,2周后加至3mg、2次/日,最大剂量不超过6.0mg、2次/日。③石杉碱甲:是国内分离出的一种生物碱,为强效AChEI,不良反应小,目前已用于临床。此类药物口服吸收迅速而完全,易透过血-脑屏障,具有改善记忆功能的作用,主要通过肾脏排泄,故肾功能不全患者禁用。此外，癫痫、心绞痛及机械性肠梗阻患者禁用。口服，一次 0.1~0.2mg，2 次/日，一日量最多不超过 0.45mg。④美金刚：临床用美金刚治疗中重度 AD，能改善患者的认知功能、心理状态和日常生活能力。有研究表明，美金刚对失语，特别是血管性失语具有改善作用。而且有研究提示，美金刚具有延缓老年 AD 病情进展和神经保护的作用。为了减少药物的不良反应，在治疗前 3 周应按每周递增 5mg 剂量的方法逐渐达到维持剂量，推荐剂量为每日 20mg，分 2 次服用，一般服药 2 周后可见疗效。临床安全性和耐受性较好。

2）注意事项。AChEI 具有收缩支气管平滑肌的作用，且作用于延髓的血管运动中枢，可以引起哮喘发作、心率减慢、心排血量降低和血压下降等，因此支气管哮喘、低血压、心动过缓患者慎用，在用药开始后的一段时间应注意观察患者的血压和心率。美金刚在应用于中度肾功能损害者时，应将剂量减为 10mg/d，严重肾功能损害则不推荐使用本药；肝功能损害者能否应用目前尚无定论；有癫痫、惊厥史或易感体质者慎用；心肌梗死、未有效控制的高血压等人使用本药时应密切观察。中重度 AD 患者通常会存在驾驶和机械操作能力损害，而且可能改变患者的反应能力，因此在服用美金刚时尽量避免操作机械。老年人各个器官功能下降、身体耐受能力差，用药时需从小剂量开始，逐渐加量。

3）药物不良反应。AChEI 的不良反应主要为胃肠道反应，表现为恶心、呕吐、腹泻。此外，还有头晕、失眠、肌肉痉挛、疲乏等，多为短暂性，停药后可缓解或消失。此时一般换用另一种不良反应小的 AChEI，或者加用促胃肠动力药（如多潘立酮等），可减轻胃肠道反应。美金刚引起的不良事件多为轻中度，常见的有幻觉、意识混乱、头晕、头痛和疲倦；少见的有焦虑、肌张力增高、呕吐、膀胱炎、性欲增加等。有惊厥、癫痫病史的患者易诱发癫痫。

(2)针对精神症状

1）治疗方法。AChEI 及美金刚可以改善 AD 患者的精神症状，为首选的治疗药物。尽量减少使用抗精神病药物及镇静药物，因为两者都可以加重 AD 患者的病情及增加 AD 患者的死亡风险。但是，如果 AD 患者的精神症状严重影响患者、家人或照护者的生活，或采用其他方法无法控制患者的精神症状时，可适当选用非典型的抗精神病药物，尽量不用典型的抗精神病药物，后者较前者不良反应更大，更能加重病情。对于老年患者，服用镇静催眠药物的原则是小剂量开始，逐渐加量，减量缓慢，小剂量维持。尽量避免同时使用两种以上的镇静催眠药物，可先试用一种药物，再根据病情需要加用其他药物。①喹硫平：AD 患者用药建议起始剂量为 25mg/d，每日增加剂量，直至有效剂量。老年患者有效剂量较年轻患者（一般为 300~450mg/d）低，老年患者用药合适范围为 50~300mg/d。②奥氮平：AD 患者初始剂量为 1.7~2.5mg（1/3~1/2 片），逐步增加剂量，每日最大剂量 <10mg。③利培酮：AD 患者用药建议起始剂量为每次 0.5mg、2 次/日，剂

量可根据个体需要进行调整。剂量增加的幅度为每次0.5mg、1次/日,直至每次1~2mg、2次/日。AD患者过度兴奋吵闹时,可以用氟哌啶醇,一次2.5~5.0mg治疗。抑郁患者可以选用舍曲林、帕罗西汀、文拉法辛等,有效的抗抑郁治疗可以改善患者认知功能和生活质量。各种抗抑郁药疗效差别不大,有效率多在70%~80%,但不良反应差别较大。三环和四环类抗抑郁药通常有明显的抗胆碱和心血管系统不良反应,包括心脏传导阻滞、直立性低血压、尿潴留等,老年AD患者应慎用。选择性5-羟色胺再摄取抑制剂(SSRIs)的不良反应相对较少,而且服用方便,1次/日,相对比较安全,适合老年AD患者使用。SSRIs的有效治疗剂量分别为:氟西汀20mg/d,帕罗西汀10~20mg/d,舍曲林25~50mg/d,氟伏沙明25~50mg/d,西酞普兰10~20mg/d。少数疗效欠佳者,可适当增加剂量。

2)注意事项。由于非典型抗精神病药物可以增加AD患者的总死亡率,所以老年AD患者在应用时一定要权衡利弊,从小剂量开始,避免骤停。奥氮平可引起嗜睡、神经阻滞剂恶性综合征(高热、肌强直、意识改变和自主神经功能紊乱)、代谢紊乱,慎用于有惊厥病史的患者,合并前列腺增生、闭角型青光眼等疾病时应谨慎使用,严重肾功能损害或中度肝功能损害患者要减量使用。避免利培酮与呋塞米合用,因为脱水是老年AD患者重要的死亡因素,合用可导致脱水,增加死亡率。单用利培酮也可引发脑血管意外,引起直立性低血压、迟发型运动障碍等,应视情况适当减量或停药。喹硫平要慎用于伴有心脑血管病或低血压的患者,因其易导致困倦,可伴有轻微的与剂量有关的甲状腺激素(尤其是总T_4和游离T_4)水平下降,AD患者要注意复查甲状腺功能。此外要特别注意,路易体痴呆患者对抗精神病药物比较敏感,一定要慎用。老年患者中枢神经系统对氯硝西泮较敏感,应要从小剂量开始使用,氯硝西泮用于严重精神抑郁患者时可使病情加重,甚至导致自杀倾向,应避免大量使用,也不宜骤停,并慎用于饮酒患者。SSRIs在抗抑郁治疗方面各有优势,如帕罗西汀、氟伏沙明具有一定的镇静作用,可改善睡眠,适合用于伴有失眠、激越的患者;而氟西汀引起失眠、激越的可能性大,适合用于伴有淡漠、思睡的患者。另外,需要个体化用药。老年患者常患有多种躯体疾病,要同时使用其他多种治疗药物,因此应尽量选用对肝脏P450酶影响较小的药物,以提高用药安全性,如选用舍曲林、西酞普兰、左旋西酞普兰等。

3)药物不良反应。奥氮平主要不良反应是体重增加、嗜睡,对AD患者的不良反应主要为导致异常步态、跌倒,其次为尿失禁及肺炎等。喹硫平常见的不良反应为头晕、困倦,其次为白细胞减少症、心动过速、口干、便秘、直立性低血压、血清转氨酶升高、体重增加等。利培酮在老年患者中的主要不良反应是头晕、口干,其次为水肿、嗜睡、锥体外系症状、咳嗽、皮疹等。氯硝西泮的不良反应则是嗜睡、头昏、共济失调、行为紊乱、异常兴奋、肌力减退等,较少发生幻觉、精神错乱等。SSRIs主要的不良反应有恶心、呕吐、腹泻、激越、失眠、静坐不能、震颤、性功能障碍和体重减轻。

(3) 干预 AD 的危险因素：治疗高血压、糖尿病、高脂血症；进行抗动脉粥样硬化、抗炎、抗氧化等治疗。此外，还可以应用脑代谢活性药（如双氢麦角碱、茴拉西坦等）及抗氧化剂（维生素 E、银杏叶制剂）等干预相关危险因素。

二、居家照护

老年 AD 患者的居家照护是一项长期而艰巨的任务，对照护者体力要求高，同时照护者需要了解 AD 的特点，心理上接受患者认知能力逐渐下降的事实。

（一）照护原则

(1) 不要突然改变生活环境，确保日常活动有规律、有秩序。

(2) 对话尽量使用简短、易懂、清楚明确的语句。

(3) 根据需要重复重要的信息。

(4) 记忆时间、地点及名字是有益的。

(5) 对待患者要有耐心，耐心等待他们作出回应（以分钟计，而非秒）。

(6) 虽然有时存在困难，但应尽量使他们能够理解自己所说话语的意思。

(7) 避免无意义的争论。不要坚持自己的意见，应该忍让或转变话题。

(8) 称赞比批评更有效。尽量避免指责他们，如反应正确，应该给予称赞。

（二）饮食

(1) 尽量在相同的时间、地点，利用经常使用的器皿进食。

(2) 饮水困难者可使用吸管、大勺子或固定在手上的勺子饮水。

(3) 患者对温度不敏感，在进食时应防止烫伤。

(4) 每口吃的要少，缓慢进食。

(5) 食物要切碎，以便于咀嚼和吞咽。

(6) 重度患者可进食流食。

（三）生活照护

1. 脱换衣物

(1) 患者经常会忘记穿脱衣的方法、穿与季节不符的衣服。因此，应准备更换方便的衣物，衣物应按穿着顺序放置。

(2) 患者如拒绝穿脱衣服，应提供平时喜欢的颜色或样式的衣服。

(3) 尽量让患者自己穿衣裤。

(4) 反复教患者穿衣服的方法。

(5) 准备防滑的鞋子。

2. 洗澡

(1) 使患者养成经常洗脸或洗澡的习惯，让其认为洗澡是一件愉快的事。

(2) 在患者身体状况良好或情绪稳定时洗澡，并向患者说明洗澡的过程。

(3)患者不情愿或拒绝洗澡时应暂停洗澡,在其情绪良好时再洗。

(4)空腹或饱食后不宜洗澡。

(5)尽量让患者自己洗澡,但应保证安全。

(6)尽量不要在夜间洗澡,洗澡时间以早上最佳,每周1~2次。

3. 大小便

(1)按大小便间隔时间制订时间表,定时督促。

(2)在卫生间门上贴上醒目标识。

(3)让患者多吃蔬菜、水果,防止便秘。

(4)睡觉前尽量限制饮水。

(四)沟通

患者理解能力、注意力都下降,在沟通过程中应注意:

(1)走近患者时可握着患者的手,叫他(她)的名字。

(2)在对话之前最好集中患者的注意力。

(3)注意倾听患者所述,并给予尊重。

(4)避免在嘈杂的环境中对话。

(5)与患者面对面进行眼神交流,也可利用文字、图片、照片或身体接触等非语言的交流方式。

(6)尽量使用患者患病前使用的语言或易理解的语言。

(7)如患者没有攻击性行为,双方距离最好在1米以内。

(8)句子要简短,一个句子里不要包含两个信息。

(9)每次见面时先介绍自己,称呼姓名,尽量避免"你认识我吗?"等提问式语言。如没有反应,稍等一会儿,再次询问。

(五)居住场所

(1)居住场所避免过多的家具和装饰物,使患者能够自由活动,以增加其独立性,减轻照护人员的负担。

(2)避免电视或收音机等发出不必要的噪声,以免干扰与患者的交流。

(3)镜子和闪光的表面可能会使患者产生恐惧感。有的患者可能会将自己的镜像看成陌生人,从而产生焦虑;有些患者也可能判断不出一个玻璃门或窗子是开着还是关着。

(4)杂乱会增加患者定向力的障碍。在房间里最好只放置日常需要的物品,并尽量确保每样东西都在固定的位置上。

(5)患者可能需要他人帮助来辨认房间。可以借助图形,提醒壁橱、抽屉等里面装有什么东西,这对有定向力障碍的患者来说是很有益的,可使他们获得安全感。

(6)用黑板或便条纸将每天需要做的事情列举出来,可以帮助患者安排时间,减少混乱感。

(7) 使用能清楚显示日期、容易识读的挂钟和日历。

(六) 药物护理

(1) 不应让患者自己服用药物，照护人员应对患者服用的药物进行管理，特别是治疗糖尿病的药物、抗癌药物、免疫抑制剂等。

(2) 防止发生药物误服、多服、重复服用等情况。

(3) 服用药物期间充分摄入水分。患者容易出现脱水症状，且不会准确表达口渴。为预防脱水，除了进餐时的水分摄入，患者应每日额外摄入500mL左右的水。

第十三节 骨关节病的居家医疗护理

一、疾病概述

(一) 定义

骨关节病是一种以局部关节软骨退变、骨质丢失、关节边缘骨刺形成、关节畸形和软骨下骨质致密为特征的慢性关节疾病，又称骨关节炎（osteoarthritis，OA）。

(二) 危险因素

目前病因尚不明确，但认为骨关节病主要与年龄增长和肥胖引起的关节软骨退变有关。

1. 年龄　是骨关节病的主要危险因素，随着年龄的增长，关节软骨退变是一种自然衰老的表现。

2. 性激素　50岁以前男女患骨关节病的概率无明显差异，50岁以后女性患病率明显高于男性，这可能与性激素的分泌有关。老年女性雌激素水平低下，成骨细胞不活跃，造成骨关节病。

3. 遗传倾向　骨关节病患者多有家族聚集的倾向。髋关节、腕掌关节骨关节炎在白种人中多见。

4. 关节过度磨损　关节负荷过重（如肥胖）、关节负荷不均（如不协调的运动）或关节过量活动（如经常剧烈活动）等引起的关节形状异常都可增加关节软骨局部的负荷，使磨损增加，造成关节软骨的损伤，导致骨关节病的发生。

5. 骨密度下降　当软骨下骨小梁变硬时，其承受压力的能力下降。因此，骨质疏松者出现骨关节病的概率较高。

6. 损伤与感染　凡能损伤软骨的病变（如感染、损伤等），均能继发骨关节病。

7. 肌肉支持力度不足　常见原因为老年人活动量下降，造成肌肉力量降低，对关节的支持及协调能力降低，促使骨关节病的发生。

(三) 临床表现

骨关节病主要表现为受累关节的疼痛、肿胀、晨僵、关节积液及骨性肥大，可伴有活动时的骨擦音、功能障碍或畸形。

1. 疼痛及压痛　常见的表现是关节局部的疼痛和压痛。负重关节及双手较易受累。一般早期为轻度或中度间断性隐痛，休息时好转，活动后加重，随病情进展可出现持续性疼痛，或导致活动受限。关节局部可有压痛，在伴有关节肿胀时尤为明显，部分关节疼痛可表现为放射痛，如髋关节疼痛可放射到腹股沟、大腿内侧及臀部。

2. 肿胀　早期为关节周围的局限性肿胀，但随病情进展可有关节弥漫性肿胀、滑囊增厚或伴关节积液，后期可在关节周围触及骨赘。如手部骨关节病以远端指间关节受累最为常见，表现为关节伸侧骨性膨大，称赫伯登（Heberden）结节；近端指间关节伸侧骨性膨大则称布夏尔（Bouchard）结节。

3. 晨僵　患者可出现晨起时关节僵硬及黏着感，经活动后可缓解，晨僵时间较短，一般持续数分钟至十几分钟，很少超过三十分钟。

4. 骨擦音　主要见于膝关节的骨关节病患者。由于软骨破坏，关节表面粗糙，出现关节活动时骨擦音、捻发感，或伴有关节局部疼痛。

5. 畸形　发生骨关节炎症后出现骨质增生，可导致关节畸形，例如手指关节增生及侧向半脱位可致蛇样畸形，膝关节受累后可出现膝内翻或膝外翻畸形，跖趾关节受累可出现拇外翻等畸形。

6. 其他压迫症状　脊柱骨关节病可有椎体、椎间盘及后突关节的增生和骨赘，压迫局部血管和神经时可出现相应的放射痛和神经症状。颈椎受累压迫椎-基底动脉，可引起脑供血不足的症状。腰椎骨质增生导致椎管狭窄时可出现间歇性跛行及马尾综合征。

(四) 临床治疗

治疗目的为控制疼痛和改善功能。应该考虑患者的功能需求、功能障碍程度、年龄、其他疾病和既往治疗情况。治疗方案因病变部位不同而异。对继发性骨关节病的患者，还应治疗基础疾病（如痛风、焦磷酸钙沉积症、假性痛风），以减轻损害。

1. 一般治疗　避免受累关节损伤。症状严重时应休息，患肢抬高并制动，可减轻疼痛，防止畸形。

2. 理疗及运动治疗　对病变关节局部行必要的理疗和适当按摩，可减轻症状。症状较轻者，可在症状缓解期进行适当运动，以避免发生骨质疏松和肌萎缩。还可进行针对性肌力训练，如股四头肌锻炼，以增强肌力、改善关节稳定性。

对于下肢关节病变，需要避免某些锻炼方式，如慢跑、跳跃、网球或篮球等活动可造成关节被反复撞击。步行、骑车和游泳是较合适的锻炼方式。锻炼时应注意避免过度负重。

热敷、热水浴、冰疗等都很有用，手部受累时更应如此。研究表明，骨关节病患者经过规律的锻炼后，功能会得到改善。但对于全膝关节置换者，术后锻炼对预后没有太大影响。

3. 药物治疗　保护关节软骨的药物（如氨基葡萄糖和硫酸软骨素）和各种非甾体抗炎药可缓解疼痛。近年的研究表明，应用环氧化酶2（COX-2）特异性抑制剂可获得较好的疗效。

早期的研究认为，关节内注射透明质酸钠可起到润滑关节、保护关节软骨的作用，但近年来有研究表明，关节内注射透明质酸钠的效果同安慰剂相当，故国外的指南中已不再推荐。病变关节腔内的封闭治疗可短期内缓解症状，但对软骨有损害作用，应慎用。

4. 手术治疗　手术成功率与许多因素有关，如患者年龄、疾病部位、患者活动度及依从性、手术技术及关节置换的假体类型等。现简要介绍四种基本手术类型。

（1）清创灌洗术：对浅表关节（如膝关节）的早期病变很有用，但这是暂时性的方法。通过关节镜持续向关节腔注入生理盐水，并不断吸出冲洗液，可排出炎性渗液、代谢废物、碎屑和小直径（<2mm）的游离体。还可在关节镜下刨削、修正不平的关节面和半月板。对于较大的游离体，可在关节镜引导下取出，或定位后做小切口取出。

（2）截骨术：随着疾病进展，出现力线异常或关节各部分机械负荷不均时，截骨术很有用。手术目的是恢复正常力线和分散关节应力。这种手术常用于膝关节。有股骨近端截骨术、髋关节松解术、胫骨高位或股骨髁上截骨术等。

（3）关节融合术：是很好的补救性手术，能缓解疼痛，但会导致活动功能丧失，并增加相邻关节负荷。多用于手、脊柱、踝和足部，而膝、髋关节用得不多。年轻髋或膝关节炎患者或体力劳动者，单发骨关节病不宜行全关节置换时，可选择行关节融合术。

（4）关节成形术和关节置换术：关节成形术或关节置换术有多种类型。植入式关节成形术常把一软组织（如肌腱或阔筋膜）植入关节内，多用于拇指指掌指关节等小关节。关节切除成形术需去除关节表面和支持骨质，然后以瘢痕组织填充关节间隙，该术式常作为全髋关节置换术后出现感染的补救方法。关节置换术多用于髋关节和膝关节。关节置换术治疗严重骨关节病，方法可靠，效果确实。对骨关节病来说，关节置换术多用于55岁以上老年人，除特殊情况或部分继发性骨关节病外，目前以全髋、全膝置换应用较多，假体固定方式分骨水泥型和非骨水泥型。

二、居家照护

骨关节病有一定的致残率，且病程漫长、易反复。因此，加强对老年骨关节病患者的居家照护，对疾病的康复有很大的作用。老年骨关节病患者的居家照护目标在于缓解疼痛、阻止和延缓疾病的进展，保护关节功能，提高或维持患者的自理能力，减轻心理压力。

老年骨关节病患者的居家照护主要包括急性期的护理、改变生活方式（控制体重、日常生活指导）、用药护理、康复护理（运动疗法、物理治疗、使用辅助器械）、健康教育和管理等。居家照护方案应个体化，应结合患者自身情况，如年龄、性别、体重、自身危险因素、病变部位及程度等选择合适的居家照护方案。

（一）急性期照护措施

1. 病情观察要点　注意观察老年人生命体征，评估关节肿胀和活动受限的程度，有无畸形、晨僵及其程度；评估关节疼痛的原因、部位、性质、持续时间、发作情况，询问既往是否有关节扭伤史、脱位史、用药史等。

2. 疼痛照护

（1）急性期护理以止痛、消肿和改善功能为主。疼痛程度较轻者，可给予关节按摩，热敷或嘱患者稍作休息。

（2）疼痛程度较重者，首先要让患者卧床休息，用支架或石膏托固定患肢，防止畸形，再给予缓解疼痛的理疗或遵医嘱给予非甾体抗炎药。

（3）急性期缓解疼痛的姿势：指导腰部疼痛患者长时间处于同一体位时，应在膝关节下垫毛巾或小软枕，将患肢置于屈膝功能位，以减轻腰部张力，还可以利用枕头、棉被支撑疼痛部位。卧床时要保持正确的体位，床垫不宜太软，仰卧时枕头不宜过高，前臂保持旋后位，髋关节、膝关节尽量保持伸展位，踝关节保持零度位置，避免被褥压迫。

3. 休息　在急性期，休息可以减轻炎症反应及关节疼痛，应减少受累关节的活动。

4. 用药　非药物治疗无法缓解疼痛时，可遵医嘱给予非甾体抗炎药，应注意药物对胃肠道的损害，并注意止痛药的成瘾性。

5. 借助辅助器械　受累关节应避免过度负荷，膝关节或髋关节受累患者应避免长时间站立，或长时间处于跪位和蹲位。可利用手杖、步行器等协助活动。

6. 饮食　多饮水，给予高热量、高蛋白质、高维生素的流质、半流质食物，少量多餐，少吃产气食品，防止产气影响膈肌运动。

7. 心理护理　照护人员应聆听老年骨关节病患者的叙述，减轻其心理压力，必要时可请心理医生协助诊治。

（二）改变生活方式

1. 控制体重　肥胖是骨关节病发生的重要原因。身体超重者由于下肢承重大，关节长时间负重，易加速关节退化，老年人应控制饮食，坚持体育锻炼，保持适当的体重，避免肥胖，体重下降后能够防止或减轻关节的损害。

2. 饮食均衡　老年人应多摄入富含抗氧化剂的食物，而生物类黄酮可以防止自由基的破坏，减轻炎症反应。

骨质疏松的老年人应补钙，以食补为基础，要注意营养均衡，多食用奶制品（如鲜奶、酸奶、奶酪等）、豆制品（如豆浆、豆粉、豆腐、腐竹等）、蔬菜（如胡萝卜、小白菜、小油菜等），以及紫菜、海带、鱼、虾等。同时应多晒太阳及补充维生素D_3，以促进钙吸收。必要时适量补充钙剂，但应注意一定要在医生指导下补钙。

3. 穿合脚的鞋子　老年人需要选择合脚的鞋子，宜在下午或接近傍晚的时候试鞋，双脚均要试鞋。老年人选择鞋子有"鞋前宽、鞋中韧、鞋跟硬"的原则。鞋前宽能让脚趾自由活动；鞋子中段韧度宜适中，即用手扭转鞋底，如果鞋子过于坚硬不能扭动或能轻易扭成麻花状，则都不适宜；鞋跟应有一定的硬度，有2～3cm的高度，以分散老年人脚后跟的压力，但不宜穿高跟鞋。脚后跟一定要服帖，往前踮脚尖或往后贴脚跟，看鞋子是否能完全包裹住脚。

4. 戒烟　香烟中的尼古丁会使脊椎功能逐渐退化，同时抽烟引起的咳嗽会加重腰椎负担，所以经常抽烟的人比不抽烟的人更容易出现背部酸痛的情形。

5. 日常生活注意保护关节　减少下蹲、弯腰作业。避免长时间固定姿势。尽量不要让老年人去适应不良环境，老年人应保持正确的姿势，家具和操作平台的高度应适合老年人的身高。注意关节保暖，防止关节受凉和潮湿。睡眠时枕头不能太高，床垫不能太软、太硬。若要抱小孩，注意抱孩子的姿势，不要弯腰抱小孩，长时间抱小孩时可使用抱带。正确的取抱重物姿势：低位取物时，屈膝下蹲，身体靠近重物、腰挺直，抓住重物紧贴胸腹，避免弯腰提物。高处取物时，脚下垫踏台，抱物时紧贴胸腹，膝微屈。

6. 保持心情愉快　颈肩腰腿痛不仅影响老年人的行动，也给老年人带来心理上的负担，常常伴发焦虑、害怕、忧郁、紧张、烦躁不安等不良情绪。应帮助老年人进行有效的疼痛管理，减少疼痛的影响，鼓励老年人主动获取外界支持和关怀，如医护人员和家庭等的支持和帮助。获取正确的疾病相关知识，改变不良行为。调动积极性，克服焦虑、抑郁、恐惧等不良情绪，调整好情绪。掌握简单的自我放松与调节的方法，如深呼吸、听音乐、看电视等。

7. 减轻关节负荷，保护关节功能

(1) 膝关节：受累关节应避免过度负荷，避免长期、反复的剧烈运动，膝或髋关节受累的老年人应避免长时间处于跪位、蹲位及长距离行走。

(2) 脊柱：长时间保持同样的姿势会使固定部位的肌肉处于紧张状态，造成血液循环不畅，代谢物堆积，积劳成疾。生活中应注意以下几点：①正确睡姿，使用合理的、符合健康要求的寝具，尽量避免长时间的侧卧、俯卧。②端正坐姿，调整好工作、生活环境，腰背挺直、有支撑，尽量避免坐地上或炕上盘腿坐，最忌半靠着沙发、枕头长时间看书。注意看书、写字、使用电脑时，一般半个小时就应变换姿势或站起来活动一下，同时要防止空调和电扇正吹后背，注意保暖。避免久坐久站，每小时起身活动两三分钟，舒展筋骨。③正确站姿，脊柱自然仰伸，耳、肩、膝盖、踝关节在一条直线上，肩放松，下巴内收，一脚稍前伸，膝关节微曲。④避免长时间低头、仰头、歪头，可以适当做颈部活动，最好每半小时就放松颈部肌肉一次，以缓解颈部肌肉疲劳。避免弯腰提物，必要时先蹲下靠近再提物品。弯腰对脊椎是一个很大的负担，应养成屈膝蹲下的习惯，以减少脊椎的负担。正确的走姿是挺胸，手上下摆动，脚后跟先着地。

（三）用药护理

药物治疗为骨关节病的常用治疗方法，其主要作用是减轻疼痛及肿胀症状，改善关节的活动度，延缓骨关节病的发展，保护软骨。用药过程中应注意遵循医嘱，药物剂量应个体化，观察药物可能引起的不良反应。

（四）康复护理

康复护理可以保护患者关节功能，强调三阶段照护原则，即预防、恢复和维持。药物治疗主要是为了防止畸形出现，康复可以防止关节功能恢复不良。如果已有残疾，康复护理的重点则应为增加舒适程度、减少并发症的发生。

骨关节病康复护理的目标是：①控制疼痛，疼痛可使肌肉活动减少、肌肉萎缩和骨密度下降，从而影响运动功能，造成关节活动度下降，影响睡眠和导致心理压力。②保持肌力和关节活动度，保持关节功能水平，防止疼痛、虚弱和残疾的发生。③提供支持治疗，利用支具对患者丧失的部分功能进行替代。④储备能量，即教会老年人保持功能状态，避免肌肉疲劳。⑤帮助老年人根据目前的功能状态和残疾程度采取相应行为措施。康复的手段包括运动疗法、热疗、冰疗、超声疗法、电刺激、使用支具和辅助器械等。

1. 运动疗法　有规律的运动可加强肌肉、肌腱和韧带的支持作用，从而有助于保护关节、维持关节灵活度。尽量在关节不负重的情况下进行屈伸活动，若老年人可自行站立，可健肢着地负重、患肢进行屈伸关节，或取坐位进行关节屈伸锻炼；或者卧位进行针对髋关节、膝关节的运动，如仰卧起坐、直腿抬高等，次数越多越好。尽量不要做下蹲等可加重关节负荷的活动。在老年人身体允许的情况下，可进行游泳，由于浮力作用，机体各关节承受的压力和拉力比在地面运动时要小，可减轻关节负荷，改善关节功能。

在骨关节炎急性期，症状缓解消退后，若老年人可以耐受，可以早期有规律地做主动或被动的锻炼活动，通过对有关肌肉或肌群进行锻炼，增强肌肉的力量和增加关节的稳定性。肌力锻炼的方式包括：①被动活动，老年人不能主动运动时，在康复师或器械的辅助下锻炼。②主动或辅助性主动活动，老年人在康复师的帮助下（或自主进行）主动运动。关节在非负重状态下进行活动，以保持关节活动度。

2. 辅助器械　可以短期应用辅助器械及用具（如拐杖、开门器、坐便器扶手等），以帮助患者暂时缓解疾病导致的疼痛和肿胀，在急性症状缓解后不再应用，也可以长期应用以解决慢性问题。正确应用拐杖可以减少受累关节承受的负荷，减轻疼痛。

3. 物理治疗 包括热疗、冷疗、经皮神经电刺激疗法、针灸、按摩、推拿、牵引等，均有助于减轻疼痛和缓解关节僵直。慢性期还可应用红外线、超短波、针灸、蜡疗、按摩等，目的在于增加局部血液循环，使肌肉松弛，达到消炎、去肿和镇痛作用。理疗后同时配以按摩，以改进局部循环、松弛肌肉痉挛。

第十四节　老年性白内障的居家医疗护理

一、疾病概述

（一）定义

老年性白内障是一类致盲性眼病，其发病率及致盲率与年龄密切相关，又称为年龄相关性白内障。我国60岁以上人群白内障的患病率为46.8%，随着年龄的增长，发病率呈上升趋势。

（二）危险因素

老年性白内障的发病与年龄密切相关。晶状体的透光性和屈光度与晶状体的可溶性蛋白含量有关。随年龄增加，晶状体的可溶性蛋白含量降低，非可溶性蛋白含量增高。当晶状体蛋白的有序性排列受到破坏，晶状体的透光率下降，达到一定程度时，晶状体出现混浊，形成白内障。老年女性人群患白内障的概率高于同龄男性，雌激素可能有防止白内障发生的作用。

（三）临床表现

1. 典型表现 老年性白内障常双眼患病，但发病有先后，严重程度也不一致。老年性白内障的症状有：视力障碍，渐进性、无痛性视力减退，直至仅有光感。晶状体周边的轻度浑浊可不影响视力，而中央部的浑浊可以严重影响视力。特别在强光下，视力会严重减退，反而不如弱光下好。对比敏感度下降，尤其高空间频率对比敏感度明显下降。核性白内障时晶状体核屈光指数增加，产生核性近视，部分患者的眼镜度数时常需要变更。还可能因为晶状体内部浑浊程度不一产生晶状体性散光。由于白内障的发生，晶状体纤维断裂和肿胀，晶状体内各部的屈光度变化不一致，引起单眼复视或多视。一些患者会因为晶状体浑浊使进入眼内的光线发生散射，出现畏光和眩光。晶状体核颜色改变可产生色觉改变，使患眼色觉敏感度下降。还有的患者因为晶状体浑浊可产生程度不等的视野缺损。糖尿病患者的老年性白内障发生较早，进展较快，容易成熟，可因血糖波动出现屈光变化。

老年性白内障的体征是晶状体浑浊，用裂隙灯显微镜可清晰看到。当周边部晶状体局部浑浊时，需散大瞳孔后才能找到。而当晶状体浑浊严重时，肉眼可以看到。

2. 常见类型和各型临床特点

（1）皮质性白内障。

1）初发期。晶状体皮质楔形浑浊或轮辐状浑浊，一般不影响视力，发展缓慢，可经数年才发展到下一期。

2）膨胀期。又称未熟期。晶状体浑浊加重，体积变大，前房变浅，可诱发急性闭角型青光眼。以斜照法检查晶状体时，投照侧虹膜在深层浑浊皮质上形成新月形阴影，称为虹膜投影。患者视力明显减退，眼底难以看清。

3）成熟期。晶状体浑浊逐渐加重，至全部浑浊，虹膜投影消失。仅见眼前手动或光感。眼底不能窥入。

4）过熟期。晶状体体积缩小，囊膜皱缩，前房加深，虹膜震颤。棕黄色晶状体核沉于囊袋下方，可随体位改变而移动，上方前房进一步加深，称为莫尔加尼白内障。当晶状体核下沉后，视力可以突然提高。患者可发生晶状体过敏性葡萄膜炎，晶状体溶解性青光眼，晶状体脱位。

（2）核性白内障：较皮质性白内障少见，发病年龄较早，进展缓慢。散瞳后用透照法检查，在周边部环状红色反光中，可见中央有一盘状暗影，可发生近视、单眼复视或多视。散瞳前后的视力会有明显不同。核性白内障发生后视力极度减退，眼底已不能看清。

（3）后囊膜下白内障：晶状体后囊膜下似锅巴状浑浊。由于浑浊位于视轴，所以早期就会出现明显的视力障碍。

（四）临床诊断

老年性白内障根据晶状体形态和视力情况可以作出明确诊断。当视力减退与晶状体浑浊情况不符合时，应当进一步检查，寻找导致视力下降的其他病变，避免漏诊其他眼病，如老年人容易罹患的屈光不正、老年黄斑变性、视网膜中央动脉阻塞、视网膜中央静脉阻塞、前部缺血性视神经病变、青光眼、高血压性视网膜病变和糖尿病性视网膜病变等。详细地询问病史及完善眼科检查，包括眼压检查、视野检查、眼底荧光血管造影、眼电生理和光学相干断层扫描（OCT）等检查，有利于避免漏诊其他疾病。

（五）临床治疗

目前尚无药物能有效地抑制老年性白内障的发生或阻止它的进一步发展，过去白内障必须等到患者看不见时才能手术，患者需要长期忍受低视力的痛苦。随着医疗技术发展，尤其小切口白内障囊外摘除术联合人工晶状体植入术、白内障超声乳化吸出联合人工晶状体植入术的成熟和普及，白内障手术的安全性与有效性均大为提高。预劈核技术、双手双通道微小切口超声乳化技术、脉冲模式、爆破模式、冷超声模式等众多新技术的不断涌现,进一步提升了白内障手术的有效性和安全性。

1. 手术适应证

(1)视力相关:当老年性白内障引起的视力下降影响工作和生活时,矫正视力低于0.3或者对比敏感度明显下降时,即可进行手术。老年患者不用等到完全失明时才做手术,及时治疗,既可以避免糖尿病、高血压、心脏病等全身性疾病的不良影响,还能够提高患者晚年的生活质量。而有严重全身性疾病的患者,需要先控制病情再进行手术治疗。当然,无论决定何时施行白内障手术,应当充分考虑患者的获益和技术条件。

(2)医疗相关:当老年性白内障引起眼部其他病变(如晶状体源性青光眼),或者影响糖尿病性视网膜病变等眼底疾病的治疗时,应行白内障手术。

(3)形象相关:虽然患眼已丧失视力,但成熟或过熟的白内障使瞳孔区变成白色而影响形象时,适合手术。

2. 术前检查

(1)全身:①血压。应控制在正常或接近正常范围。②血糖。对于糖尿病患者,空腹血糖应控制在8.3mmol/L以下。③进行心电图、胸部X线片和肝肾功能等检查,排除严重的心、肺、肝、肾疾病。④血常规、尿常规及出/凝血功能检查。

(2)眼部:①视功能检查,包括远、近裸眼,矫正视力,光定位和红绿色觉。②裂隙灯检查角膜状况,排除虹膜炎症。③散瞳后裂隙灯检查晶状体浑浊情况。④眼压。⑤测量角膜曲率和眼轴长度,计算人工晶状体的度数。⑥角膜内皮镜检查。

3. 术前准备

(1)治愈眼部及眼周感染性疾病,如慢性泪囊炎等。

(2)术前清洁结膜囊,如使用抗生素滴眼液滴眼、结膜囊冲洗、剪睫毛等。

(3)缓解患者的紧张和焦虑,可给予镇静药物。

(4)散瞳。多数患者应在术前1小时采用中等强度的短效散瞳剂。

(5)根据情况决定是否使用降低眼压的药物。

(6)对有内科疾病而长期服药的患者,不宜轻易中断或更改既往药物。对于长期使用激素的患者应注意肾上腺皮质功能状态。对于术前长期使用抗凝药物的患者应注意调整用药。

4. 手术中的并发症

(1)虹膜损伤或后弹力层脱离:超声乳化头进入前房时切口太小、前房过浅、后房压力过高造成虹膜损伤,虹膜根部离断或后弹力层脱离。应明确原因,使用黏弹剂形成前房,恢复虹膜,增加灌注压,降低吸力。

(2)晶状体后囊破裂或玻璃体脱出:晶状体后囊破裂可发生在撕囊、水分离、超声乳化、注吸皮质及人工晶状体植入时。如仅是很小的破裂,玻璃体前界膜完整及没有玻璃体进入前房时,手术可按原计划进行,如破裂伴玻璃体脱出,则应行前段玻璃体切割术,将前房及前部玻璃体切除干净,至瞳孔恢复至近圆形并位于中央。

(3)晶状体悬韧带断裂:这一并发症常常发生于高度近视、高龄、晶状体悬韧带脆弱或眼球挫伤的患者。晶状体悬韧带断裂面积较小时,仍然可考虑植入后房型人工晶状体,而晶状体悬韧带断裂面积较大时就需要植入巩膜固定型人工晶状体或前房型人工晶状体。

(4)晶状体脱入玻璃体腔内:这一并发症虽然少见,但是十分严重,晶状体后囊破裂或晶状体悬韧带断裂以后,晶状体部分或全部脱入玻璃体腔。这些物质进入玻璃体后,可以诱导产生葡萄膜炎、视网膜脱离、黄斑囊样水肿。可以用重水将核浮起而取出,或行超声碎核,然后行玻璃体切割术。

(5)脉络膜爆发性出血:术中一旦出现脉络膜爆发性出血,预后一般不佳,重要的是术中及早发现,及早采取措施,立即缝合切口,择期行后巩膜切开术,放出脉络膜上腔的血液,同时前房内注入黏弹剂或平衡盐帮助视网膜复位,促使脉络膜上腔血液流出。

5. 手术后的并发症

(1)角膜水肿:由术中灌注液、晶状体核及皮质碎片、超声波、器械等损伤角膜内皮导致。一般角膜的线状浑浊无需处理,多在一周内自愈,如为持续性角膜水肿,可以给予皮质类固醇局部滴眼或结膜下注射,也可以用高渗滴眼液及营养角膜的药物。严重时可出现大疱性角膜病变,这是角膜内皮失代偿所致,经处理无效时,应考虑行角膜移植术。

(2)术后炎症反应:

1)非感染性炎症反应。多与手术对眼内组织的损伤,术中使用药物对眼内的刺激,术中带入眼内物质,晶状体皮质残留,术中玻璃体溢出以及人工晶状体的毒性综合征有关。

其临床表现有两种:一种以虹膜炎为主,房水浑浊、前房积脓、人工晶状体表面出现沉积物、虹膜后粘连等一般发生于术后1~2日,也可以发生于术后2周,表现为慢性炎症;另一种为前房呈纤维素性渗出,呈蜘蛛网状,与切口相连,还可以出现瞳孔膜。

2)感染性炎症反应。细菌性感染多发生于术后2~3日,后果严重,表现为术眼疼痛、结膜充血水肿、房水浑浊甚至积脓,进一步发展可出现角膜水肿加重,其周边出现黄色浸润环,玻璃体浑浊、积脓,视力丧失。

一旦发生感染应立即取材做细菌培养及药敏试验,全身及局部应用大剂量抗生素,待细菌培养及药敏试验有结果时再考虑更换药物,对于前房积脓可以行前房穿刺和注药。对于化脓性眼内炎症应做眼内注药,必要时行玻璃体切割术以挽救视力。

(3)继发青光眼:黏弹剂残留、晶状体皮质残留、术后炎症、植入性虹膜囊肿均可继发青光眼,应针对不同情况区别处理。

(4) 后发性白内障：是白内障囊外摘除术后晚期的常见并发症之一，严重时可影响视力。主要表现为后囊膜增厚浑浊，由手术后残留晶状体上皮细胞增生、移行和纤维化所致。白内障手术中应彻底清除晶状体皮质和残留的晶状体上皮细胞，尽可能准确植入具有防止后发性白内障发生的人工晶状体，积极控制术后炎症反应等可有效防止后发性白内障的发生。后发性白内障的治疗以 YAG 激光后囊膜切开术为主。

(5) 人工晶状体异位：可以继发葡萄膜炎、青光眼、角膜内皮失代偿、复视、高度远视等，如脱入玻璃体腔，则可以造成视网膜的损伤。对部分患者必须密切观察，及时处理造成人工晶状体异位的原因，必要时进行手术复位或固定，取出或更换人工晶状体。

6. 术后视力矫正　白内障术后的无晶状体眼呈高度远视状态，须矫正视力。

(1) 眼镜：采用高度正球面镜片进行矫正，比较方便、经济，但不适用于单眼白内障术后的患者。

(2) 角膜接触镜：可用于无晶状体单眼，但需经常取戴，老年人操作困难，且可能发生由角膜接触镜引起的并发症。

(3) 人工晶状体植入：术后可迅速恢复视力、双眼单视和立体视觉。近几年又出现了多焦点人工晶状体、矫正术前散光的人工晶状体、防止术后蓝视症和提高对比敏感度的着色人工晶状体、非球面人工晶状体、可调节人工晶状体等新技术，这些技术可以更为有效地提高患者术后的视功能，满足不同患者的个性化需求。正在研究的注入式人工晶状体，设计上更加符合生理状态，相信不久后会有新的突破。

二、居家照护

1. 一般照护

(1) 环境：为老年人创造一个安全、有序的生活环境。

(2) 饮食：给予清淡、低脂饮食，戒烟，控制饮酒量，减少含咖啡因食物的摄入。多吃维生素含量丰富的水果、蔬菜，以及麦芽、花生、牛奶、鱼类等食品。烹调油选用麦胚油、玉米胚油。每日的饮水量（包括食物中所含的水）达 2500mL，在满足人体需求的同时也能稀释血液，有助于眼的血液供应。

(3) 休息与活动：睡眠要充足，充足的睡眠有助于眼的保健。适当活动，劳逸结合。

(4) 保护视力：老年人在昏暗的照明或刺眼的强光下都会感到视物困难。所以，尽量不要长时间在昏暗环境中阅读和工作。在室外阳光下活动时，需戴有檐帽或使用遮阳伞，或戴有色眼镜。看书报、电视的时间不宜过长，选择印刷清晰、字体较大的阅读材料，为避免反光最好选用纸张颜色为淡黄色的阅读材料。

2. 心理照护　老年性白内障患者年龄大、视力差及行动不便，更需要耐心、细致的照顾和护理。应多进行心理疏导及语言沟通，缓解其孤独感。对不能自理者，协助完成各种生活必需的项目。协助熟悉周围环境，减少受伤的可能。

3. 治疗护理　老年性白内障的治疗原则是初发期药物治疗，膨胀期或成熟期主要是手术治疗。

(1)初发期白内障可用药物治疗。口服维生素 C、维生素 E、维生素 B_2、消朦片、障眼明等,用一些眼药水滴眼,可延缓白内障的发展。

(2)白内障发展至膨胀期或成熟期,视力明显减退,严重影响工作和生活时,可行手术提高视力。术前的光定位检查十分重要,可借以排除视网膜或视神经疾患。

(3)手术摘除白内障后,因故不能行人工晶状体置入者,可佩戴眼镜矫正视力,以恢复生活自理能力,恢复正常社交。

(4)白内障成熟后,鼓励患者早日手术,以免发展至过熟期而引起诸多并发症。成熟期前若出现眼痛、头痛、恶心及呕吐,应注意是否有急性闭角型青光眼的发生,并及时给予降眼压治疗。

(5)白内障需手术治疗者,应做好术前准备和术后护理。术后不要用力挤眼,避免重体力活动,保持大便通畅。术后可佩戴金属或塑料保护眼罩,以免误伤手术眼。

第十五节　老年性耳聋的居家医疗护理

一、疾病概述

(一)定义

老年性耳聋指随着年龄增加而逐渐出现的进行性、双侧感音神经性听力下降,多以高频听力下降为主,伴有言语识别能力明显下降,外周听觉系统、中枢听觉通路以及皮质认知系统均发生退行性病变,是老年人常见慢性疾病,在 65 岁以上的老年人中发病率为 25% ~40%,75 岁以上为 40% ~66%,85 岁以上为 80% ~90%。

(二)危险因素

老年性耳聋是因年龄增加,听觉器官及身体其他组织与器官同时发生了缓慢进行性退化,导致听力减退的生理现象。发病年龄没有确定的界限,机体老化的症状和体征个体差异性大,年龄并不是反映人体老化的一个良好指标,但是与老年性耳聋的发生有关。

(三)临床表现

老年性耳聋的临床表现差异很大,无独特的鉴别特征,一般表现为:

(1)60 岁以上出现原因不明的双侧对称性听力下降,以高频听力下降为主。

(2)听力下降的程度缓慢进行性加重,开始时常不被注意。随着高频听力的下降,对语言的分辨能力有所降低,此时患者有听得见声音、听不清内容的情况,常需别人重复，要求说话者提高音量。

(3)常有听觉重振现象，即患者常述"别人说话低声时听不到，但大声时又觉得太吵"。

(4)语言分辨能力与纯音听力的减退程度不同，即称"音素衰退"。多数情况下纯音听力减退的程度不及语言分辨能力严重，年龄越大此种现象越明显，一些老年人尽管纯音听力基本正常，但仍不能理解讲话的内容。这可能与中枢听觉通路受累严重，而外周听敏度的损害较轻或未受影响有关，这样就造成了对言语的分辨能力下降。少数患者则会出现与前述情况相反的现象，即纯音听力减退很严重，而语言分辨能力尚好。

(5)在老年人中也可出现一种与年龄相关的"附加"听力丧失，他们在听阈水平相同时的言语功能较年轻者差，同时还存在着低估自身听力丧失程度的现象。

(6)在嘈杂的环境中，老年人对语言的分辨能力更差。即使听敏度损失不大，但在有噪声的混响环境中，老年人理解言语的困难度要比听力正常的年轻人大得多。对于听敏度损失的老年人，其理解言语的困难度更大。

(7)部分老年性耳聋的患者可伴有耳鸣，常为高频声。开始时为间歇性，在夜深人静时出现，以后渐变为持续性，白天也可听见。耳鸣常始于30~40岁，其出现频率随年龄增长而渐增，60~70岁时达到顶峰，此后即迅速下降。多数伴有耳鸣的患者，随着年龄的增长，对耳鸣逐渐感到习惯。

(四)临床检查

1. 听力学检查　用于判断听力下降的程度，可为助听器的选择提供参考。

(1)纯音听力测试：纯音听力测试中患者常有不同程度的听阈提高，以高频听阈提高为主，双耳听力损失的程度常相等，阈上功能测试中半数以上的老年性耳聋患者有听觉重振。

(2)耳蜗电图：听觉系统老化的转折点一般在50岁左右，耳蜗电图表现为动作电位阈值提高，潜伏期延长，波幅有所降低，微音器电位波幅也下降。

(3)脑干听觉诱发电位测试：采用电生理方法检测中枢听觉通路的退行性病变。老年性耳聋各波潜伏期均随着年龄增加而延长，年龄每增加10岁其V波潜伏期大约延长0.2毫秒，与正常人相比，当刺激强度降低时，V波的潜伏期变长，波间潜伏期及波形分化特征均随年龄的增加而变化。

(4)言语分辨能力：在隔音室内，通过加入噪声、房间混响等，检测言语分辨能力的变化，老年性耳聋患者言语分辨能力一般下降明显。

2. 一般检查　耳道常规检查，排除因耵聍阻塞耳道或鼓膜受损引起的耳聋。

(五)临床治疗

治疗的基本原则是提高交流效率、配备助听设备、进行药物治疗及保健，现分述如下。

1. 提高交流效率　当怀疑为老年性耳聋时,应鼓励患者进行详细的耳科检查和相关的全身系统性检查。如果老年性耳聋的诊断成立,需要向患者耐心解释听力检查的结果。并且让患者明白这是一个不可逆转的老化进程,是机体功能的自然下降,放松心情,调整心态,并且鼓励患者不要因听力障碍而孤立自己,疏远家庭成员和逃离正常的社交生活。同时家庭及周围相关人员也应该注意与老年性耳聋患者的交谈方式,提高和老年人的交流效率,以下有一些交流技巧可以借鉴。

(1)和老年性耳聋患者说话时的注意要点:

1)在开始讲话前应尽量有提示,如先呼唤对方的名字,引起对方注意后再开始。

2)尽可能讲得慢一些和清楚一些,并对重要信息进行必要的强调。

3)说话声音稍微大一些,但是要避免喊叫。

4)如果老年人不能理解你的意思,不要反复重复相同的句子,可以换一种表达方式。

5)尽量面对面地交流,不要远距离谈话。

6)谈话时避免咀嚼和进食,不要用手捂住嘴说话。

7)由于在嘈杂的环境中,老年性耳聋患者的听敏度下降,因此尽可能避免或减少环境噪声。

8)交流要足够耐心,并且体谅对方的听力障碍。

(2)老年性耳聋患者自身提高交流效率的措施:

1)正视自己的听力损失,交流前告诉对方自己有听力障碍,从而可以要求对方尽量讲慢一点和清楚一点。

2)交流时直视对方的面部,面部表情和唇读有助于理解对话内容。

3)尽量将自己听力较好的一侧面对说话者,并且让对方的脸处于明亮处,从而有利于唇读,和交谈者之间的距离为2m时最利于唇读、观察面部表情和肢体语言。

4)尽量放松,紧张的情绪会影响语言信息的获取和对内容的理解。

5)保持良好的身体状况及充足的休息。

2. 配备助听设备　对于老年性耳聋患者而言,根据不同的听力障碍程度,助听设备也有所不同。耳级助听器是常见和经济的选择,价格从数千元到数万元不等。根据便利性、美观需求的不同,可选择耳背式、耳甲腔式和耳道式;根据听力下降的程度以及听力损伤类型的不同选择具有不同增益强度、调节能力、噪音处理能力的模拟助听器、数码编程助听器或数字式助听器。除了耳级助听器,对于无法耐受传统助听器的耳内啸叫声,有慢性外耳、中耳感染或单侧全聋的老年人可以考虑手术安装骨锚式助听器(BA-HA)。此外,振动声桥,也称作"人工中耳",对于老年性耳聋患者也是不错的选择,并且有临床研究表明其对高频耳聋治疗效果明显。对于重度以上听力下降的患者可以选择电子耳蜗植入。

3. 进行药物治疗及保健　目前并无确切有效的药物可以治疗或延缓老年性耳聋。对于老年人而言，应保持良好的生活方式，如健康饮食、戒烟、锻炼、避免噪声、避免服用耳毒性药物。维持正常的生化指标，积极治疗现有的相关疾病，如高血压、高血脂、心脏病等，以避免其对内耳的损伤。诊断为老年性耳聋后需定期检查听力并进行相关的医学咨询。

二、居家照护

（一）一般照护

1. 合理膳食　饮食要清淡，减少脂肪类食物，特别是动物脂肪的摄入，少食过甜、过咸的食物，多吃新鲜蔬菜、水果。

2. 局部按摩　教老年人用手掌和手指按压耳朵，手指环揉耳屏，每日3~4次，以增加耳膜的活动，促进局部血液循环。

3. 戒烟、限酒　烟、酒对听神经均有毒害作用，烟中的尼古丁进入血液后，可使小血管痉挛、血流减慢、黏度增加，导致内耳供血不足。

4. 沟通技巧

（1）评估听力：检查老年人听力下降程度，同时了解其与人沟通和语言交往的能力及方式。

（2）指导家属与老年人正确沟通：首先沟通的环境宜安静，交谈时说话吐字清楚且速度稍缓，不高声喊叫。对于老年人不理解的语言，应给予解释而不是简单重复原话。多用眼神或身体语言交流，如说话时倾身向前，以表示对老年人的话题感兴趣，适时夸大面部表情以传达各种情绪，激发老年人交谈的欲望和帮助理解交谈的内容。对视力较好的老年人可借助写字板、字卡或其他辅助器具与老年人交谈。适度使用触摸的方式传递信息，以表示对老年人的热情和关爱。

（二）生活状态观察

观察听力下降对老年人生活的影响程度，观察老年人有无焦虑、烦躁或抑郁等问题。

（三）心理护理

听力下降，会使老年人与人交流困难，引发抑郁等情感障碍，逐渐与朋友、家人疏远，与社会隔绝，甚至促成阿尔茨海默病。因此，要耐心地给予老年人帮助，加强与老年人的沟通交流，同时要帮助老年人接受听力减退的现实，寻找积极的生活方式，增加其生活乐趣和社会交往。

（四）治疗护理

老年性耳聋属听觉系统的老年性不可逆的退行性病变，目前尚无有效的治疗方法，重在预防。

(五)预防

虽然机体的衰老是人类生命的必然规律,但周围环境、营养条件及老年性疾病等加速老年性耳聋的因素是可以避免的。因此注意如下几方面的问题也能为防止或延缓老年性耳聋起到一定的作用:①老年人内耳微循环功能差,对噪声和耳毒性药物等有害因素的敏感性高,因此应尽可能地避免噪声环境及耳毒性药物的影响。②积极治疗和预防某些老年全身性疾病,如高血压、动脉硬化、糖尿病等。③及时发现和纠正慢性锌缺乏症,将对老年性的进行性感音神经性耳聋起到推迟或终止其发展的作用。④对于老年性听力丧失还应考虑到可能伴有特殊的耳科疾病,如感染、耳硬化症、梅尼埃病和听神经病等,积极预防和治疗这些特殊疾病,也可延缓老年性耳聋的发生和发展。

第十六节　脑动脉硬化的居家医疗护理

一、疾病概述

(一)定义

脑动脉硬化是指脑动脉粥样硬化、小动脉硬化、玻璃样变等动脉管壁变性引起的非急性、弥散性脑组织改变和神经功能障碍。脑动脉硬化常在50岁后缓慢起病,病程长,男性多于女性,常伴有高血压及周围动脉、冠状动脉、肾动脉粥样硬化。

(二)诱发因素

长期饮酒、精神紧张、过度疲劳等可促进本病的发生。脑动脉硬化后脑部多发性梗死、软化、坏死和萎缩可引起神经衰弱综合征、动脉硬化性痴呆、假性延髓麻痹等慢性脑病。脑动脉硬化是导致冠心病、脑卒中的重要原因。

(三)临床表现

(1)症状:脑动脉硬化多见于60岁以上的老年人,有高血压、糖尿病、高脂血症,以及长期吸烟、饮酒及精神紧张的人多见。由于脑部长期供血不足,引起大脑功能障碍,主要是高级神经功能障碍,表现出头痛、视物模糊、耳鸣、听力减退、肢体麻木,或困乏无力及睡眠障碍等。早期以失眠为主,入睡较难,睡眠浅而易醒,到后期则表现为嗜睡,记忆力减退,特别是近事遗忘,患者对刚说过的话和做过的事记不起来,但对很早以前发生的一些事情尚能回忆。同时,患者往往思维、反应迟钝,注意力不集中,生活懒散。到疾病后期,远期记忆也出现障碍。由于脑组织长期缺血、缺氧,神经细胞退行性病变引起脑萎缩,可发生动脉硬化性痴呆,患者的理解力和判断力出现障碍,缺乏综合判断的能力,计算困难,精神涣散,工作效率低下,严重者吃饭不知饥饱,出外不知归途,以及出现二便障碍,生活不能自理。脑动脉硬化还可导致精神症状,患者表现出烦躁、恐惧、抑郁、幻觉、错觉或妄想,说话颠三倒四、语无伦次,临床上称为脑动脉硬化性精神病。若病变损害两侧皮质脑干束,常表现出似球麻痹的症状,如饮水发呛、吞咽困难、声音嘶哑、肢体活动笨拙及强哭强笑等症状。患者可出现神经系统异常体征,常见的有掌颏反射和吮吸反射阳性,深反射亢进且两侧不对称。锥体束受损时可出现一侧或两侧病理反射。

(2)体征:有多种不同程度的神经体征,如偏瘫、掌颏反射阳性、偏身感觉减退、腱反射不对称、头手震颤等。有时呈现假性球麻痹或帕金森病症状。眼底检查可见眼底动脉变细、反光增强及交叉压迹等。

二、居家照护

(一)药物治疗

(1)脑动脉硬化可用抗血小板药物,如阿司匹林、噻氯匹定、氯吡格雷等。

(2)有头痛、头晕、记忆力减退、注意力不集中者可用脑活化剂,如吡拉西坦、双氢麦角毒碱;钙通道拮抗剂,如尼莫地平、氟桂利嗪;血管扩张剂,如川芎嗪、银杏叶制剂等。睡眠障碍者可应用苯二氮䓬类药物。

(3)焦虑者可用地西泮、氯硝西泮,兴奋、妄想、幻觉者可用奋乃静或氟哌啶醇,抑郁者可用氟西汀、帕罗西汀、丙咪嗪等,帕金森病者可用左旋多巴等。

(二)一般照护

注意休息,防止情绪激动和过度劳累;注意观察患者用药的效果,有无不良反应,必要时做好相应护理。

(三)体育锻炼

锻炼前,应明确体育锻炼的目的,以愉快的心情参加。应遵循循序渐进及持之以恒的原则,全面锻炼,要严格控制运动量。避免在大量进餐、喝浓茶或咖啡后2小时内锻炼,也不要在运动后半小时内进餐或喝饮料。

(四)培养健康的生活方式

注意控制饮食,合理膳食。患者忌吃下列食物:羊髓、肥肉、猪肝、猪肾、鸭蛋、鹅肉等。可预防脑动脉硬化的几种食物:生姜、牛奶、大豆、大蒜、洋葱、海鱼类、山楂、茶叶、茄子、燕麦、甲鱼、木耳、番薯。

第十七节　皮肤瘙痒的居家医疗护理

一、疾病概述

(一)定义

皮肤瘙痒指人感受到强烈皮肤瘙痒,却无湿疹、皮肤发红等症状的疾病。皮肤瘙痒多见于高龄人群。随着年龄增长,皮肤的保护功能下降,皮肤出现干燥而瘙痒的症状称为老年性皮肤瘙痒。虽然最初症状只有皮肤瘙痒,但有时由于忍不住搔抓可引起湿疹或炎症。

(二)危险因素

皮肤瘙痒的病因和发病机制较为复杂,常与某些疾病、药物、心理、饮食和职业等因素有关。一般可分为全身性和局限性皮肤瘙痒两大类型。

1. 全身性皮肤瘙痒

(1)疾病因素:人的某些疾病可导致瘙痒。此时瘙痒为该病在皮肤上表现出来的一种症状。如肝脏疾病(肝炎、黄疸等)、慢性肾病(如肾炎、尿毒症等)、内分泌疾病(如糖尿病、甲状腺功能减退或甲状腺功能亢进)、恶性肿瘤(淋巴瘤)、神经精神性疾病(如神经衰弱等)。

(2)药物或饮食因素:包括口服或注射某些药物,食用鱼、虾、蛋、奶、辛辣调料、咖啡、酒类等。

(3)季节因素:如冬季皮肤瘙痒常与皮脂腺分泌减少、气候干燥、室内取暖温度过高以及肥皂洗浴过多等因素有关。夏季也可有皮肤瘙痒,但进入冬季后,因气候干燥、室内取暖温度过高,瘙痒程度更重。

(4)年龄因素:多因皮脂腺功能减退、皮脂分泌减少、皮肤干燥引起。

(5)心理因素:如精神紧张、忧虑、恐惧、急躁时,皮肤瘙痒更感剧烈。

(6)妊娠:妊娠期可发生皮肤瘙痒,可能与内分泌等因素有关,分娩后可消退。

(7)职业因素:如从事化工、油漆、印染、制药等工作者易发生皮肤瘙痒。

2. 局限性皮肤瘙痒　即瘙痒局限于人体的某一个部位。除上述的有关因素外,瘙痒的发生还受一些局部因素的影响。

(1)肛周瘙痒:可由某些疾病,如痔疮、肛瘘、蛲虫病(多见于儿童)、皮肤真菌病、尖锐湿疣、肿瘤等诱发。此外,常吃辛辣食品、大便干结也可导致肛周瘙痒、灼热不适。

(2) 其他部位瘙痒。

1) 女性阴部瘙痒：内在因素，如外阴、阴道、宫颈炎症（细菌、真菌、滴虫感染等）或肿瘤；内分泌因素，如妊娠、更年期、绝经期或糖尿病等；皮肤疾病，如皮炎、湿疹、神经性皮炎、癣病、疥疮、阴虱等；外部因素，如外用物品接触刺激。如果用于冲洗、坐浴的清洁液浓度太高，或洗浴次数过多、时间过长（对皮肤产生刺激，个别人也可能对其中的某些成分过敏），用后均可能出现阴部瘙痒、烧灼不适，甚至出现皮疹（接触性皮炎）。此外，亦偶见因应用避孕器具而发生阴部瘙痒者。

2) 男性阴部瘙痒：除皮炎、湿疹、神经性皮炎、疥疮、阴虱，以及应用性保健品或避孕器具而发生瘙痒外，还可由包皮龟头炎（细菌或真菌感染）、酗酒等引起。

3) 外耳道瘙痒：可由真菌感染、湿疹或耳科疾病引起。

4) 老年人皮肤干燥或缺乏维生素 B_2，有时也可出现不同程度的阴囊瘙痒。

（三）临床表现

初发病时，其主要表现为皮肤发痒而无皮疹（即无原发损害），但因皮肤瘙痒而不断搔抓，可出现一些继发性损害，如抓痕、抓烂、抓痂或血痂等。若伴有细菌感染，可出现脓疱、脓痂等。患处皮肤可出现色素沉着和苔藓化。

（四）临床治疗

1. 查找病因　防治皮肤瘙痒，寻找病因很重要。对可能引起皮肤瘙痒的前述某些疾病，酌情进行有关检查，如血液检查、尿液检查、真菌检查、肝肾功能检查等。成年妇女最好做一次妇科检查，若发现疾病，应及时治疗。同时，对尚未查出病因的患者，医生应先做好心理疏导和卫生宣讲工作，再配合药物治疗，有助于提高疗效。

2. 口服药物　口服抗组胺类药物或镇静安神类药物。对于皮肤瘙痒剧烈的患者，可酌情选用10%葡萄糖酸钙溶液、硫代硫酸钠溶液或盐酸普鲁卡因溶液（应先做皮试）静脉注射。也可以使用中药制剂，如清热、润燥、祛风、止痒的中成药。对年迈体弱者用药宜慎。孕妇和幼儿忌用。

3. 外用药物　可选用一些止痒消炎、清热润燥之类的药物。如炉甘石洗剂、止痒洗剂、薄荷洗剂（或霜剂）、三黄洗剂（或膏剂）等。若出现继发性的细菌感染，应配合内和/或外用一些抗菌类药物治疗。

4. 防护　要求患者忌用烫水、肥皂洗澡和搔抓；禁食辛辣食品、忌饮酒和咖啡类饮料，以免加重病情，延误治疗。

二、居家照护

1. 老年人生活起居及皮肤护理方面

(1) 冬季居室内温度宜保持在24℃左右，湿度在50%~60%为宜。穿柔软的棉制或丝绸内衣可明显减少皮肤瘙痒。

(2)保持充足的睡眠,合理饮食。多喝水,多吃新鲜蔬菜、水果,补充适量的维生素A、维生素B、维生素C、维生素E及多种微量元素,少食辛辣及刺激性食物。

(3)既要保持皮肤清洁,又要做到冬季洗澡次数不宜过多,可每周1次。尽量不要用肥皂洗澡,可以用含油脂的香皂洗澡,或只用温热水洗浴,不用香皂和沐浴液等。洗澡后可在3分钟内全身外涂润肤霜,如维生素E乳、复方甘油止痒乳等。

2. 对不同类型的瘙痒,主要针对病因治疗,辅以止痒治疗

(1)由皮肤病引起的瘙痒应积极治疗皮肤病,最好到正规医院皮肤科进行诊治。

(2)瘙痒较轻者,每晚睡觉前外用润肤霜。中度瘙痒和皮疹严重者,可在外用润肤霜的同时,口服抗组胺药物,如氯苯那敏、西替利嗪和开瑞坦等,并且局部外用复方薄荷脑制剂、糖皮质激素软膏。继发感染者应口服或外用抗生素药物。

(3)系统性疾病引起的瘙痒,应积极治疗相应疾病。药物引起的瘙痒应及时停用可疑致痒药。恶性肿瘤相关性瘙痒应积极治疗肿瘤。不同疾病引起的瘙痒应选用不同的治疗药物。

第十八节　精神病的居家医疗护理

一、疾病概述

(一)定义

随着社会老龄化的进展,老年性精神病发病率越来越高,该病起病缓慢,病程漫长,稳定期和加重期交替发生,主要表现为思维混乱、情感障碍、幻觉、妄想等,可导致突发行为改变,可突然出现自杀、自伤、冲动、出走、无自知力等精神症状。

(二)分型及表现

(1)单纯性老年性痴呆:起病缓慢,主要表现为智能障碍、定向力障碍、注意力不集中、记忆力减退、固执任性,严重者不认识家门、昼夜颠倒,最终发展至痴呆。有的老年人可出现幻觉、妄想,妄想的内容大都是自责自罪等。本病偶可发生对周围人的猥亵行为。

(2)早发性老耄性痴呆:又称科萨科夫氏型老年性精神病。本病除有与上述单纯性老年性痴呆相似的症状外,还具有科萨科夫综合征,即识记障碍、虚构和情绪欣快。患者的记忆力,尤其近期记忆障碍显著。定向力差、喜欢收集杂物并编造各种谎言。本型患者早期保持完整的人格,但发展下去终将导致精神和躯体的全面衰退。

(3)老年性精神病偏执型:这是一种表现为功能性精神病征象的老年性精神病。主

要表现为关系妄想、嫉妒妄想、被害妄想或虚无妄想。偶尔伴有错觉、幻觉、感知综合障碍及冲动行为。病程较久时可出现痴呆的征象。

（4）老年性谵妄：是发生在老年期的功能性精神病，由机体内分泌和代谢紊乱导致，有时发生在一般躯体疾病之后。起病较急，起初表现为兴奋、话多，几天后即转入意识障碍，出现各种错觉、幻觉，幻觉以幻视为主，可伴有幻触、幻听、幻味等，大多是看到亲人或死去的人，或者过去生活中的场景。谵妄时患者大多已不能生活自理，卧床呻吟，严重者呈现意识模糊或昏睡。躯体方面多呈重性病容，心跳加快，血压升高，消瘦，皮肤呈脱水征。实验室检查白细胞增多，尿中有蛋白。

（三）临床治疗

临床上可通过抗抑郁、抗精神病、催眠镇静、心境稳定等多种方式治疗老年性精神病。

（1）抗抑郁药物：5-HT再摄取抑制剂（SSRIs）是治疗老年抑郁的一线用药，因为该类制剂具有较好的有效性、安全性和耐受性。在老年人中，专家推荐应用西酞普兰、艾司西酞普兰以及舍曲林，因为它们有相对较好的药代动力学特点。在老年人中，SSRIs起始剂量一般是最小有效剂量的一半。应注意，SSRIs能够引起抗利尿激素分泌异常，从而导致明显的低钠血症，虽比较少见，但是危险性比较大。在与其他药物同时使用时可增加胃肠道出血的风险，使用此类药物时要考虑到这一因素。

有数据支持安非他酮、度洛西汀、米氮平、奈法唑酮、文拉法辛等药物在老年人中使用时是安全和有效的，这些药物可以用于那些对SSRIs无反应或不能耐受的老年人。当需要应用三环类抗抑郁药物治疗老年人的抑郁症或抑郁状态时，地昔帕明和去甲替林是首选，因为它们相对于其他三环类抗抑郁药物，更少引起体位性晕厥和跌倒。但由于它们治疗指数较窄，老年人使用时需要监测血药浓度和进行心电图检查。

（2）抗精神病药物：在老年人中，对任何病因导致的精神症状进行治疗时，非典型抗精神病药物都是一线选择。有证据支持该类药物治疗精神分裂症、痴呆的精神和行为症状（BPSD）或者老年人的谵妄是有效的。然而，关于它们在老年人中的耐受性和安全性仍有待研究。有临床研究显示，在适应证外使用非典型抗精神病药物治疗老年痴呆患者的BPSD，与使用安慰剂治疗的患者相比，非典型抗精神病药物治疗相关的死亡率高1.6~1.7倍。对于人际关系改变或生活变动引起的BPSD，可采取如下措施：对于较轻微的BPSD，首先考虑选择行为治疗、环境治疗和其他非药物治疗；对较严重或非药物治疗无效的BPSD，才需要考虑给予抗精神病药物治疗，而且在使用抗精神病药物治疗之前，要全面评价患者的躯体状况，特别是影响患者药代动力学的因素（如药物的消化、吸收、分布、代谢和排泄等）。

治疗特定患者的药物选择应当遵循治疗此类疾病的原则和证据。在缺少证据时，应当根据不良反应的特点来选择药物。

老年人使用抗精神病药物后出现不良反应的情况较多。研究表明,对老年人使用典型抗精神病药物治疗时,尽管使用剂量相对较低,但出现迟发性运动障碍的概率是年轻人的 5~6 倍,而且过度镇静、直立性低血压、锥体外系不良反应、心脏毒性、认知功能改变等不良反应出现的概率都比年轻人高。非典型抗精神病药物虽然安全性明显优于典型抗精神病药物,但使用前仍应进行全面评估,谨慎使用,不可掉以轻心。

(3) 镇静催眠药物与抗焦虑药物:是指具有减轻焦虑、紧张、恐惧,稳定情绪,兼有镇静催眠作用的药物,一般不引起自主神经系统症状和锥体外系反应。镇静药物是指能缓解患者烦躁情绪而使之安静的药物;催眠药物是指能诱导患者入睡或改善睡眠质量的药物。镇静催眠药物与抗焦虑药物很难区分,镇静催眠药物小剂量有镇静作用,也有一定的抗焦虑作用;抗焦虑药物用于镇静催眠的效果也很好。

苯二氮䓬类药物是目前常用的抗焦虑药物,因为其具有安全、有效、方便等优点,所以使用非常广泛。但此类药物仍有许多不良反应,如影响认知功能、抑制意识活动、过度镇静、抑制呼吸、易导致依赖性等。因此,在使用时要充分考虑患者的精神状态和躯体情况,综合评估后使用。尤其是老年人使用更应谨慎,要考虑老年人的身体特点,避免不良反应,小量短程仍是值得遵守的原则。同时,不论是增加剂量还是停药都要缓慢进行。缓慢小量增加剂量既是安全用药的需要,也是寻找最小有效剂量的需要,而缓慢停药则可避免戒断症状和症状反复出现。需要说明的是,苯二氮䓬类抗焦虑药物虽然有明确的不良反应,但不应被过度夸大,以至于有人认为一旦使用该类药物则必形成依赖或致老年痴呆。其实完全没有必要过度恐慌,只要在医生的指导下用药,这些是完全可以避免的。需要强调的是,苯二氮䓬类抗焦虑药物在老年人中的使用比例较高,使用不当时药物带来的有害作用要大于药物短期的症状缓解作用。因此,在使用前要进行评估。即使确有必要使用,也要避免长期使用。此外,应该警惕药物滥用,作为医生应该严格掌握适应证并做好科普宣教工作,这是医生义不容辞的责任。

丁螺环酮和坦度螺酮是非苯二氮䓬类抗焦虑药物,不良反应少,无抗惊厥及肌肉松弛作用,无镇静作用,无依赖性和停药戒断反应,长期应用无体内蓄积。适用于治疗焦虑症及失眠症。

(4) 心境稳定剂:锂盐和双丙戊酸盐是目前临床上使用较多的心境稳定剂,它们的有效性和安全性已获得一些数据支持。但应注意两者能引起明显的不良反应,要求严密监控。卡马西平和拉莫三嗪在老年人中使用的相关数据很少,使用时应慎重。奥卡西平是卡马西平的重要替代品,具有较好的应用前景。有临床证据显示,非典型抗精神病药物也具有一定的心境稳定作用。

(5) 促智药物:促智药物可以轻微改善认知功能,延缓痴呆的进展。其中,以胆碱酯酶抑制剂的使用为多,如多奈哌齐、卡巴拉汀、加兰他敏、石杉碱甲等。但在应用胆碱酯酶抑制剂之前,必须停用不必要的抗胆碱药物。美金刚作为 NMDA 受体拮抗剂,是治疗中重度痴呆的药物。应注意其在与其他药物联合使用时可能出现不良反应。此外,作为海蛇、海参提取物的喜恩开(复方海蛇胶囊),在临床使用中被证实对改善认知功能是有效的。

(6)非药物干预:指药物治疗以外的治疗疾病、促进康复的其他方法,包括心理治疗、物理治疗及其他治疗方法。

二、居家照护

(一)药物治疗护理

有些患者在服用药物一段时间后,由于感觉症状改善较慢,就擅自停药,拒绝服用,这时护理人员要耐心与其沟通,反复交流,使者继续服药,每次应亲眼看着患者服药,确保药物的连续使用。

(二)饮食、睡眠护理

对吞咽困难的患者,应有专人护理,进食容易消化的食物,同时保证营养充足。由于老年患者消化功能差,且常合并其他基础疾病,要给予高维生素、低脂肪、高蛋白质、清淡的食物,对于受精神症状支配或动作迟钝的患者给予鼻饲营养。对睡眠、语言或表情有异常的患者,在药物治疗的同时要做好精神安慰,及时消除其身心不适,为患者提供一个良好的睡眠环境,以保证患者的睡眠时间,同时防止自杀、自伤、外逃等情况发生。

(三)常见精神症状的处理

1. 幻觉、妄想　随着疾病的进展,老年患者也许会出现幻觉、妄想等精神症状。

(1)有时幻觉和妄想是身体疾病的前兆,应记录下来并告诉医生。

(2)避免和患者发生争吵。对患者表达的情感要及时给出反应,给予精神安慰。

(3)将患者的注意力转移到其他话题和活动上,有时帮助其到另外的房间或外出散步也许会有帮助。

(4)当暴力和令人心烦意乱的电视节目上演时,应关掉电视或转向其他频道,因为患者也许不能将现实和电视节目区分开。

(5)确保患者没有机会接触任何有伤害性的物品。

2. 恐惧、烦躁　对于患者出现的害怕、兴奋、吵闹及行为问题,首先要找出原因,如患者想回家、想上厕所或身体不适等,然后立即解决。另外转移注意力也可以减轻症状,可以和患者一起看电视,谈论患者感兴趣的事。

3. 行为重复　患者常常会忘记刚刚说过的话和刚刚发生的事情。因此,他们会经常重复地问相同的问题或做同样的事情。当这种情况出现时,可以让他们做些不同的事情以分散注意力,或者把患者常问的问题写下来,定时给患者查阅,加强记忆。

4. 攻击现象　先确认触发攻击行为的原因,应该想方设法避免诱因的出现,以下是一些可用的建议。

(1) 为患者提供一个没有变化并且熟悉的环境。

(2) 为患者提供适当的刺激，但不能过度。

(3) 调整环境或例行程序，不要试图改变患者。

(4) 交流内容宜简单、特定，通过指认或模仿帮助患者表达他的意思。

5. 依赖　患者有时会出现过分依赖的情形，会紧跟着照护人员，当照护人员离开时，他们会感到害怕，缺乏安全感，担心照护人员走后会不再回来。照护人员在离开时可以让患者做一些他喜欢的事情，转移他的注意力，同时也可以请一位临时照护人员帮忙照顾一下。

6. 遗忘　患者经常会忘记自己把物品放在哪里，有些患者甚至会认为是你或其他人拿走或偷走了他们的东西。出现这种情况时，应该到患者经常藏东西的地方看看，将重要东西多准备几份备用。倒垃圾之前，先检查垃圾桶，看是否有重要物品，对患者不要无谓指责，不要一直否定他。

7. 坐立不安　此种情况在老年患者中非常常见，且很难治疗。这种不安有可能是无目的性的，也有可能是有目标的，可能是抑郁状态的部分体现，或者是由抗精神病药物导致。

治疗要根据坐立不安的类型而定。对于大多数无目的性的坐立不安，合适的居住设计非常关键。应用转移注意力的方法，对改善这一症状可能有帮助。药物治疗的作用有限。

8. 尖叫　大约1/4的患者会出现尖叫。有些时候，患者尖叫是为了引起注意或寻求帮助，有时候尖叫是患者处在抑郁或躯体疼痛的表现，通常很难找到发生的原因。

如果能找到相应原因，那么治疗应着眼于对根本原因的矫正。方法包括：在患者安静时，为患者提供转移注意力的事情；在患者尖叫发作时，尽可能地不要干扰患者。

9. 睡眠障碍　患者的睡眠时间一般是充足的，但睡眠周期常较紊乱。睡眠障碍包括夜间不安、失眠等，大约2/3的老年患者有这些症状。疼痛、生理性疾病以及抑郁均可导致睡眠障碍，所以应进行相关疾病的咨询。镇静催眠类药物可能有助于睡眠，但会危害日后的认知功能。

10. 行为异常　行为异常普遍，此类症状的出现可能与额叶，特别是基底部病理改变相关。除了控制攻击行为，抗雄激素或雌激素药物的使用有时也可作为治疗手段。

第五章 重大疾病与失能人群的居家医疗护理规范

第一节 恶性肿瘤的居家医疗护理

一、疾病概述

(一)定义

肿瘤指机体在各种致癌因子作用下,局部组织细胞增生所形成的"新生物",因为这种"新生物"多呈占位性块状突起,也称赘生物。根据肿瘤的细胞特性、病理学特点、生长方式及对机体的危害性程度,肿瘤可分为良性肿瘤和恶性肿瘤两大类,而癌症为发生于上皮细胞的恶性肿瘤的总称。恶性肿瘤生长迅速,并且呈侵袭性生长,与周围组织粘连,边界不清,易发生转移,治疗后易复发,对机体危害大。

(二)危险因素

肿瘤的发生是一个由多因素参与的多阶段病理过程,危险因素包括环境因素和机体因素,大多数肿瘤的发生是环境因素与机体因素综合作用的结果。

1. 环境因素

(1)化学因素:凡是能诱导肿瘤形成的化学物质称为化学致癌物。化学致癌物是主要的肿瘤危险因素,主要包括烷化剂类、多环芳烃类、芳香胺类、偶氮染料、亚硝基化合物等几类化学致癌物。根据化学致癌物的作用方式可将其分为直接致癌物、间接致癌物、促癌物三大类。化学致癌物相关癌症有白血病(甲醛)、肺癌(石棉)、乳腺癌(己烯雌酚)、肝癌(黄曲霉毒素)、皮肤癌(多氯联苯)、泌尿系统肿瘤(三氯乙烯)等。

(2)物理因素:范围很广,包括各种波段的电磁波、紫外线、热辐射等的刺激。电离辐射是主要的物理性致癌因素,主要包括以短波和高频为特征的电磁波辐射及电子、质子、中子等的辐射。X线和γ线可导致多个器官生成肿瘤,如血液系统肿瘤、乳腺癌、皮肤癌、骨肉瘤、胃肠道肿瘤等。其他危险因素包括太阳辐射、使用钋、使用^{131}I。

(3)生物因素：生物性致癌物包括细菌、真菌、病毒及寄生虫。例如，幽门螺杆菌感染与胃癌密切相关，EB病毒感染与鼻咽癌相关，乙型肝炎病毒（HBV）感染与肝癌相关，人乳头瘤病毒（HPV）感染与宫颈癌相关，血吸虫感染与膀胱癌相关等。

2. **遗传因素** 通过对遗传性或家族性肿瘤进行综合的研究，目前已发现一些肿瘤致病基因，其携带者患癌风险增加，如乳腺癌、胃癌、肺癌、宫颈癌等患者的一级亲属发生同类型癌症的概率明显高于群体发病率。但是，单纯遗传性肿瘤只占肿瘤的极少部分，大部分肿瘤是多因素相互作用的结果。

3. **行为因素** 越来越多的研究表明，肿瘤的发生与个体的生活方式密切相关。

(1)吸烟：肺癌发病率与吸烟有关，戒烟后肺癌危险度逐渐下降，5年后可保持在比普通人群略高的水平。吸烟除导致肺癌外，还可导致口腔、咽、喉、食管、胰腺、膀胱等多处发生癌症。

(2)饮酒：与口腔癌、鼻咽癌、喉癌、直肠癌有关。长期饮酒可导致肝硬化，继而可能发展为肝癌。

(3)饮食：30%~40%的男性癌症、60%的女性癌症可能与饮食有关。食品添加剂中可能存在致癌物；长久储存的蔬菜、水果中易存在高浓度的亚硝酸盐；食用色素中具有致癌性的有二甲氨基偶氮苯、邻氨基偶氮甲苯、碱基菊烯等；香料及调味剂中具有致癌性的有黄樟素、鞣酸；食物霉变可产生致癌物（如黄曲霉毒素），常污染大米、高粱、玉米、花生、大豆等；食物烹调过程中可产生致癌物，如烟熏、炙烤及高温烹煮食物时由于蛋白质热解，特别在烧焦的肉类中可产生有致突变和致癌作用的多环有机化合物；油被连续和重复加热会促进致癌物生成。

(4)其他：缺乏体育锻炼、肥胖、不安全性行为、空气污染、家庭使用固体燃料产生的室内烟尘和使用被污染的注射器等与肿瘤的发生有密切关系。

4. **免疫因素** 机体免疫功能低下或受抑制时，机体的肿瘤发生率明显升高。如器官移植术后应用大剂量免疫抑制剂的患者，其肿瘤的发生率远高于正常人，并且以淋巴瘤居多。

5. **营养因素** 肿瘤的发生与营养因素也有密切关系。

(1)核黄素的缺乏：核黄素又称维生素B_2，是黄素单核苷酸和黄素腺嘌呤二核苷酸的重要组成部分。核黄素通过与相关蛋白结合，形成黄素蛋白，是机体进行生物氧化反应及能量代谢的重要辅酶。核黄素缺乏可引起消化道上皮组织炎症、萎缩、角化过度，甚至溃疡，易诱发各种癌症，尤其与食管癌的发生关系密切。

(2)维生素C的缺乏：维生素C为一种水溶性维生素，人体自身不能合成，需通过饮食获取。当血液中维生素C浓度达到1mmol/L时，可使机体产生活性氧类自由基，对大多数肿瘤细胞具有杀伤作用。大剂量静脉注射维生素C已用于癌症的辅助治疗。

(3)维生素 A 缺乏：维生素 A 又称视黄醇，其代谢衍生物为视黄醛和视黄酸，前者与视觉有关，后者参与机体生长发育，与生殖功能、免疫功能和造血功能等有关。维生素 A 的缺乏可增加某些疾病的临床病死率，需要及时补充。

(4)钼的缺乏：钼是人体必需微量元素，参与构成 3 种钼金属酶(黄嘌呤氧化酶、醛氧化酶和亚硫酸盐氧化酶)的辅基。钼缺乏与食管癌、鼻咽癌、肝癌、胃癌等的发生有一定的相关性。

(5)锌的缺乏：锌的缺乏可引起食管上皮细胞角化不全，增加食管对致癌物的敏感性，干扰正常组织的愈合。

(6)硒的缺乏：硒的抗癌作用近年来引起了医学界的广泛重视，食管癌的发生可能与硒相对不足有一定关系。

6. 激素水平　某些肿瘤的发生、发展依赖于一定的激素环境，否则难以继续生长，称为激素依赖性肿瘤，常见的有乳腺癌、子宫内膜癌、卵巢癌、前列腺癌。

(三)临床特点

(1)老年人易患多发性恶性肿瘤，即一个人同时或先后患不同组织、器官的原发癌。据统计，多发性恶性肿瘤约占老年人肿瘤的 10%，年龄越大，多发性恶性肿瘤的占比越高。

(2)老年人无症状的潜伏肿瘤较多。年龄越大，潜伏肿瘤越多。常见的潜伏肿瘤有前列腺癌、肾癌、结肠癌、肺癌。老年人出现无症状潜伏肿瘤的原因是老年人的肿瘤进展缓慢，症状发生前常死于心脑血管疾病或其他老年性疾病。有些老年人患肿瘤，但表面无症状，实际上是被其他老年性疾病所掩盖而未被发现。

(3)老年肿瘤患者或是身体衰老虚弱，或是身患多种老年性疾病，往往表现出非特异性的肿瘤症状，如浑身无力、全身疼痛等，容易被当作老年性疾病而被忽视。

(4)有些老年性疾病的症状与肿瘤症状比较类似，不少老年人容易被误诊为非肿瘤性老年性疾病。如骨肿瘤可表现为关节疼痛和骨质疏松，易被误诊为退行性关节炎或风湿病；前列腺癌常常有尿频、尿急、排尿困难、尿线变细、夜尿次数多等表现，常被误诊为前列腺肥大；胃肠道肿瘤有消化不良、大便习惯改变等症状，常被误诊为胃肠道衰退；肺癌早期症状为咳嗽和胸痛，容易与慢性支气管炎、支气管扩张等肺部常见病混淆。

(5)老年肿瘤患者的肿瘤转移率较低，即发现肿瘤时已经转移到身体其他部位的情况比较少见。这与老年肿瘤进展缓慢、肿瘤转移动力小有关。

由于老年肿瘤患者具有上述特殊性，故应引起老年人的高度重视，对可能的肿瘤早期信号保持警惕，最好定期到医院检查身体，以发现潜在的肿瘤病灶。老年人出现身体不适时不要简单地认为是由常见病引起的，也不要一拖再拖，不去医院诊治，只有及时就诊、及早治疗，才能避免严重不良后果。

二、居家医疗护理

(一)家庭的支持作用

良好的治疗、休养氛围和环境有助于老年肿瘤患者的疾病康复。

1. **养成良好的生活习惯** 养成有规律的生活习惯、形成良好的适合老年具体情况的生物钟,有助于其恢复体力。可通过多种途径提高睡眠质量,包括睡前喝牛奶、听舒缓的音乐、用热水泡脚等。

2. **饮食均衡** 饮食上尽量做到色、香、味、形俱佳,均衡膳食,适当增加营养,避免盲目忌口,多为老年肿瘤患者准备一些富含高热量、高蛋白以及高维生素的流质食物,使老年肿瘤患者顺利地完成手术、放化疗等。避免烟酒及辛辣食物等的刺激。在饮食中需注意遵循少量多餐的原则,避免多食,以能够消化为原则,同时为老年肿瘤患者提供良好的就餐环境。

3. **家庭布置合理** 很多老年肿瘤患者体质虚弱,活动能力下降,居家环境应有利于其生活。

(1) 房间的色调:协调的颜色有助于创造温馨的生活环境,要根据老年肿瘤患者的爱好布置房间,力求柔和。

(2) 房间的家具:最好为老年肿瘤患者安排单独的房间,家具不宜过多,讲究实用、安全,留出足够的室内活动空间。

(3) 房间的声响:家庭成员在做家务、走路、说话、娱乐、开关门时,不要发出过大声响。

(4) 房间的清洁与消毒:应做到:①定时开窗通风;②禁止吸烟;③避免异味刺激,做饭时将老年肿瘤患者房间的门窗关好;④采用湿扫、湿擦方式:门、窗、桌、椅可用0.5%的84消毒液每日擦拭;⑤温度保持在18~22℃,相对湿度50%~60%。

(二)疼痛的护理

药物止痛是目前治疗癌症的主要手段,心理护理可缓解疼痛。

1. **正确使用止痛药** 应用数字评分法或脸谱法评估老年肿瘤患者的疼痛程度,在评估基础上,配合医护人员应用世界卫生组织推荐的三阶梯镇痛法。轻度疼痛可选阿司匹林、吲哚美辛、布洛芬等;中度疼痛可选择可待因、双克因等;重度疼痛可选择吗啡芬太尼等。如果老年人害怕药物成瘾或不良反应,不敢用药而不能充分止痛,容易出现焦虑情绪,寝食难安,影响其生存质量,而且由此引起的消瘦、器官衰竭,可使老年肿瘤患者不能耐受原发病治疗(如手术、放化疗等)。因此,为达到有效的疼痛管理,需告知老年肿瘤患者按时服用止痛药。按医生指示的剂量和方法服用,切勿自行增减用量,并且经常与医护人员沟通,及时说出疼痛减轻或加重的情况及其他不适。

2. **陪伴老年肿瘤患者** 聆听老年肿瘤患者的心声,让其说出自己的担心和忧虑,有助于减轻其内心的痛楚。

3. 暗示疗法、放松疗法　暗示老年肿瘤患者如何进行自我调节，可增强老年肿瘤患者自身战胜疾病的信心。可做深呼吸运动，做一些轻巧的消遣活动。全身肌肉松弛可减轻疼痛反应，可让老年肿瘤患者闭上双眼，做叹气、打哈欠等动作，随后屈髋屈膝，平卧，放松腹肌、背肌，缓慢进行腹式呼吸。

4. 使用冷敷、热敷方法　刺激疼痛周围皮肤或相对应的部位，以缓解某部位的疼痛，但操作前必须请教医护人员。可采用按摩、涂清凉止痛药等方法，也可将65℃热水袋放在湿毛巾上做局部热敷，每次20分钟，可取得一定的止痛效果。

5. 分散注意力　在老年肿瘤患者体能允许的情况下，可通过打麻将等群体活动分散老年肿瘤患者的注意力。独处时，可通过听音乐、看电视等分散注意力，应根据老年肿瘤患者的喜好选择音乐，宜快声调，使老年肿瘤患者可边欣赏边随节奏做拍打、拍手等动作。电视节目可选择相声、小品等让人身心愉悦的节目。应用回想法时，应让老年肿瘤患者坐在舒适的椅子上闭上双眼，回想自己童年有趣的乐事或者想自己愿意想的任何事，每次15分钟，一般在进食后两小时进行，事后要闭目静坐两分钟。

6. 适当改变体位　对于长期卧床的老年肿瘤患者，可替其变换姿态，并用软枕垫着受压部位。

7. 按摩　做一些简单的肢体按摩，以减轻因长期卧床而引起的不适。

(三) 康复锻炼

适当的锻炼对老年肿瘤患者具有双重意义，一是可以明显改善体质，二是通过锻炼中的人际交往，可对老年肿瘤患者自身的情绪产生积极影响。锻炼应遵循由简到繁、循序渐进的原则。癌因性疲乏是老年肿瘤患者积极参与锻炼的重大阻力，需引导克服。肿瘤手术后如无禁忌证，可在医护人员指导下进行早期离床活动，由家人搀扶在家里走动，以促进身体各部分功能的恢复，但只可做轻微活动。如果卧床不起，体力较差，不能下床，可在床上做肢体运动和翻身动作，或选择按摩。病情好转能下床后，可逐步加大运动量，改变锻炼内容，参加散步、慢跑、太极拳、气功、游泳等活动项目，运动量以不感到疲劳为度。对于放化疗后的老年肿瘤患者，锻炼没有太多禁忌，在身体一般情况许可的情况下，可尽早开始锻炼，在治疗期间就可轻微活动。治疗后则应逐步加强锻炼，但要避开严重骨髓抑制期，即白细胞降低时应暂停锻炼。

(四) 持续性治疗及护理

癌症的治疗周期较长，老年肿瘤患者通常需要长期外周静脉置管，需要长期照护。

(1) 严格遵守医嘱按时、按量、按顺序服药，避免和减少不良反应。

(2) 静脉化疗。老年肿瘤患者需维护外周静脉置管，穿刺手臂尽量避免用力，避免淋湿，避免改变枕头位置，以免引起药液外漏。用药过程中及拔针后，禁止局部热敷，一且发现药液外漏，或出现疼痛、烧灼感，立即请医护人员处理，停止注药，局部冰袋冷敷或做封闭，以防止药物扩散。

（3）对于带有化疗泵、止痛泵和各种造瘘袋的老年肿瘤患者，应遵医嘱进行护理，防止局部感染。

（五）症状照护

很多老年肿瘤患者出院后会出现治疗相关症状，在短期内需要特别的照护。

1. **恶心呕吐** ①饮食要清淡，温热适中，过分甜腻或脂肪过多的食物以及过热的食物均易引起呕吐；②偏酸性的水果、硬糖及酸泡菜可缓解恶心症状；③避免强烈的阳光、嘈杂的声音以及强烈气味的刺激；④分散老年肿瘤患者的注意力，减少恶心呕吐，在与老年肿瘤患者的谈话中，不能过分强调化疗引起的恶心呕吐，以免加重心理负担；⑤化疗间隙期，鼓励老年肿瘤患者多到室外散步，呼吸新鲜空气，做适宜的运动，如气功等；⑥老年肿瘤患者出现恶心呕吐时，应做短暂休息，呕吐严重时暂时禁食，呕吐停止后从汤水开始逐步恢复饮食；⑦遵医嘱用药可减少化疗性恶心呕吐的发生。

2. **腹泻** 食物不要太烫，少吃甜食及富含膳食纤维的食物，以免产气过多引起腹痛、腹胀。应多补充水分，一般以白开水、淡茶为宜，不宜饮用咖啡、浓茶和酒类等，同时多食用含钾丰富的食物，如土豆、橘子、桃、杏等，注意个人卫生，预防肛门周围皮肤损伤。

3. **便秘** 长期卧床容易导致老年肿瘤患者腹胀、便秘，可通过以下措施促进排便。①早上空腹饮一杯温水，多饮水和进食蔬菜、水果；②养成定时排便的习惯，可鼓励老年肿瘤患者在早餐后一小时内排便；③按顺时针方向为老年肿瘤患者进行腹部按摩，以促进肠道蠕动，缓解症状，如有便意，应立即排便；④每天保持适量活动，如步行；⑤必要时按医嘱服用通便药。

4. **失眠** 是老年肿瘤患者常见的症状之一，失眠的发生可严重影响老年肿瘤患者的生活质量，可通过以下措施改善睡眠状况：①消除不良心态，做好心理调节；②改善睡觉环境，并尽快适应新的环境；③积极防治不能耐受的疼痛或不适，采用多种镇痛方法缓解或消除疼痛，使老年肿瘤患者趋于平静，很快入睡；④积极治疗引起睡眠障碍的其他疾病；⑤根据治疗和康复计划合理安排并调整作息时间，养成适合疾病治疗及康复的生活规律；⑥白天应进行适当的娱乐活动或体育锻炼；⑦注意减少睡前饮食；⑧合理使用镇静安眠药。

5. **呼吸困难或气促** 对晚期癌症患者来说，气促是普遍的症状，病情和心理因素都会影响气促的程度。可通过以下措施缓解：①协助患者在舒适位置休息，如坐在椅子上或躺在床上，可以用枕头支持背部和头部；②家人平和的安慰和陪伴有助于保持患者心境平和，可轻轻为患者捶背，以减轻其焦虑；③注意空气流通，保持室内空气清新、环境安静；④避免穿着紧身衣物；⑤遵医嘱服药，如支气管扩张剂；⑥保持大便通畅，避免用力排便；⑦如有缺氧现象（口唇发绀），有条件的可给予适量吸氧；⑧气促一般是因为痰液黏稠阻塞气道，可饮用温开水稀释痰液，翻身拍背以帮助痰液咳出。

（六）预防感染

老年肿瘤患者由于放化疗及多种原因，食欲减退，容易引起营养缺乏，抵抗力降低，易发生感染，应从以下方面进行预防：

(1) 居室经常通风，保持空气清新。

(2) 适当控制探视人数，化疗期间尽量不到人多的公共场所。

(3) 注意用品消毒及口腔卫生。

(4) 发现感染症状及时就医。

（七）定期复查

急性期治疗结束，老年肿瘤患者需定期复查，为提高复查效率，需注意以下情况：

(1) 明确常见异常症状，如出血、消瘦、梗阻、发热、疼痛、肿块等。

(2) 病情变化记录。老年肿瘤患者和照顾家属应将异常情况详细记录。

(3) 定期复查。复查的时间根据医生意见而定，出现异常情况时随时就医。

(4) 妥善保存患者就医的相关病情资料和家庭护理记录。

第二节　脑卒中的居家医疗护理

一、疾病概述

（一）定义

脑卒中又称急性脑血管病或脑血管意外，俗称中风，是急性脑血管阻塞或破裂引起脑血液循环障碍所致的脑组织功能或结构损害的一组疾病。脑卒中可分为缺血性脑卒中和出血性脑卒中两大类。

（二）危险因素

1. **不可干预的因素**　①年龄：随着年龄的增加，动脉粥样硬化程度增高，脑卒中的风险增加，55岁之后，每增长10岁，脑卒中的发病率增加近一倍；②性别：脑卒中在男性中更常见，但女性的死亡率更高，这与女性脑卒中发生年龄较晚、绝经期激素改变有关；③种族等。

2. **可干预的因素**　①高血压：高血压患者发生脑卒中的概率约是正常人的6倍，大约80%的脑卒中是由高血压引起的，治疗老年人单纯收缩压增高性高血压可以使脑卒中发生的风险降低40%；②心脏病：尤其是冠心病或风湿性心脏病合并心房颤动，可引起栓子脱落，造成脑栓塞；③糖尿病：糖尿病患者患脑卒中的年龄一般比正常人早；④血脂异常和肥胖：促使动脉硬化，在动脉硬化的基础上发生脑卒中；⑤吸烟与酗酒：吸烟可以使脑卒中风险增加3倍；⑥血液流变学改变：特别是全血黏度增加时脑血流量下降，其中血细胞比容增高和纤维蛋白原水平增高是缺血性脑卒中的主要危险因素；⑦地域和气候：脑卒中在极度炎热或极度寒冷的地区更易发生；⑧家族史：有脑卒中家族史者，其发病率更高。

(三) 临床表现

脑卒中的症状和体征可直接反映大脑某区域的受损状况，组织坏死或血管破裂到大脑半球而引起的脑卒中比较常见，是发生在脑干部位的5倍，大脑某一侧半球发生卒中，会在对侧肢体出现症状。

1. 老年脑梗死　脑梗死是局部脑组织因血液灌注障碍而发生的变性坏死，发病率占脑血管疾病的60%~70%，是老年人致死、致残的主要疾病之一。

(1) 脑血栓形成表现：约25%的老年人发病前有短暂性脑缺血发作史，多在睡眠或安静状态下起病。发病时一般神志清楚，局部神经系统损伤的症状多在数小时或2~3天内表现显著。因动脉阻塞程度不同，其症状表现也各异。大脑中动脉阻塞最为常见，可出现典型的"三偏"症状：对侧偏瘫、偏身感觉障碍、同向偏盲。若主干急性阻塞，可发生脑水肿和意识障碍。若在优势半球发生阻塞，常伴有失语。

(2) 脑栓塞表现：多在活动中突然发病，无前期症状，主要表现为意识障碍、癫痫等。

(3) 无症状性脑梗死：约28%的65岁及以上老年人可出现无症状性脑梗死。

2. 老年脑出血　脑出血指原发于脑实质的非外伤性血管破裂出血。

(1) 神经功能缺失严重：老年人一旦发生脑出血，多出现意识障碍、癫痫等。

(2) 颅内高压症状不典型：颅内小到中等量的出血一般不会引起典型的颅内高压现象。

3. 其他特征　大脑不同部位受损，机体就会有相应的部分受累。如果大脑前部受损，可能会出现人格改变和难以控制的情绪异常（如在不恰当的场合发笑或哭泣）。如果大脑左半部受损，则语言功能可能受损。如果大脑半球运动区域（控制肌肉自主运动的区域）受损，会影响对侧肢体运动的控制，引起上肢、下肢或上下肢同时无力或瘫痪。如果大脑内主管感觉的区域受损，则会影响痛觉、触觉及关节的活动，导致平衡失调而引起跌倒。

二、居家医疗护理

脑卒中病程长，治疗效果差，恢复慢，并发症多，良好的居家医疗护理对患者的康复起着重要的作用。

1. 饮食　老年患者饮食要以清淡、营养、低盐、低脂肪、低胆固醇、高蛋白、高维生素为原则，多吃富含膳食纤维的食物，早餐前半小时喝一杯温开水，以刺激排便，防止便秘。另外，还应根据患者的体质和活动程度来调整能量的供给，进食要有规律，定时、定量，少食多餐，选择松软、半流质或糊状、胶冻状的黏稠食物，避免粗糙、干硬、辛辣等刺激性食物。给患者提供充足的进餐时间，以利于充分咀嚼。戒烟限酒，限钠盐，控制食物热量，忌暴饮暴食，注意荤素搭配，保持理想体重。

2. 预防压疮　偏瘫老年患者长期卧床，不能自主翻身，易发生压疮。应保持衣物及床单清洁、干燥、平整、无皱褶。由于患者皮肤常受大小便、汗渍侵蚀而抵抗力下降，需勤用温水清洗皮肤，保持皮肤清洁，并适当使用护肤品，防止皮肤干裂增加易感染性。卧床的患者每 1~2 小时更换卧位 1 次，翻身时应轻柔，避免拉、拽、推。骨突出部位可涂红花酒精，给予受压部位按摩。协助患者抬高臀部，必要时在便器边缘垫软纸、布垫或撒滑石粉，防止擦伤皮肤。患者温度觉差，使用热水袋时要注意避免烫伤。

3. 功能锻炼

(1) 肢体功能训练：老年患者发病后 6 个月内为最佳康复训练时间，应在医护人员指导下循序渐进地进行训练。①Bobath 握手。患者双手十指相扣，偏瘫侧拇指在上面，前臂尽量向前伸直，以健侧手带动患侧手上举，在 30°、60°、90°、120°时，可根据患者情况停留 5~15 分钟，手部不要晃动，不要憋气或过度用力。②桥式运动。待患者情况稳定时可做桥式运动。患者平躺在床上，双手平放于身体两侧，双下肢并拢，用双腿支撑，使臀部离开床面。每天训练 3 次，每次抬臀 5~30 次，训练时循序渐进，以患者能耐受为宜。③床上移动。患者以健手为着力点，健肢为支点在床上进行上下移行。患者坐在床上，健手握紧床栏，以健肢为重心使下肢立于床旁，身体顺势往上或往下移动，即可自行完成床上移动。若患者健手肌力提高，可鼓励患者以健手抓住床边护栏，自行翻身，每天 2~3 次。④日常生活活动训练，包括扣扣子、持筷子、用勺子、坐起、站立等。此外，还可以进行一些趣味性的训练，以引起患者的兴趣，如下棋、打扑克、捡黄豆等，鼓励患者尽量做力所能及的家务。协助患者借助拐杖练习行走时，注意纠正步态、步姿，应有人陪伴，防止跌倒。

(2) 语言恢复训练：对语言表达不流利和失语的老年患者可采取口语表达、阅读、听写及使用替代方式（手势、画图、交流册）等训练患者的表达能力。应根据患者的情况进行发音训练，由易到难，由短到长。从简单的音节，如从 a、o、e 开始，进行口唇肌肉运动和声门的闭锁训练，照护人员发音，患者复述，然后再到简单的单词、词组、语句。当患者能说出简单的单词、语句时，可进一步采取中心内容讨论法，即确定一主题，与其进行讨论，鼓励患者发言。对话时使用简短易懂的语句，表述清楚且缓慢，并给患者充分时间回答问题。训练过程中鼓励患者多说话、大声说话，通过张口和声门开闭，促进语言功能的恢复。要多与患者交流其感兴趣的事情，并反复强化，启发记忆。

(3) 吞咽功能训练：老年患者常因吞咽障碍而导致各种并发症，如脱水、吸入性肺炎和营养不良，并产生各种不良影响，甚至直接造成死亡。吞咽功能训练主要包括直接训练和间接训练。直接训练即患者自主进行吞咽动作训练，以达到改善吞咽功能的目的，一般在对患者进行喂食或患者自行进食时完成，适用于意识清醒、生命体征平稳、能形成有效吞咽反射和咳嗽反射的患者；间接训练指患者不能主动完成吞咽动作，而是通过其他肌肉的动作训练，从而提升吞咽神经控制能力，包括感觉刺激训练、口腔周围肌肉运动训练、声带内收训练、喉上提训练、空吞咽训练、吸吮训练、呼吸道训练等。

4. 药物 在医生的指导下，遵医嘱按时服药，不可私自增减药量或加用其他药物，过多、过乱地用药会对胃、肝、肾及造血系统产生不良反应，不但不能帮助恢复，反而可能引起其他不良反应。了解不良反应及用药注意事项，发现异常应及时通知医生处理。

5. 心理护理 脑卒中后的抑郁以情绪低落、睡眠障碍、兴趣减退、活动减少为主要特征，发病率占脑卒中患者的21%～50%。对于不愿意表达的患者，照护人员应耐心、细心，帮助克服其心理障碍；对于失语的患者，可鼓励其用纸笔写下自己的想法和需求，并及时对其表示肯定，帮助其减轻失语的痛苦；对于过分依赖亲属、不愿做肢体功能训练的患者，要对患者说明肢体功能训练的重要性，鼓励其运动，以促进肢体功能的恢复；对于在进行功能锻炼时，没有耐心、急于求成的患者，应告知患者康复训练要循序渐进，只有坚持不懈、持之以恒地进行训练，才会取得良好的效果。

6. 预防脑卒中 脑卒中是严重影响老年人生命质量的疾病，照护人员应懂得避免各种诱发因素，避免心理应激，减少脑血管意外事件的发生。

(1) 控制高血压：高血压是脑卒中重要的危险因素，老年高血压患者应按医嘱服药，并注意运动和膳食控制，尽量控制血压于正常范围。

(2) 防治心脏病：对心房颤动、冠心病和左心室肥大的防治是预防心源性栓子产生的基础。

(3) 防治糖尿病：糖尿病患者发生缺血性脑卒中的风险比非糖尿病患者高，这是因为糖尿病容易引起动脉硬化、高血压、肥胖和血脂异常。因此，纠正高血糖、控制糖尿病并发症对预防脑卒中的发生是有益的。

(4) 防治高脂血症：控制高脂血症有助于预防脑卒中，饮食控制是首要方法，如通过饮食控制不能使血脂水平正常，则应适当用降血脂药物进行治疗。

(5) 戒烟限酒：吸烟可导致血管痉挛和血压、血中胆固醇水平升高，加速动脉硬化，引起血液黏稠度增高和血流变慢，形成血栓。多数流行病学研究证明，嗜酒者脑卒中的发生率比非饮酒者高。因此，戒烟、避免大量饮酒是预防脑卒中的有效措施。

(6) 合理的生活方式：不适当的生活方式会增加脑卒中的风险，包括肥胖、活动减少、饮食结构不合理、精神紧张等。运动锻炼、平衡膳食、稳定情绪、精神放松等对预防脑卒中的发生有积极作用。

(7) 避免诱发因素：凡影响血压或脑血管血液供应的各种原因都可成为脑卒中的诱因，高血压、糖尿病等老年患者应尽量避免过度疲劳、情绪激动、用力过猛（如搬运重物、用力大小便等）、体位突然改变、饮食过饱、饮酒过量、受寒、看情节惊险刺激的电视节目等。

7. 应急救护　脑卒中常突然起病，且大多是在家庭或工作单位里发病，有的是在出差或旅游时发病，应急救护是抢救患者的一个重要环节。

(1) 正确摆放患者体位：当患者突然发病跌倒时，首先应保持镇静，设法将患者抬到床上。搬动时要注意不要将患者从地上扶起至坐位或立位，更不能背起患者，或一人抬头、一人抬脚，这样会使患者的病情加重。最好的方法是由2~3人轻轻地托住患者的头肩、背臀和腿部，同时将患者抬起，然后轻放于床上。

(2) 保持呼吸道通畅：患者平卧后可将其上身稍垫高，头偏向一侧，以防止呕吐物和口鼻腔分泌物被吸入气管。若口腔和鼻腔内有较多的分泌物和呕吐物，应用毛巾或纱布及时清理，防止窒息或发生吸入性肺炎。同时，解开患者的衣领纽扣、皮带，取出活动性义齿。

(3) 避免病情加重，减轻脑水肿：不随便搬动患者的上半身，或在床上、担架上任意翻动患者，以免加重病情。转运患者时，应头上、脚下，以减少脑部充血，减轻脑水肿。在送患者前往医院的途中，可以轻托患者的头部和上半身，避免头部因震动过大而导致出血加重，或使患者呕吐加重，甚至发生窒息。

(4) 拨打急救电话求救：宜用担架或床等平稳地运送患者到医院，切忌背着或用手抬着患者去医院，一路颠簸易使患者脑出血加重或引起脑疝，也易导致呼吸不畅而使患者发生窒息。因此，经一般的紧急处理后，应拨打急救电话求救。

第三节　终末期肾病的居家医疗护理

一、疾病概述

（一）定义

终末期肾病（end-stage renal disease，ESRD）指晚期肾功能衰竭进展到需要血液透析、腹膜透析或同种异体肾移植来提高生活质量和延长生命的时期。老年人由于免疫功能差，容易导致消化系统、神经系统、血液系统等出现并发症。

（二）临床表现

老年终末期肾病的临床表现与其病因有关，往往隐匿起病，进展缓慢但变化迅速。

初期患者可没有任何症状,仅实验室检查发现肾功能异常。轻到中度肾衰竭患者,尽管血清肌酐水平增加,仍可能仅有轻微症状。后期患者症状仍可不典型,除贫血、代谢性酸中毒、高血压及一般尿毒症症状外,神经精神症状常较突出,水、电解质紊乱和心血管系统损害往往较重,受营养状态不良的影响,血清肌酐水平往往增高不明显,故容易误诊、漏诊或延误诊断。若患者出现原因不明的短期内肾功能急剧恶化,有可能是在慢性肾脏病的基础上发生了急性肾损伤,患者易并发多器官衰竭,危及生命。

二、居家医疗护理

(一)饮食管理

1. 合理摄入蛋白质　为了减轻残存肾的工作负担,蛋白质摄入量必须与肾脏的排泄能力相适应。比如,当血清肌酐水平为 170～440μmol/L 时,蛋白质摄入量以每日 0.6g/kg 为宜。有大量蛋白尿者,每丢失 1g 尿蛋白,应额外补充 1.5g 蛋白质。当血清肌酐水平超过 440μmol/L 时,蛋白质的摄入量应进一步减少。需要指出的是,如果一味限制蛋白质的摄入,将会导致患者出现营养不良、体重下降,影响治疗效果。

2. 注意补充能量　为了使摄入的蛋白质获得最大利用,不让其转化为能量被消耗掉,在采取低蛋白质饮食的同时,还必须补充能量。每日至少摄入 141kJ(35kcal)/kg 的热量,主要由糖类供给,可吃水果、蔗糖制品、巧克力、果酱、蜂蜜等。

3. 合理选择食物　值得注意的是,有一些食物虽符合前面的条件,如蛋黄、肉松、动物内脏、乳制品、骨髓等,但由于它们的含磷量较高而不宜食用,磷的潴留可促使肾脏功能进一步恶化。为减少食物中的含磷量,食用鱼肉、土豆等时,都应先水煮弃汤后再进一步烹调。

避免酸性物质摄入过量,饮食的酸碱平衡对于此病的治疗及并发症的防治非常重要。要多吃富含植物性有机活性碱的食品,少吃肉类,多吃蔬菜,保护肾脏功能。

不食用被污染的食物,如被污染的农作物、家禽、鱼、蛋等,要吃一些绿色有机食品,防止病从口入。

4. 控制盐量　食盐量应视病情而定,如有高血压、水肿者,宜用低盐饮食,每日宜最多摄入 2g 盐。

5. 水的摄入　患者肾脏排水能力有限,需控制水的摄入,建议按公式计算:进水量(mL)= 前一天的总尿量(mL)+(500～800)mL。

6. 通便食品　为了增加肌酐、尿素氮的排出,必须使大小便通畅。冬瓜、西瓜能利尿,红豆汤、黑豆汤、绿豆汤能清热利尿。蜂蜜、香蕉、梨、萝卜、黑芝麻能润肠通便,这些食物可以配合药物食用。

(二)改善生活方式

1. 保持良好的心情　不要有过大的心理压力,压力过大会导致酸性物质的沉积,影响正常的代谢。适当地调节心情和自身压力有利于机体的恢复。

2. 规律生活　生活习惯不规律，会加重身体负担，导致疲劳。应当养成良好的生活习惯，以提高身体功能状态，增强抗病能力。

3. 控制烟、酒　毫无节制地抽烟喝酒，对全身器官功能均有害。

（三）控制血压

控制血压在肾脏疾病的防治中尤为重要。因为肾小球病变常伴有高血压，慢性肾衰竭者中约90%会出现高血压。持续存在的高血压是加速肾功能恶化的重要原因之一，积极控制高血压是肾脏疾病治疗中十分重要的环节。

（四）健康宣教

1. 重视预防感冒　感冒可使免疫力下降，常继发感染。据报道，感冒可使近40%的慢性肾炎患者症状加重，而慢性肾炎常是引起慢性肾衰竭的原发性疾病。故在日常生活中应重视预防感冒。

2. 劳逸结合重休息　研究表明，人劳累后，体内代谢产物增多，肾脏负荷增加，对患者是不利的，可使病情加重。故应劳逸结合，避免过度劳累，适当休息有利于肾脏功能恢复。

3. 合理用药　使用药物时应因病施治，按照医生的指导用药。注意药物的不良反应，特别是对肾脏的毒性作用。有些药物对肾脏有毒性作用。故患者不能自己随意服用氨基糖苷类药物，含钾、汞的药物及苍耳子、雷公藤、草乌等中药。

4. 管理基础病变　高血压患者应在医生指导下将血压控制在安全范围内，以防止损害肾脏微细血管。同时控制好糖尿病患者的血糖，以防止肾功能损害。

第四节　严重精神疾病的居家医疗护理

一、疾病概述

（一）定义

严重精神疾病也称为"重性精神病"。重性精神病指临床表现有幻觉、妄想、严重思维障碍、行为紊乱等精神病症状，且患者社会生活能力严重受损的一组精神疾病，主要包括精神分裂症、分裂情感性障碍、偏执性精神病、双相障碍、癫痫所致精神障碍、精神发育迟滞伴发精神障碍。

（二）分类干预

根据患者的危险等级、精神病症状是否消失、自知力是否完全恢复、活动能力是否恢复、是否存在药物不良反应或躯体疾病情况对患者进行分类干预。

（1）病情不稳定患者：若危险性为3~5级，或精神病症状明显、自知力缺乏、有急性药物不良反应或严重躯体疾病，对症处理后应立即转诊到上级医院。必要时报告当地公安部门，协助送医院治疗。对于未住院的患者，在精神专科医生、居委会人员、民警的共同协助下，2周内随访。

（2）病情基本稳定患者：若危险性为1~2级，或精神病症状、自知力、社会功能状况至少有一方面较差，首先应判断是病情波动或药物疗效不佳，还是伴有药物不良反应或躯体症状恶化。可采取在规定剂量范围内调整现用药物剂量、查找原因对症治疗等措施，必要时与患者原主管医生取得联系，或在精神专科医生指导下治疗，经初步处理后观察2周，若情况趋于稳定，可维持目前治疗方案，3个月时随访。若初步处理无效，则建议转诊到上级医院，2周内随访转诊情况。

（3）病情稳定患者：若危险性为0级，且精神病症状基本消失，自知力基本恢复，社会功能一般或良好，无严重药物不良反应，躯体疾病稳定，无其他异常，继续执行上级医院制订的治疗方案，3个月时随访。

每次随访根据患者病情对患者及家属进行有针对性的健康教育和生活技能培训等方面的康复指导，对家属提供心理支持和帮助。

二、居家医疗护理

（一）一般护理

1. **用药护理** 维持用药是关键。药物是精神疾病的主要治疗方法，所以要保证药物按时、按量服用。患者的药物应由亲属保管，服药应有专人督促，每次服药后要检查口腔及指缝，以防藏药或吐药，特别要注意防止患者蓄积药物后一次性吞服自杀。服药后如出现头晕、口干、流涎、便秘等一般性反应，无需特殊处理，如出现双手震颤、坐立不安、动作迟缓、吞咽困难等，要立即请医生给予相应的处理。服药时间最好是午饭后或晚上睡觉前，服药后要适当休息，最好不要外出。

2. **心理护理** 心理护理非常重要。患者心理往往异常脆弱，所以他们比常人更需要受到尊重，更需要得到家人和好友的帮助、理解和同情。要鼓励患者表达对疾病和症状的认识和感受，做好支持性和认识性心理护理。对病情好转的患者，帮助其分析有关疾病的因素，提高对疾病的认识能力，促进自知力恢复，纠正不良行为，增强战胜疾病的信心和勇气。对恢复期的患者，耐心安慰，消除其自卑心理，鼓励患者参加力所能及的劳动和社会活动，指导患者正确对待生活、家庭及工作等方面的困难，增强患者各方面的承受能力和适应能力，促进心理康复。

3. **积极培养患者的社会适应能力** 尽量恢复患者的社会功能。一旦病情稳定，尽早鼓励患者多与现实社会接触，积极主动地融入正常社会生活中，积极参加力所能及的劳动。鼓励患者多与周围人接触、交流。经常与患者探讨在社会生活中遇到的问题,并帮助他们克服各种困难。有条件的还可以尽量创造帮助患者回归社会的机会。另外,家属应尽最大努力避免疾病对患者造成更多的消极影响,即所谓的二次伤害。

4. 保持有利于病情康复的日常生活　要合理安排作息时间,引导患者学会自我调节,按时就寝、定时起床,白天避免过分劳累,夜间避免过度熬夜,尤其要避免通宵不睡。睡前尽量避免参加能引起情绪剧烈变化的各种活动。

5. 饮食护理　每天进食适量蔬菜和水果,保持营养的均衡,禁止食用茶、酒、咖啡、人参等提神的食物或饮料。

6. 情绪护理　病情不够稳定或者稳定时间不够长的情况下,应当尽量避免遭遇较大的精神刺激,避免参加可产生明显心理压力的活动。在日常生活中,家人应尽可能及时发现问题,努力减轻患者的精神压力。

(二)突发事件的处理

突发重性精神病,或重性精神病患者病情急剧变化,已经出现或可能出现对自身的伤害(自伤、自杀行为),或者对他人造成伤害、造成财物重大损失、严重扰乱社会治安等(危害社会行为),或者出现急性或严重药物不良反应,需要通过应急医疗处置及时采取干预措施,以避免伤害和损失的发生,减轻伤害和损失程度。

1. 自伤、自杀行为

(1)阻止自伤、自杀行为,救治躯体损伤:立即阻止正在实施的自伤、自杀行为。快速进行必要的躯体检查,实施现场急救,恢复并维持正常的生命体征。视躯体损伤程度及医疗条件,决定是否转入综合性医院急诊科急救,或请其他科医生会诊。如生命体征平稳,应将患者转移至安全场地,由专人看护,避免再度发生自伤、自杀行为。如社区内缺少安全保护措施,应送至精神科门诊留观或紧急住院。

(2)快速药物镇静:如使用氟哌啶醇或氯硝西泮。

(3)积极处理原发疾病:适时开始或调整针对原发疾病的治疗方案。了解并分析导致自伤、自杀的原因,给予支持性心理治疗。

2. 暴力性攻击

(1)评估患者危险性:根据患者病史及目前的状况,评估冲动和暴力行为发生的可能性及可能带来的不良后果,进行危险性评估。

(2)非药物性干预措施:①一般的安全技巧。与患者保持一定的距离,避免直接对视,不要随便打断患者的谈话,要有安全的逃离通道,及时发现患者愤怒的迹象,取走患者携带的凶器等。②检查技巧。避免给患者过度的刺激(声、光),予以足够的个人空间,尽量保持开放的身体姿势,尊重、认可患者的感受,向患者表示自己随时愿意提供帮助。多进行言语的安抚,以减少患者的恐惧,劝阻患者停止暴力无效时,则予以身体约束。

(3)药物治疗：采用快速镇静疗法，如使用氟哌啶醇或氯硝西泮肌内注射。

(三)康复训练

1. 日常生活训练　是恢复生活能力最好的方法，照护人员除了指导患者养成良好的生活规律，还要督促其维持正常的起居饮食及个人卫生，患者除需要定时、定量坚持服药外，其日常生活也应做到合理化。

2. 人际关系训练　其目的是使患者具有与人交往的社会功能，最大限度地防止患者的社会功能退化，促进全面康复。

3. 工作能力训练　家属应协助患者进行简单的劳动，如家居清洁、物品购置、手工艺制作等，逐步进行训练，多鼓励和表扬，让患者树立信心。

(四)对患者和家属的健康教育

1. 重性精神病发病期　健康教育的对象主要是家属，沟通的目的及要点主要有以下几个方面：

(1)让家属了解重性精神病的相关知识，用科学、理性的态度对待疾病。医生会按照精神科诊疗规范实施治疗，采取合理、有效的治疗方法。

(2)让家属了解疾病早期诊断、早期治疗和康复的重要性，一旦发现精神异常表现，应做到及早诊治。告知家属患者由于受幻觉、妄想等精神症状的影响可能会发生冲动、伤人、毁物、自伤、自杀等意外事件，造成危害，应做好相应的防范工作。如病情需要，应提出住院建议。

(3)让家属了解药物治疗的必要性，消除其对药物不良反应的顾虑，提高患者对药物治疗的依从性。

(4)让家属了解重性精神病患者住院治疗的必要性，明确精神科病房的设施是根据精神病患者的特点和性质设计的，便于医护人员对患者病情的观察，不发生或少发生精神科意外情况(如逃跑、伤人、冲动、自伤、自杀等)，有利于患者养成良好的生活习惯。

(5)让家属了解治疗方案的优缺点，尊重其知情权和选择权，让其共同参与疾病治疗。

(6)让家属了解患者住院期间也可能患其他疾病，当出现其他疾病时，医院会按照医政规范，及时邀请综合医院医生进行会诊，根据会诊意见制订疾病的治疗方案。若病情需要，必要时需要转诊或转院治疗。

(7)让家属了解患者的病程演变及预后。预后大致有：①单次发作，完全恢复；②多次发作，间歇期完全缓解或基本缓解；③首次发作后残留部分症状，以后复发时残留症状会相对稳定或逐渐加重；④维持在慢性状态或衰退至残疾。

2. 重性精神病缓解期　沟通的对象主要是家属和患者。沟通的目的及要点主要有以下几个方面：

(1)让家属和患者了解重性精神病治疗的长期性,熟悉常见抗精神病药物规范的服药方法、服药时间及常见的药物不良反应,由于需要长期服用抗精神病药物,药物在改善精神症状的同时,可能会引起锥体外系的不良反应,表现为运动减少、手抖、肌张力增高、急性肌张力障碍或静坐不能等,但只要按医嘱服药,定期至门诊进行相关的处理,可减少或消除药物不良反应。

(2)指导患者和家属增强战胜疾病的信心,正确面对,主动适应,了解心理康复的重要性和康复的内容,尽早恢复患者的社会功能。

(3)让患者和家属了解出院后在家也需要较长时间服用抗精神病药物维持治疗,这是巩固疗效、防止复发的重要措施。家属一定要督促患者按医嘱服药,防止任意增减药量或停药而导致的复发。帮助患者保持情绪稳定,保证足够的睡眠时间,避免暴饮暴食,忌烟酒。注意随时观察病情,如出现复发先兆,一定要早期治疗。定期复查,有意外情况发生时及时和患者的主管医生联系。在康复过程中注意引导患者增强对环境的适应性,进行独立生活训练、社交技能训练和职业技能训练,实现患者自食其力、独立生活的康复目标。

3. 重性精神病完全缓解期　健康教育的对象主要是患者。沟通的目的及要点主要有以下几个方面:

(1)根据不同患者的病情,有针对性地进行支持性心理治疗。

(2)根据患者实际情况,设立合适的目标,明确生活目的,鼓励患者参加社会活动,使其树立正确的自我价值观,提高其人际交往和社会适应能力。

第五节　失能老年人的居家医疗护理

一、疾病概述

(一)定义

失能指由于意外伤害或疾病导致身体或精神上的损伤,导致生活或社交能力丧失。失能老年人指那些因为年龄增加或某些慢性疾病引起心肺功能下降,出现日常生活活动能力受损,以至于无法参加平常健身活动,甚至难以维持平常生活的老年人。

(二)分级与分类

1. 分级　一般分为轻度失能、中度失能、重度失能。分级主要看6项指标:①吃饭;②穿衣;③上下床;④上厕所;⑤室内走动;⑥洗澡。如果其中1~2项不能完成,就是轻度失能;3~4项不能完成,就是中度失能;5~6项不能完成,就是重度失能。

2. 分类　失能老年人的主要类型有三类：①卧床为主。长期卧床，生活大部分不能自理，进食、大小便都在床上完成。②久坐及室内活动为主。自己独立行走困难，长时间处于坐位，出门需借助轮椅移动，少部分生活可以自理。③社区活动为主。可独立或依赖简单辅助工具步行，生活大部分能自理，可在小区内活动，平时仍需少量照护。

（三）危险因素

1. 高龄　≥80岁是引起老年人卧床不起的重要危险因素。高龄老年人各项生理功能明显减退，各器官功能逐渐退化，并有一部分器官处于衰竭的边缘，在各种诱因作用下极易患病，即使感冒、肺部感染等疾病引起的卧床，也可在短期内引起一系列的连锁反应，出现多器官受累或衰竭，导致长期卧床不起。

2. 跌倒后综合征　老年人由于肌力、平衡功能减退，步态不稳，很容易发生跌倒。跌倒后如发生骨折可引起卧床不起，从而限制日常活动。

3. 治疗及护理因素　对于老年性疾病常采用以输液为主的治疗方法，留置各种管道（输液管、导尿管、氧气管等），会限制老年人活动，另外，对失能老年人的护理不到位，也可能导致卧床不起。

4. 疾病　脑卒中、认知功能障碍、骨折及骨关节疾病、晚期恶性肿瘤、器官功能衰竭、重症肌无力、特发性肺纤维化、帕金森病等疾病都是引起老年人失能的危险因素。

（四）卧床不起对老年患者身体各系统的影响

由于老年人机体储备能力降低，即使偶尔短暂的卧床也可能对机体产生不利影响，长期卧床对循环系统、运动系统、泌尿系统、呼吸系统、消化系统、皮肤组织均可带来不同程度的损伤，出现多种并发症。同时，老年人卧床后，因活动限制，社会联系和交往减少，易产生丧失、孤独感，出现抑郁、焦虑等状态，进一步促进老年人的失能，形成恶性循环。

二、居家医疗护理

（一）不同失能程度老年人的照护

老年人若处于失能与半失能的状态，需要不同程度的医疗护理，即照护。根据相关规范可按照老年人生活自理程度将老年人分为自理老年人、介助老年人和介护老年人三类。

1. 自理老年人的照护　自理老年人指日常生活可以完全自理，不需要依赖他人照护的老年人。自理老年人在生活方面不需要额外照护，但不能忽视其心理层面的需求，尤其是身边无子女共同生活的老年人，容易缺乏安全感及自我实现感，易出现各类心理疾病，应该特别关注其心理层面的照护。

2. 介助老年人的照护　介助老年人指日常生活中需要借助扶手、拐杖、轮椅等设施的老年人。介助老年人的自我照护能力有所缺乏，故应积极支持和帮助老年人完成其可以完成的事,使介助老年人充分发挥自身仍具有的部分自我照护能力,同时也不能忽视介助老年人心理层面的需求。

3. 介护老年人的自我照护　介护老年人指日常生活需依赖他人护理的老年人。介护老年人的自我照护能力基本丧失,尽管躯体自理能力无法恢复,但仍应尽可能地保持老年人心理层面的自立,以维持介护老年人的生活品质。

(二)压疮的居家照护

1. 治疗

(1)皮肤减压:是治疗压疮的重要手段。减压能预防新的压疮形成。可应用各种减压装置,包括软垫、海绵垫、缓释气式气囊褥垫床、交替压力气垫等,以及使用吊式或提式床单帮助老年人在床上移动,以减轻对皮肤的摩擦。不建议使用气垫圈,因其会使局部血液循环受阻,可造成静脉充血,妨碍汗液蒸发,从而刺激皮肤。

(2)疮面处理:轻度的红斑在解除压迫后一般能很快恢复正常,如红斑不消失,可用酒精或热毛巾局部轻柔按摩,每日数次。皮肤的小水疱一般不可弄破,以免发生感染。较大的、不易吸收的水疱可在消毒后用注射器吸出液体。根据情况换药,保持创面清洁,也可用去腐生肌的中草药直接外用或用浸有药液的纱布条填充。合并感染者合理应用抗生素。

(3)加强营养:蛋白质、维生素、微量元素等是促进压疮愈合的重要营养物质。需调整饮食结构,增加蛋白质、维生素等物质的摄入,治疗营养不良、贫血等,促进伤口愈合。

2. 预防　处理压疮的关键是预防,如已经发生压疮,还应该预防其他部位发生新的压疮,并防止已经愈合的压疮复发。

(1)变换体位:应避免卧床的老年人长时间同一部位持续受压,注意变换体位,应每2小时翻身1次,翻身时勿拖、拉、拽,避免剪切力和摩擦力对皮肤、皮下软组织的损害。

(2)减压装置:可应用各种减压装置减轻局部组织承受的压力。

(3)保持皮肤、床单清洁及干燥:注意受压部位皮肤的清洁,避免大小便、引流液、汗液等的刺激,可在洗净后局部涂滑石粉,以保持皮肤干燥。经常整理床面,保持床铺清洁、干燥、平整、无渣屑。

(4)营养支持:保证足够的营养摄入,予以高维生素、高蛋白质、易消化的食物,昏迷时可给予鼻饲。

(三)坠积性肺炎的居家照护

1. 治疗　由于坠积性肺炎常为多种细菌的混合感染,故应早期足量应用广谱抗生素。以第三代头孢类药物为首选,待痰培养和药敏试验结果出来后,再根据个体情况调整用药。痰多且黏稠，不易咳出时，可以采取雾化吸入，同时给予稀释液，以使痰液稀薄，易于排出。因老年人用药时间相对较长，应注意药物对肝肾功能的影响，尽量少用可能损害肝、肾功能的药物。

2. 居家照护　对于长期卧床的老年人，要注意提高机体抵抗力和免疫力，协助老年人进行翻身活动，同时鼓励老年人咳嗽及深呼吸，帮助其拍背，特别是对于存在意识障碍的老年人，叩击前胸和后背亦有利于痰液咳出。对有吞咽功能障碍者，一定要给予鼻饲饮食，不要强行喂食，以免造成误吸，导致或加重坠积性肺炎。此外，还应注意保暖，避免受凉，注意室内通风，保持空气清洁等。

（四）关节的居家照护

（1）长期卧床的老年人若想维持较好的关节活动度，首先要有一个好的卧位姿势。比如侧卧位，上面一侧的肩要前伸、肘伸直、掌心向下，上面一侧的髋、膝屈曲；比如仰卧位，要保持肩前伸、肘伸展、腕背伸、掌心向上、拇指外展、其余手指分开伸展、髋稍内旋、下肢中立位、膝关节自然屈曲、足尖向上。

（2）对于卧床的老年人，尤其是伴有运动障碍者，只有良好的卧位姿势是不够的。可通过做一些不超过关节活动范围的被动运动来维持正常的关节活动度。一般主张早期每次每个关节做3~5遍被动运动，每日1~2次。进行被动运动时可能出现酸痛或轻微疼痛，以老年人能忍受为宜。

（3）长时间卧床，体位变换也很重要，应不断变换体位，一般每2小时应翻身1次。要注意床垫不宜太潮，否则容易导致皮肤受损。长时间卧床，容易出现髋关节屈曲及踝关节活动受限，应尽早下地活动，防止关节挛缩。

（五）小便的居家照护

大多数老年人都有排尿障碍。相关的影响因素很多，包括心理因素、个人习惯、相关疾病、手术、年龄、天气变化、饮水量等。小便居家照护的家庭常用方法包括使用成人纸尿裤或集尿器、留置导尿，但很容易因护理不及时发生感染、湿疹、皮肤破溃等情况。目前主流的照护方法是通过间歇导尿来进行膀胱训练，通过每天4~6次的导尿使膀胱有周期性的扩张和收缩，减少残余尿量，使尿路感染的发生率逐渐降低，以维持近似正常的生理状态。具体要求如下：①养成定时排尿的习惯，最初间隔时间可以短些，以后逐渐延长至日间每2~3小时、夜间每3小时排尿1次。在间隔期间，要养成憋尿习惯，但到排尿时间，即使没有尿意，亦要按时排尿。②为训练膀胱括约肌的收缩能力，要有意识地中断排尿，然后继续排出。③保证白天充足的饮水量，要求每天饮水在2000mL左右，使膀胱能充盈、有尿意，为及时排尿创造条件。同时可以练习提肛，坚持3~5秒，然后放松，连续做15~20分钟，每天2~3次，4~6个月为1个疗程。要注意避免老年人产生依赖别人的心理，尽量提高其小便自理能力，当尿意过频或过强时，可通过有趣的活动，如听音乐、看书等转移注意力，缓解尿意，拖延排尿时间。如果因各种原因不能完成膀胱训练（比如没有专人护理、老年人不配合等），就要考虑膀胱的细管造瘘，这是一种改良的造瘘方法，可以放置3～6个月。

（六）进食的居家照护

老年人活动量减少，且因为病痛，很容易出现食欲缺乏。因为疾病或年老体弱后出现饮食困难、饮水呛咳，甚至反复发生肺炎时，就要警惕吞咽障碍的发生。一般可以通过喝30mL温水来评估吞咽功能，如果一口喝完没有呛咳就是1级，表示正常；两口及以上喝完没有呛咳就是2级，表示存在轻度问题；如果一口喝完有呛咳表示3级；两口及以上喝完有呛咳是4级；不能喝完而且频繁呛咳的就是5级。对于2级和3级吞咽困难的老年人，可在专项评估后，将食物调制成糊状，放入舌根处慢慢进食，同时可配合吞口水动作及点头样吞咽以防止噎食和呛咳。对于存在意识障碍或4级和5级吞咽困难的老年人，应尽早给予鼻饲饮食，这样既可以保证营养的供应，又可减少误吸，必要时也可采取静脉补充营养，待专项评估允许后，再考虑经口进食。在进食时除了考虑食物的性状，还要注意保证食物的营养均衡，考虑食物的色香味俱全，在进食时保持环境安静、维持良好的姿势，合理、科学地饮食。每次进食量要少，以1/3汤匙的食物为宜，进餐时不要催促，应鼓励老年人细嚼慢咽，少食多餐，切忌进食过快，当然也不能拖延太久。同时要注意食物的温度，要干稀搭配，对于有刺或骨头的食物，应先将刺和骨头剔除。对于能坐起的患者，要尽量鼓励其自己动手进食。

（七）呼吸功能的居家照护

老年人长期卧床后胸廓活动减少，柔韧性下降，膈肌活动受限，呼吸功能锐减，肺活量减少。而且长期卧床的老年人，机体抵抗力相对低下，大多合并其他疾病，比如糖尿病，机体免疫力下降易导致细菌"乘虚而入"，由此引起呼吸道分泌物不易排出而淤积于肺部，极易诱发肺部感染，导致坠积性肺炎。所以对于长期卧床的老年人，要注意提高机体抵抗力和免疫力，协助进行翻身活动，同时鼓励老年人咳嗽及深呼吸，帮助其拍背。对于有吞咽功能障碍的，一定要给予鼻饲饮食，不要任由家属强行喂食，以免造成误吸或呛咳。同时可以进行呼吸训练、咳嗽训练、呼吸医疗体操等。此外，应注意保暖，避免受凉，注意室内通风，保持空气清新。

（八）下肢深静脉血栓的居家照护

长期卧床的老年人，由于下肢静脉血流缓慢，加上老年人血液常处于高凝状态，非常容易形成下肢深静脉血栓，甚至可能导致肺栓塞，严重时可危及生命。常见表现是一侧下肢的突然肿胀、增粗，体温升高。处理上除药物治疗外，自身首先要卧床休息，抬高患肢，一般需卧床休息1～2周，开始下床活动时，需穿弹力袜或用弹力绷带。对所有容易发生下肢深静脉血栓的老年人均应提前预防，鼓励老年人尽早开始肢体的主动及被动活动。

(九)心理照护

老年人因长期卧床,不能外出,与外界接触少,缺乏社会交往,生活单调,常会出现不同程度的紧张、痛苦、恐惧、孤独、忧郁、焦虑,甚至愤怒。心理障碍可以加重躯体障碍,然后再加重心理障碍,形成恶性循环。因此,除躯体康复治疗外,也应重视老年人的心理照护。

1. 心理疏导　照护人员在全面了解老年人病情的基础上,还应根据老年人不同的心理状态、个性特点、知识水平和社会背景,有针对性地使用相应的言语和沟通技巧,以帮助老年人解决心理问题。多陪伴老年人,多与其沟通交流,用安慰、启发、解释、诱导等方法,帮助老年人正确认识疾病。老年人可采用宣泄、自我安慰、转移注意力、遗忘等方式调节自我情绪,克服孤独、寂寞、恐惧、焦虑的心理,提高内在积极性,增强战胜疾病的信心。

2. 社会支持　充分发挥社会支持系统的作用,良好的社会支持有利于减轻老年人的心理应激反应。支持可来自家庭成员、朋友、同事、领导、社会团体和政府部门等,使老年人感受来自家庭和社会的支持、尊重和温暖。

3. 培养兴趣　培养老年人广泛的兴趣爱好,如唱歌、读书、看报、书法、绘画等,使老年人从中找到乐趣,并增长知识、开阔视野、陶冶情操。

4. 交流沟通、接触社会　鼓励老年人与周围的亲人和朋友多交流、沟通,丰富人际关系;多到户外,扩大活动范围;多接触社会,参与社会活动和工作。

第六节　长期卧床人群的居家医疗护理

一、压疮护理

(一)压疮定义

皮肤或皮下组织由于压力、剪切力、摩擦力作用而发生在骨隆突处的局限性损伤。

(二)压疮发生的诱因

1. 力学因素　造成压疮的三个主要物理力是压力、摩擦力和剪切力。

(1)压力:卧床患者长时间不改变体位,局部组织持续受压 2 小时以上,就可引起组织不可逆损害。

(2)摩擦力:可见于夹板内衬垫放置不当、石膏内不平整或有渣屑等。患者长期卧床或坐轮椅时,皮肤可受到表面的逆行阻力摩擦。

(3) 剪切力：与体位密切相关，由两层相邻组织间的滑行而产生进行性的相对移位引起。

2. 理化因素　长期受压的皮肤经常受到汗液、尿液、渗出液、引流液等刺激，角质层受到破坏，皮肤组织损伤，易破溃和感染。

3. 全身营养不良或水肿　常见于年老体弱、水肿、长期发热、昏迷、瘫痪及恶病质的患者。营养不良是发生压疮的内在因素。

4. 活动受限制　使用石膏绷带、夹板及牵引时，松紧不适，衬垫不当。

（三）压疮的易发部位

多发生于无肌肉包裹或肌肉层较薄、缺乏脂肪组织保护又经常受压的骨隆突处。

1. 仰卧位　好发于枕骨粗隆、肩胛部、肘、脊椎体隆突处、骶尾部、足跟。
2. 侧卧位　好发于耳部、肩峰、肘部、肋骨、髋部、膝关节的内外侧及内外踝。
3. 俯卧位　好发于耳、颊部、肩部、女性乳房、男性生殖器、髂嵴、膝部、脚趾。

（四）压疮的临床分期

1. 可疑的深部组织损伤　皮下软组织受到压力或剪切力的作用，局部皮肤完整但可出现颜色改变（如紫色或褐红色），或出现充血的水疱。与周围组织比较，这些受损区域的软组织可能有疼痛、硬块、黏糊状液体渗出、潮湿、发热或发冷等症状。

2. 第一期（压疮淤血红润期）　红、肿、热、痛或麻木，持续30分钟不褪。骨隆突处的皮肤完整，伴有压之不褪色的局限性红斑。深色皮肤可能无明显的苍白改变，但其颜色可能与周围组织不同。

3. 第二期（压疮炎性浸润期）　紫红、硬结、疼痛、水疱。真皮部分缺失，表现为开放性溃疡，伴有粉红色的伤口床（创面），无腐肉，也可能表现为一个完整的或破裂的血清性水疱。

4. 第三期（压疮浅度溃疡期）　表皮破损、溃疡形成。典型特征为全层组织缺失，可见皮下脂肪暴露，但骨头、肌腱、肌肉未外露，有腐肉存在，但组织缺失的深度不明确。

5. 第四期（压疮坏死溃疡期）　侵入真皮下层、肌肉层、骨面，典型特征为全层组织缺失，伴有骨、肌腱或肌肉外露，伤口床的某些部位有腐肉或焦痂。

6. 无法分期的压疮特征　全层组织缺失，溃疡底部有黄色、黄褐色、灰色、绿色或褐色腐肉覆盖，或者伤口床有碳色、褐色或黑色焦痂附着。

（五）压疮的预防措施

预防压疮的关键在于消除诱因，护士在工作中应做到六勤：勤观察、勤翻身、勤按摩、勤擦洗、勤整理、勤更换。在工作中严格细致地交接局部皮肤情况及护理措施落实情况。

1. 避免局部组织长期受压

(1) 定时翻身，减少局部组织的压力，鼓励和协助患者经常更换卧位，翻身的间隔时间视病情及受压处皮肤情况而定,一般每2小时翻身1次,必要时1小时翻身1次。建立翻身记录卡,可按顺时针方向翻身并记录。

(2)保护骨隆突处和受压局部,使之处于空隙位,易发生压疮的患者应使用气垫床,并在骨隆突处和受压局部垫气垫圈、海绵圈,或在身体空隙处垫软枕、海绵垫等。

(3)对使用石膏、绷带及夹板固定的患者,应随时观察局部情况及仔细聆听患者主诉,如:皮肤及指(趾)甲的颜色、皮肤温度变化、疼痛程度等,并适当调节夹板松紧,衬垫应平整、柔软,如发现石膏过紧或凹凸不平,立即通知医生,及时调整。

2. 避免摩擦力和剪切力作用

(1)保持床单清洁、平整、无皱褶、无渣屑,以避免皮肤与渣屑、床单产生摩擦。

(2)协助患者翻身,更换床单时,须将患者抬离床面,避免发生拖、拉、推等现象。

(3)患者取半卧位时,应注意防止身体下滑,可在患者大腿下垫软枕。

(4)使用便盆时应协助患者抬高臀部,不可硬塞、硬拉,可在便盆上垫软纸。

3. 避免局部潮湿等不良刺激

(1)保持患者皮肤和床单干燥是预防压疮的重要措施,对大小便失禁、出汗及分泌物多的患者,应及时洗净擦干,局部皮肤涂凡士林软膏。

(2)不可让患者直接卧于橡胶单或塑料单上,因其可影响汗液蒸发,致使皮肤潮湿。

4. 促进局部血液循环

(1)对长期卧床的患者,每日应进行全范围的关节运动,维持关节的活动度和肌肉张力,促进肢体和皮肤的血液循环及增加营养,以减少压疮的发生。

(2)经常按摩受压部位,蘸少许酒精,手掌大小鱼际紧贴皮肤,压力均匀地环形按摩,由轻到重,每次按摩3~5分钟,对于已压红的软组织或已发生压疮的部位,只能用上述方法在周围按摩。

(3)定期为患者温水擦浴,全背按摩。

5. 改善机体营养状况　对易发生压疮患者,在病情允许情况下,应给予高蛋白、高维生素饮食,对不能进食患者,应考虑鼻饲或静脉补充营养。

(六)压疮的健康教育

向患者及家属介绍压疮发生、发展及其治疗、护理的一般知识,指导其学会预防压疮的方法,如定时翻身、保持皮肤清洁、每日用热毛巾擦洗背部及受压部位、使用软枕等,使患者及家属积极配合。

(七)压疮各期护理要点

1. 可疑的深部组织损伤　进行皮肤评估时,局部变白、疼痛、过热、水肿、硬结,都可被认为是压疮发生的可疑迹象。当更换体位时,应抬高而不是拖拽患者。避免把患者直接置于医疗设备上,避免患者压之不变白的红斑处受压,不得按摩骨隆突压红的部位,维持足够的水分摄入,避免皮肤干燥。如果需要坐在床上,避免床头升起及保持懒散的姿势,避免把压力和剪切力集中在骶骨和尾骨。

2. 第一期　敷料选用泡沫敷料、皮肤保护膜、透明贴。处理原则为解除局部受压,改善局部血运,去除危险因素,定时翻身,避免压疮进展。

3. 第二期　处理原则为防止水疱破裂、保护创面、预防感染。对于未破的小水疱要减少摩擦,防止破裂,促进水疱自行吸收;对于大水疱,用无菌注射器抽出液体后,消毒局部皮肤,再用无菌敷料包扎。

4. 第三、四期

(1) 敷料选用:存在硬痂时可外科清创或水胶体敷料盖于伤口上(24~48小时可使痂皮软化)。对于渗液多,黄色坏死组织覆盖的伤口可选择:①水凝胶(清创) +泡沫敷料;②镁盐或藻酸盐等吸收性敷料 +纱布或泡沫类敷料或泡沫银敷料(疑有或已经存在感染的伤口时使用)。对于红色伤口,注意保护肉芽,促进肉芽生长:①生理盐水纱布湿敷;②根据渗液选择藻酸盐或溃疡糊填充创面,用纱布或封闭敷料覆盖。

(2) 处理原则:清洁创面,去除坏死组织和促进肉芽组织的生长。对于溃疡较深、引流不畅者,应用3%过氧化氢溶液冲洗,以抑制厌氧菌的生长。对于感染的疮面应定期做细菌培养及药敏试验。对于面积大、深达骨骼的压疮,应配合医生清除坏死组织,植皮修补缺损组织。

(八)压疮护理的各期注意事项

1. 摩擦力和剪切力的管理　床头抬高不得超过30°,必要时使用牵吊装置,使用床单移动患者。

2. 潮湿的管理　使用能隔绝潮湿和保护皮肤的护理产品,不得使用爽身粉,不可涂抹凡士林、氧化锌软膏等,不可使用烤灯。使用吸收垫或干燥垫控制潮湿,如果有可能,找出导致潮湿的原因并避免,提供床上便盆/尿壶。

3. 营养的管理　营养不良既是压疮的主要危险因素,又是压疮久治不愈的主要原因。低白蛋白血症是压疮发生的独立危险因素,有研究显示,高达82.86%的患者血浆白蛋白水平低于正常人群,可补充血浆、白蛋白,增加蛋白质的摄入,增加热量的摄入,补充多种维生素。

二、口腔护理

(一)常用护理溶液

(1)生理盐水:清洁口腔,预防感染。

(2)1%~3%过氧化氢溶液:防腐、防臭,适用于口腔有溃烂、坏死组织者。

(3)1%~4%碳酸氢钠溶液:属碱性溶液,适用于真菌感染者。

(4)0.02%洗必泰溶液:清洁口腔,广谱抗菌。

(5) 0.02%呋喃西林溶液：清洁口腔，广谱抗菌。

(6) 0.1%醋酸溶液：适用于绿脓杆菌感染。

(7) 2%~3%硼酸溶液：酸性防腐溶液，有抑菌的作用。

(8) 0.08%甲硝唑溶液：适用于厌氧菌感染。

(二)护理注意事项

(1)进行口腔护理时所用的物品需经消毒后方可给患者使用，遵守无菌技术操作原则，操作时动作要轻巧、细致，保持口腔黏膜的完整，避免不必要的损伤。

(2)使用棉球时一定要夹紧，防止棉球遗留在患者的口腔中。并注意棉球不要过湿，以免溶液被吸入呼吸道。

(3)进行口腔护理时注意观察口腔黏膜的变化，如有无充血、炎症、糜烂、溃疡、肿胀及舌苔颜色的异常变化等。

三、会阴护理

协助卧床患者清洁会阴，除去异味，促进舒适，预防感染。

(一)物品准备

水盆或水壶、温水(水温40~45℃)、橡胶单(或塑料布)、中单(或一次性尿垫)、毛巾、便盆、手套等。

(二)操作程序

(1)照护人员洗手，向患者解释，关好门窗。

(2)协助患者脱下一侧裤腿，暴露会阴，臀下垫橡胶单(或塑料布)、中单(或一次性尿垫)。

(3)冲洗法：照护人员一手托臀、另一手将便盆置于患者臀下。一手将温水从上倒下，另一手戴手套拿小毛巾，从上到下擦洗会阴至清洁。再用毛巾擦干，撤去便盆和橡胶单、中单，帮助患者穿好裤子，整理床单位，清理用物。

(4)擦拭法：协助患者取仰卧屈膝位，裤子脱至膝部。将毛巾浸湿，拧至半干，由会阴上部向下至肛门部擦洗。撤去橡胶单、中单，帮助患者穿好裤子，整理床单位，清理用物。

(三)注意事项

(1)注意保暖，防止患者受凉，注意遮挡，尊重患者隐私。

(2)注意水温调节，避免水温过高引起烫伤，也避免水温过低引起患者不适。

(3)清洁时注意由上到下、由前向后擦洗，以免尿道感染。

四、胃管的操作及注意事项

(一)操作目的

(1)经胃肠减压管引流出胃肠内容物，为腹部手术做准备。

(2)对不能经口进食的患者,从胃管灌入流质食物,保证患者摄入足够的营养、水分和药物,以利于早日康复。

(二)适应证

(1)急性胃扩张的患者。

(2)上消化道穿孔或胃肠道有梗阻的患者。

(3)急腹症,有明显胀气的患者。

(4)昏迷患者或不能经口进食者,如有口腔疾患、口腔和咽喉手术后的患者。

(5)不能张口的患者,如破伤风患者。

(6)早产儿和病情危重的患者,以及拒绝进食的患者。

(7)服毒自杀或误食中毒后需洗胃的患者。

(三)禁忌证

(1)鼻咽部有肿瘤或急性炎症的患者。

(2)食管静脉曲张、上消化道出血、胃炎、鼻腔阻塞、食管、贲门狭窄或梗阻、心力衰竭和重度高血压患者。

(3)吞食腐蚀性药物的患者。

(四)准备工作

(1)训练患者插管时的配合动作,以保证插管顺利进行。

(2)器械准备:胃管、弯盘、钳子或镊子、10mL注射器、纱布、治疗巾、石蜡油、棉签、胶布、夹子及听诊器。

(3)检查胃管是否通畅,长度标记是否清晰。

(4)插管前先检查鼻腔通气情况,选择通气顺畅的一侧鼻孔插管。

(五)操作方法

(1)操作者洗手,备齐用物,携至患者床旁,核对患者信息,向患者及家属解释操作目的及配合方法,戴口罩,戴手套。

(2)协助患者取半坐卧位,铺治疗巾,置弯盘于口角,清洁患者鼻孔,选择通气顺利的一侧鼻孔插管。取出胃管,测量胃管插入长度,成人插入长度一般为45~55cm,测量方法有以下两种:一是从前额发际至胸骨剑突的距离;二是由鼻尖至耳垂,再到胸骨剑突的距离。

(3)用石蜡油润滑胃管前段,左手持纱布托住胃管,右手持镊子夹住胃管前段,沿选定的鼻孔插入胃管,先稍向上而后平行,再向后下轻轻地插入,缓慢插到咽喉部(14~16cm),嘱患者做吞咽动作,当患者吞咽时顺势将胃管向前推进,直至预定长度。初步固定胃管,检查胃管是否卷曲在口中。

(4)确定胃管位置,通常有三种方法。①抽取胃液法:是确定胃管是否在胃内最可靠的方法。②听气过水声法：即将听诊器置于患者胃区，快速经胃管向胃内注入10mL的空气，听到气过水声。③将胃管末端置于盛水的治疗碗内，无气泡逸出。

（5）确认胃管在胃内后，用纱布拭去患者口角分泌物，撤弯盘，摘手套，用胶布将胃管固定于面颊部。将胃管末端反折，用纱布包好，撤去治疗巾，用别针固定于枕旁或患者衣领处。

（6）协助患者取舒适卧位，询问患者感受，整理患者用物。

（六）注意事项

（1）插管动作要轻、稳，特别是在通过咽、喉、食管的狭窄处时，以避免损伤黏膜。操作时强调"吞咽"，而不是"插"。

（2）在插管过程中患者出现恶心时应暂停片刻，嘱患者做深呼吸，以分散患者的注意力，缓解紧张，减轻胃肌收缩。如出现呛咳、呼吸困难，提示导管误入喉内，应立即拔管重插；插入不畅时，切忌硬性插入，应检查胃管是否卷曲在口咽部，可将胃管拔出少许后再插入。

（3）昏迷患者插管时，应将患者头向后仰，当胃管插入会厌部时，左手托起头部，使下颌靠近胸骨柄，加大咽部通道的弧度，使管端沿后壁滑行，插至所需长度。

五、导尿管的操作及注意事项

（一）留置导尿管

操作步骤是将导尿管插入适当深度（女性4~6cm，男性20~22cm），见尿液流出后，再插入1~2cm。然后固定导尿管，接上引流袋。也可适当变更操作步骤（先连接引流袋），具体步骤如下：①在铺导尿盘时，将一次性引流袋及气囊导尿管一起放入导尿盘内；②在行导尿操作时，先将一次性引流袋与气囊导尿管连接，再将导尿管插入尿道；③妥善固定。先连接引流袋留置导尿管的优点是：①可以避免因为患者不配合而致的尿液溢出，污染床单；②能在最短时间内固定导尿管，防止滑出；③有利于尿液的综合处理，如将肝炎、肿瘤等患者的尿液直接导入一次性引流袋内，便于集中处理，防止医源性交叉感染的发生。

（二）注意事项

（1）应严格无菌操作，预防尿路感染。

（2）插入导尿管动作要轻柔，以免损伤尿道黏膜，若插入时有阻挡感，可更换方向再插，见有尿液流出时再插入1~2cm，勿过深或过浅，尤忌反复抽动导尿管。

（3）选择的导尿管粗细要适宜，对小儿或疑有尿道狭窄者，导尿管宜细。

（4）对膀胱过度充盈者，导尿宜缓慢，以免骤然减压引起出血或晕厥。

（5）测定残余尿时，嘱患者先自行排尿，然后导尿。残余尿量一般为5~10mL，如超过100mL，则应留置导尿。

（6）留置导尿管时，应经常检查导尿管通畅情况，查看是否脱出，必要时以无菌药液每日冲洗膀胱一次；每5~7日更换导尿管1次，再次插入前应让尿道松弛数小时后重新插入。

附录　居家养老医疗护理相关法律法规与政策标准

《中华人民共和国老年人权益保障法》（节选）

（1996年8月29日第八届全国人民代表大会常务委员会第二十一次会议通过　根据2009年8月27日第十一届全国人民代表大会常务委员会第十次会议《关于修改部分法律的决定》第一次修正　2012年12月28日第十一届全国人民代表大会常务委员会第三十次会议修订　根据2015年4月24日第十二届全国人民代表大会常务委员会第十四次会议《关于修改〈中华人民共和国电力法〉等六部法律的决定》第二次修正　根据2018年12月29日第十三届全国人民代表大会常务委员会第七次会议《关于修改〈中华人民共和国劳动法〉等七部法律的决定》第三次修正）

第一章　总则

第一条　为了保障老年人合法权益，发展老龄事业，弘扬中华民族敬老、养老、助老的美德，根据宪法，制定本法。

第二条　本法所称老年人是指六十周岁以上的公民。

第三条　国家保障老年人依法享有的权益。

老年人有从国家和社会获得物质帮助的权利，有享受社会服务和社会优待的权利，有参与社会发展和共享发展成果的权利。

禁止歧视、侮辱、虐待或者遗弃老年人。

第四条　积极应对人口老龄化是国家的一项长期战略任务。

国家和社会应当采取措施，健全保障老年人权益的各项制度，逐步改善保障老年人生活、健康、安全以及参与社会发展的条件，实现老有所养、老有所医、老有所为、老有所学、老有所乐。

第五条　国家建立多层次的社会保障体系，逐步提高对老年人的保障水平。

国家建立和完善以居家为基础、社区为依托、机构为支撑的社会养老服务体系。

倡导全社会优待老年人。

第六条　各级人民政府应当将老龄事业纳入国民经济和社会发展规划，将老龄事业经费列入财政预算，建立稳定的经费保障机制，并鼓励社会各方面投入，使老龄事业与经济、社会协调发展。

国务院制定国家老龄事业发展规划。县级以上地方人民政府根据国家老龄事业发展规划，制定本行政区域的老龄事业发展规划和年度计划。

县级以上人民政府负责老龄工作的机构，负责组织、协调、指导、督促有关部门做好老年人权益保障工作。

第七条　保障老年人合法权益是全社会的共同责任。

国家机关、社会团体、企业事业单位和其他组织应当按照各自职责，做好老年人权益保障工作。

基层群众性自治组织和依法设立的老年人组织应当反映老年人的要求，维护老年人合法权益，为老年人服务。

提倡、鼓励义务为老年人服务。

第八条　国家进行人口老龄化国情教育，增强全社会积极应对人口老龄化意识。

全社会应当广泛开展敬老、养老、助老宣传教育活动，树立尊重、关心、帮助老年人的社会风尚。

青少年组织、学校和幼儿园应当对青少年和儿童进行敬老、养老、助老的道德教育和维护老年人合法权益的法制教育。

广播、电影、电视、报刊、网络等应当反映老年人的生活，开展维护老年人合法权益的宣传，为老年人服务。

第九条　国家支持老龄科学研究，建立老年人状况统计调查和发布制度。

第十条　各级人民政府和有关部门对维护老年人合法权益和敬老、养老、助老成绩显著的组织、家庭或者个人，对参与社会发展作出突出贡献的老年人，按照国家有关规定给予表彰或者奖励。

第十一条　老年人应当遵纪守法，履行法律规定的义务。

第十二条　每年农历九月初九为老年节。

第二章　家庭赡养与扶养

第十三条　老年人养老以居家为基础，家庭成员应当尊重、关心和照护老年人。

第十四条　赡养人应当履行对老年人经济上供养、生活上照护和精神上慰藉的义务，照顾老年人的特殊需要。

赡养人是指老年人的子女以及其他依法负有赡养义务的人。

赡养人的配偶应当协助赡养人履行赡养义务。

第十五条　赡养人应当使患病的老年人及时得到治疗和护理；对经济困难的老年人，应当提供医疗费用。

对生活不能自理的老年人，赡养人应当承担照护责任；不能亲自照护的，可以按照老年人的意愿委托他人或者养老机构等照护。

第十六条　赡养人应当妥善安排老年人的住房，不得强迫老年人居住或者迁居条件低劣的房屋。

老年人自有的或者承租的住房，子女或者其他亲属不得侵占，不得擅自改变产权关系或者租赁关系。老年人自有的住房，赡养人有维修的义务。

第十七条　赡养人有义务耕种或者委托他人耕种老年人承包的田地，照管或者委托他人照管老年人的林木和牲畜等，收益归老年人所有。

第十八条　家庭成员应当关心老年人的精神需求，不得忽视、冷落老年人。

与老年人分开居住的家庭成员，应当经常看望或者问候老年人。

用人单位应当按照国家有关规定保障赡养人探亲休假的权利。

第十九条　赡养人不得以放弃继承权或者其他理由，拒绝履行赡养义务。

赡养人不履行赡养义务，老年人有要求赡养人付给赡养费等权利。

赡养人不得要求老年人承担力不能及的劳动。

第二十条　经老年人同意，赡养人之间可以就履行赡养义务签订协议。赡养协议的内容不得违反法律的规定和老年人的意愿。

基层群众性自治组织、老年人组织或者赡养人所在单位监督协议的履行。

第二十一条　老年人的婚姻自由受法律保护。子女或者其他亲属不得干涉老年人离婚、再婚及婚后的生活。

赡养人的赡养义务不因老年人的婚姻关系变化而消除。

第二十二条　老年人对个人的财产，依法享有占有、使用、收益和处分的权利，子女或者其他亲属不得干涉，不得以窃取、骗取、强行索取等方式侵犯老年人的财产权益。

老年人有依法继承父母、配偶、子女或者其他亲属遗产的权利，有接受赠与的权利。子女或者其他亲属不得侵占、抢夺、转移、隐匿或者损毁应当由老年人继承或者接受赠与的财产。

老年人以遗嘱处分财产，应当依法为老年配偶保留必要的份额。

第二十三条　老年人与配偶有相互扶养的义务。

由兄、姐扶养的弟、妹成年后，有负担能力的，对年老无赡养人的兄、姐有扶养的义务。

第二十四条　赡养人、扶养人不履行赡养、扶养义务的，基层群众性自治组织、老年人组织或者赡养人、扶养人所在单位应当督促其履行。

第二十五条　禁止对老年人实施家庭暴力。

第二十六条　具备完全民事行为能力的老年人，可以在近亲属或者其他与自己关系密切、愿意承担监护责任的个人、组织中协商确定自己的监护人。监护人在老年人丧失或者部分丧失民事行为能力时，依法承担监护责任。

老年人未事先确定监护人的，其丧失或者部分丧失民事行为能力时，依照有关法律的规定确定监护人。

第二十七条　国家建立健全家庭养老支持政策，鼓励家庭成员与老年人共同生活或者就近居住，为老年人随配偶或者赡养人迁徙提供条件，为家庭成员照护老年人提供帮助。

第三章　社会保障

第二十八条　国家通过基本养老保险制度，保障老年人的基本生活。

第二十九条　国家通过基本医疗保险制度，保障老年人的基本医疗需要。享受最低生活保障的老年人和符合条件的低收入家庭中的老年人参加新型农村合作医疗和城镇居民基本医疗保险所需个人缴费部分，由政府给予补贴。

有关部门制定医疗保险办法，应当对老年人给予照顾。

第三十条　国家逐步开展长期护理保障工作，保障老年人的护理需求。

对生活长期不能自理、经济困难的老年人，地方各级人民政府应当根据其失能程度等情况给予护理补贴。

第三十一条　国家对经济困难的老年人给予基本生活、医疗、居住或者其他救助。

老年人无劳动能力、无生活来源、无赡养人和扶养人，或者其赡养人和扶养人确无赡养能力或者扶养能力的，由地方各级人民政府依照有关规定给予供养或者救助。

对流浪乞讨、遭受遗弃等生活无着的老年人，由地方各级人民政府依照有关规定给予救助。

第三十二条　地方各级人民政府在实施廉租住房、公共租赁住房等住房保障制度或者进行危旧房屋改造时，应当优先照顾符合条件的老年人。

第三十三条　国家建立和完善老年人福利制度，根据经济社会发展水平和老年人的实际需要，增加老年人的社会福利。

国家鼓励地方建立八十周岁以上低收入老年人高龄津贴制度。

国家建立和完善计划生育家庭老年人扶助制度。

农村可以将未承包的集体所有的部分土地、山林、水面、滩涂等作为养老基地，收益供老年人养老。

第三十四条　老年人依法享有的养老金、医疗待遇和其他待遇应当得到保障，有关机构必须按时足额支付，不得克扣、拖欠或者挪用。

国家根据经济发展以及职工平均工资增长、物价上涨等情况，适时提高养老保障水平。

第三十五条 国家鼓励慈善组织以及其他组织和个人为老年人提供物质帮助。

第三十六条 老年人可以与集体经济组织、基层群众性自治组织、养老机构等组织或者个人签订遗赠扶养协议或者其他扶助协议。

负有扶养义务的组织或者个人按照遗赠扶养协议，承担该老年人生养死葬的义务，享有受遗赠的权利。

第四章 社会服务

第三十七条 地方各级人民政府和有关部门应当采取措施，发展城乡社区养老服务，鼓励、扶持专业服务机构及其他组织和个人，为居家的老年人提供生活照护、紧急救援、医疗护理、精神慰藉、心理咨询等多种形式的服务。

对经济困难的老年人，地方各级人民政府应当逐步给予养老服务补贴。

第三十八条 地方各级人民政府和有关部门、基层群众性自治组织，应当将养老服务设施纳入城乡社区配套设施建设规划，建立适应老年人需要的生活服务、文化体育活动、日间照护、疾病护理与康复等服务设施和网点，就近为老年人提供服务。

发扬邻里互助的传统，提倡邻里间关心、帮助有困难的老年人。

鼓励慈善组织、志愿者为老年人服务。倡导老年人互助服务。

第三十九条 各级人民政府应当根据经济发展水平和老年人服务需求，逐步增加对养老服务的投入。

各级人民政府和有关部门在财政、税费、土地、融资等方面采取措施，鼓励、扶持企业事业单位、社会组织或者个人兴办、运营养老、老年人日间照护、老年文化体育活动等设施。

第四十条 地方各级人民政府和有关部门应当按照老年人口比例及分布情况，将养老服务设施建设纳入城乡规划和土地利用总体规划，统筹安排养老服务设施建设用地及所需物资。

公益性养老服务设施用地，可以依法使用国有划拨土地或者农民集体所有的土地。

养老服务设施用地，非经法定程序不得改变用途。

第四十一条 政府投资兴办的养老机构，应当优先保障经济困难的孤寡、失能、高龄等老年人的服务需求。

第四十二条 国务院有关部门制定养老服务设施建设、养老服务质量和养老服务职业等标准，建立健全养老机构分类管理和养老服务评估制度。

各级人民政府应当规范养老服务收费项目和标准，加强监督和管理。

第四十三条 设立公益性养老机构，应当依法办理相应的登记。

设立经营性养老机构,应当在市场监督管理部门办理登记。

养老机构登记后即可开展服务活动,并向县级以上人民政府民政部门备案。

第四十四条　地方各级人民政府加强对本行政区域养老机构管理工作的领导,建立养老机构综合监管制度。

县级以上人民政府民政部门负责养老机构的指导、监督和管理,其他有关部门依照职责分工对养老机构实施监督。

第四十五条　县级以上人民政府民政部门依法履行监督检查职责,可以采取以下措施:

(一)向养老机构和个人了解情况;

(二)进入涉嫌违法的养老机构进行现场检查;

(三)查阅或者复制有关合同、票据、账簿及其他有关资料;

(四)发现养老机构存在可能危及人身健康和生命财产安全风险的,责令限期改正,逾期不改正的,责令停业整顿。

县级以上人民政府民政部门调查养老机构涉嫌违法的行为,应当遵守《中华人民共和国行政强制法》和其他有关法律、行政法规的规定。

第四十六条　养老机构变更或者终止的,应当妥善安置收住的老年人,并依照规定到有关部门办理手续。有关部门应当为养老机构妥善安置老年人提供帮助。

第四十七条　国家建立健全养老服务人才培养、使用、评价和激励制度,依法规范用工,促进从业人员劳动报酬合理增长,发展专职、兼职和志愿者相结合的养老服务队伍。

国家鼓励高等学校、中等职业学校和职业培训机构设置相关专业或者培训项目,培养养老服务专业人才。

第四十八条　养老机构应当与接受服务的老年人或者其代理人签订服务协议,明确双方的权利、义务。

养老机构及其工作人员不得以任何方式侵害老年人的权益。

第四十九条　国家鼓励养老机构投保责任保险,鼓励保险公司承保责任保险。

第五十条　各级人民政府和有关部门应当将老年医疗卫生服务纳入城乡医疗卫生服务规划,将老年人健康管理和常见病预防等纳入国家基本公共卫生服务项目。鼓励为老年人提供保健、护理、临终关怀等服务。

国家鼓励医疗机构开设针对老年病的专科或者门诊。

医疗卫生机构应当开展老年人的健康服务和疾病防治工作。

第五十一条　国家采取措施,加强老年医学的研究和人才培养,提高老年病的预防、治疗、科研水平,促进老年病的早期发现、诊断和治疗。

国家和社会采取措施,开展各种形式的健康教育,普及老年保健知识,增强老年人自我保健意识。

第五十二条　国家采取措施，发展老龄产业，将老龄产业列入国家扶持行业目录。扶持和引导企业开发、生产、经营适应老年人需要的用品和提供相关的服务。

第五章　社会优待

第五十三条　县级以上人民政府及其有关部门根据经济社会发展情况和老年人的特殊需要，制定优待老年人的办法，逐步提高优待水平。

对常住在本行政区域内的外埠老年人给予同等优待。

第五十四条　各级人民政府和有关部门应当为老年人及时、便利地领取养老金、结算医疗费和享受其他物质帮助提供条件。

第五十五条　各级人民政府和有关部门办理房屋权属关系变更、户口迁移等涉及老年人权益的重大事项时，应当就办理事项是否为老年人的真实意思表示进行询问，并依法优先办理。

第五十六条　老年人因其合法权益受侵害提起诉讼交纳诉讼费确有困难的，可以缓交、减交或者免交；需要获得律师帮助，但无力支付律师费用的，可以获得法律援助。

鼓励律师事务所、公证处、基层法律服务所和其他法律服务机构为经济困难的老年人提供免费或者优惠服务。

第五十七条　医疗机构应当为老年人就医提供方便，对老年人就医予以优先。有条件的地方，可以为老年人设立家庭病床，开展巡回医疗、护理、康复、免费体检等服务。

提倡为老年人义诊。

第五十八条　提倡与老年人日常生活密切相关的服务行业为老年人提供优先、优惠服务。

城市公共交通、公路、铁路、水路和航空客运，应当为老年人提供优待和照顾。

第五十九条　博物馆、美术馆、科技馆、纪念馆、公共图书馆、文化馆、影剧院、体育场馆、公园、旅游景点等场所，应当对老年人免费或者优惠开放。

第六十条　农村老年人不承担兴办公益事业的筹劳义务。

第六章　宜居环境

第六十一条　国家采取措施，推进宜居环境建设，为老年人提供安全、便利和舒适的环境。

第六十二条　各级人民政府在制定城乡规划时，应当根据人口老龄化发展趋势、老年人口分布和老年人的特点，统筹考虑适合老年人的公共基础设施、生活服务设施、医疗卫生设施和文化体育设施建设。

第六十三条　国家制定和完善涉及老年人的工程建设标准体系，在规划、设计、施工、监理、验收、运行、维护、管理等环节加强相关标准的实施与监督。

第六十四条　国家制定无障碍设施工程建设标准。新建、改建和扩建道路、公共交通设施、建筑物、居住区等，应当符合国家无障碍设施工程建设标准。

各级人民政府和有关部门应当按照国家无障碍设施工程建设标准，优先推进与老年人日常生活密切相关的公共服务设施的改造。

无障碍设施的所有人和管理人应当保障无障碍设施正常使用。

第六十五条　国家推动老年宜居社区建设，引导、支持老年宜居住宅的开发，推动和扶持老年人家庭无障碍设施的改造，为老年人创造无障碍居住环境。

第七章　参与社会发展

第六十六条　国家和社会应当重视、珍惜老年人的知识、技能、经验和优良品德，发挥老年人的专长和作用，保障老年人参与经济、政治、文化和社会生活。

第六十七条　老年人可以通过老年人组织，开展有益身心健康的活动。

第六十八条　制定法律、法规、规章和公共政策，涉及老年人权益重大问题的，应当听取老年人和老年人组织的意见。

老年人和老年人组织有权向国家机关提出老年人权益保障、老龄事业发展等方面的意见和建议。

第六十九条　国家为老年人参与社会发展创造条件。根据社会需要和可能，鼓励老年人在自愿和量力的情况下，从事下列活动：

（一）对青少年和儿童进行社会主义、爱国主义、集体主义和艰苦奋斗等优良传统教育；

（二）传授文化和科技知识；

（三）提供咨询服务；

（四）依法参与科技开发和应用；

（五）依法从事经营和生产活动；

（六）参加志愿服务、兴办社会公益事业；

（七）参与维护社会治安、协助调解民间纠纷；

（八）参加其他社会活动。

第七十条　老年人参加劳动的合法收入受法律保护。

任何单位和个人不得安排老年人从事危害其身心健康的劳动或者危险作业。

第七十一条　老年人有继续受教育的权利。国家发展老年教育，把老年教育纳入终身教育体系，鼓励社会办好各类老年学校。

各级人民政府对老年教育应当加强领导，统一规划，加大投入。

第七十二条　国家和社会采取措施，开展适合老年人的群众性文化、体育、娱乐活动，丰富老年人的精神文化生活。

第八章 法律责任

第七十三条 老年人合法权益受到侵害的,被侵害人或者其代理人有权要求有关部门处理,或者依法向人民法院提起诉讼。

人民法院和有关部门,对侵犯老年人合法权益的申诉、控告和检举,应当依法及时受理,不得推诿、拖延。

第七十四条 不履行保护老年人合法权益职责的部门或者组织,其上级主管部门应当给予批评教育,责令改正。

国家工作人员违法失职,致使老年人合法权益受到损害的,由其所在单位或者上级机关责令改正,或者依法给予处分;构成犯罪的,依法追究刑事责任。

第七十五条 老年人与家庭成员因赡养、扶养或者住房、财产等发生纠纷,可以申请人民调解委员会或者其他有关组织进行调解,也可以直接向人民法院提起诉讼。

人民调解委员会或者其他有关组织调解钱款纠纷时,应当通过说服、疏导等方式化解矛盾和纠纷;对有过错的家庭成员,应当给予批评教育。

人民法院对老年人追索赡养费或者扶养费的申请,可以依法裁定先予执行。

第七十六条 干涉老年人婚姻自由,对老年人负有赡养义务、扶养义务而拒绝赡养、扶养,虐待老年人或者对老年人实施家庭暴力的,由有关单位给予批评教育;构成违反治安管理行为的,依法给予治安管理处罚;构成犯罪的,依法追究刑事责任。

第七十七条 家庭成员盗窃、诈骗、抢夺、侵占、勒索、故意损毁老年人财物,构成违反治安管理行为的,依法给予治安管理处罚;构成犯罪的,依法追究刑事责任。

第七十八条 侮辱、诽谤老年人,构成违反治安管理行为的,依法给予治安管理处罚;构成犯罪的,依法追究刑事责任。

第七十九条 养老机构及其工作人员侵害老年人人身和财产权益,或者未按照约定提供服务的,依法承担民事责任;有关主管部门依法给予行政处罚;构成犯罪的,依法追究刑事责任。

第八十条 对养老机构负有管理和监督职责的部门及其工作人员滥用职权、玩忽职守、徇私舞弊的,对直接负责的主管人员和其他直接责任人员依法给予处分;构成犯罪的,依法追究刑事责任。

第八十一条 不按规定履行优待老年人义务的,由有关主管部门责令改正。

第八十二条 涉及老年人的工程不符合国家规定的标准或者无障碍设施所有人、管理人未尽到维护和管理职责的,由有关主管部门责令改正;造成损害的,依法承担民事责任;对有关单位、个人依法给予行政处罚;构成犯罪的,依法追究刑事责任。

《中华人民共和国医师法》（节选）

（2021年8月20日第十三届全国人民代表大会常务委员会第三十次会议通过）

第一章　总则

第一条　为了保障医师合法权益，规范医师执业行为，加强医师队伍建设，保护人民健康，推进健康中国建设，制定本法。

第二条　本法所称医师，是指依法取得医师资格，经注册在医疗卫生机构中执业的专业医务人员，包括执业医师和执业助理医师。

第三条　医师应当坚持人民至上、生命至上，发扬人道主义精神，弘扬敬佑生命、救死扶伤、甘于奉献、大爱无疆的崇高职业精神，恪守职业道德，遵守执业规范，提高执业水平，履行防病治病、保护人民健康的神圣职责。

医师依法执业，受法律保护。医师的人格尊严、人身安全不受侵犯。

第四条　国务院卫生健康主管部门负责全国的医师管理工作。国务院教育、人力资源社会保障、中医药等有关部门在各自职责范围内负责有关的医师管理工作。

县级以上地方人民政府卫生健康主管部门负责本行政区域内的医师管理工作。县级以上地方人民政府教育、人力资源社会保障、中医药等有关部门在各自职责范围内负责有关的医师管理工作。

第五条　每年8月19日为中国医师节。

对在医疗卫生服务工作中做出突出贡献的医师，按照国家有关规定给予表彰、奖励。

全社会应当尊重医师。各级人民政府应当关心爱护医师，弘扬先进事迹，加强业务培训，支持开拓创新，帮助解决困难，推动在全社会广泛形成尊医重卫的良好氛围。

第六条　国家建立健全医师医学专业技术职称设置、评定和岗位聘任制度，将职业道德、专业实践能力和工作业绩作为重要条件，科学设置有关评定、聘任标准。

第七条　医师可以依法组织和参加医师协会等有关行业组织、专业学术团体。

医师协会等有关行业组织应当加强行业自律和医师执业规范，维护医师合法权益，协助卫生健康主管部门和其他有关部门开展相关工作。

第二章 考试和注册

第八条 国家实行医师资格考试制度。

医师资格考试分为执业医师资格考试和执业助理医师资格考试。医师资格考试由省级以上人民政府卫生健康主管部门组织实施。

医师资格考试的类别和具体办法,由国务院卫生健康主管部门制定。

第九条 具有下列条件之一的,可以参加执业医师资格考试:

(一)具有高等学校相关医学专业本科以上学历,在执业医师指导下,在医疗卫生机构中参加医学专业工作实践满一年;

(二)具有高等学校相关医学专业专科学历,取得执业助理医师执业证书后,在医疗卫生机构中执业满二年。

第十条 具有高等学校相关医学专业专科以上学历,在执业医师指导下,在医疗卫生机构中参加医学专业工作实践满一年的,可以参加执业助理医师资格考试。

第十一条 以师承方式学习中医满三年,或者经多年实践医术确有专长的,经县级以上人民政府卫生健康主管部门委托的中医药专业组织或者医疗卫生机构考核合格并推荐,可以参加中医医师资格考试。

以师承方式学习中医或者经多年实践,医术确有专长的,由至少二名中医医师推荐,经省级人民政府中医药主管部门组织实践技能和效果考核合格后,即可取得中医医师资格及相应的资格证书。

本条规定的相关考试、考核办法,由国务院中医药主管部门拟订,报国务院卫生健康主管部门审核、发布。

第十二条 医师资格考试成绩合格,取得执业医师资格或者执业助理医师资格,发给医师资格证书。

第十三条 国家实行医师执业注册制度。

取得医师资格的,可以向所在地县级以上地方人民政府卫生健康主管部门申请注册。医疗卫生机构可以为本机构中的申请人集体办理注册手续。

除有本法规定不予注册的情形外,卫生健康主管部门应当自受理申请之日起二十个工作日内准予注册,将注册信息录入国家信息平台,并发给医师执业证书。

未注册取得医师执业证书,不得从事医师执业活动。

医师执业注册管理的具体办法,由国务院卫生健康主管部门制定。

第十四条 医师经注册后,可以在医疗卫生机构中按照注册的执业地点、执业类别、执业范围执业,从事相应的医疗卫生服务。

中医、中西医结合医师可以在医疗机构中的中医科、中西医结合科或者其他临床科室按照注册的执业类别、执业范围执业。

医师经相关专业培训和考核合格,可以增加执业范围。法律、行政法规对医师从事特定范围执业活动的资质条件有规定的，从其规定。

经考试取得医师资格的中医医师按照国家有关规定，经培训和考核合格，在执业活动中可以采用与其专业相关的西医药技术方法。西医医师按照国家有关规定，经培训和考核合格，在执业活动中可以采用与其专业相关的中医药技术方法。

第十五条　医师在二个以上医疗卫生机构定期执业的，应当以一个医疗卫生机构为主，并按照国家有关规定办理相关手续。国家鼓励医师定期定点到县级以下医疗卫生机构，包括乡镇卫生院、村卫生室、社区卫生服务中心等，提供医疗卫生服务，主执业机构应当支持并提供便利。

卫生健康主管部门、医疗卫生机构应当加强对有关医师的监督管理，规范其执业行为，保证医疗卫生服务质量。

第十六条　有下列情形之一的，不予注册：

(一)无民事行为能力或者限制民事行为能力；

(二)受刑事处罚，刑罚执行完毕不满二年或者被依法禁止从事医师职业的期限未满；

(三)被吊销医师执业证书不满二年；

(四)因医师定期考核不合格被注销注册不满一年；

(五)法律、行政法规规定不得从事医疗卫生服务的其他情形。

受理申请的卫生健康主管部门对不予注册的，应当自受理申请之日起二十个工作日内书面通知申请人和其所在医疗卫生机构，并说明理由。

第十七条　医师注册后有下列情形之一的，注销注册，废止医师执业证书：

(一)死亡；

(二)受刑事处罚；

(三)被吊销医师执业证书；

(四)医师定期考核不合格，暂停执业活动期满，再次考核仍不合格；

(五)中止医师执业活动满二年；

(六)法律、行政法规规定不得从事医疗卫生服务或者应当办理注销手续的其他情形。

有前款规定情形的，医师所在医疗卫生机构应当在三十日内报告准予注册的卫生健康主管部门；卫生健康主管部门依职权发现医师有前款规定情形的，应当及时通报准予注册的卫生健康主管部门。准予注册的卫生健康主管部门应当及时注销注册，废止医师执业证书。

第十八条　医师变更执业地点、执业类别、执业范围等注册事项的，应当依照本法规定到准予注册的卫生健康主管部门办理变更注册手续。

医师从事下列活动的，可以不办理相关变更注册手续：

(一)参加规范化培训、进修、对口支援、会诊、突发事件医疗救援、慈善或者其他公益性医疗、义诊；

(二)承担国家任务或者参加政府组织的重要活动等；

(三)在医疗联合体内的医疗机构中执业。

第十九条　中止医师执业活动二年以上或者本法规定不予注册的情形消失，申请重新执业的，应当由县级以上人民政府卫生健康主管部门或者其委托的医疗卫生机构、行业组织考核合格，并依照本法规定重新注册。

第二十条　医师个体行医应当依法办理审批或者备案手续。

执业医师个体行医，须经注册后在医疗卫生机构中执业满五年；但是，依照本法第十一条第二款规定取得中医医师资格的人员，按照考核内容进行执业注册后，即可在注册的执业范围内个体行医。

县级以上地方人民政府卫生健康主管部门对个体行医的医师，应当按照国家有关规定实施监督检查，发现有本法规定注销注册的情形的，应当及时注销注册，废止医师执业证书。

第二十一条　县级以上地方人民政府卫生健康主管部门应当将准予注册和注销注册的人员名单及时予以公告，由省级人民政府卫生健康主管部门汇总，报国务院卫生健康主管部门备案，并按照规定通过网站提供医师注册信息查询服务。

第三章　执业规则

第二十二条　医师在执业活动中享有下列权利：

(一)在注册的执业范围内，按照有关规范进行医学诊查、疾病调查、医学处置、出具相应的医学证明文件，选择合理的医疗、预防、保健方案；

(二)获取劳动报酬，享受国家规定的福利待遇，按照规定参加社会保险并享受相应待遇；

(三)获得符合国家规定标准的执业基本条件和职业防护装备；

(四)从事医学教育、研究、学术交流；

(五)参加专业培训，接受继续医学教育；

(六)对所在医疗卫生机构和卫生健康主管部门的工作提出意见和建议，依法参与所在机构的民主管理；

(七)法律、法规规定的其他权利。

第二十三条　医师在执业活动中履行下列义务：

(一)树立敬业精神，恪守职业道德，履行医师职责，尽职尽责救治患者，执行疫情防控等公共卫生措施；

(二)遵循临床诊疗指南，遵守临床技术操作规范和医学伦理规范等；

(三)尊重、关心、爱护患者，依法保护患者隐私和个人信息；

（四）努力钻研业务，更新知识，提高医学专业技术能力和水平，提升医疗卫生服务质量；

（五）宣传推广与岗位相适应的健康科普知识，对患者及公众进行健康教育和健康指导；

（六）法律、法规规定的其他义务。

第二十四条　医师实施医疗、预防、保健措施，签署有关医学证明文件，必须亲自诊查、调查，并按照规定及时填写病历等医学文书，不得隐匿、伪造、篡改或者擅自销毁病历等医学文书及有关资料。

医师不得出具虚假医学证明文件以及与自己执业范围无关或者与执业类别不相符的医学证明文件。

第二十五条　医师在诊疗活动中应当向患者说明病情、医疗措施和其他需要告知的事项。需要实施手术、特殊检查、特殊治疗的，医师应当及时向患者具体说明医疗风险、替代医疗方案等情况，并取得其明确同意；不能或者不宜向患者说明的，应当向患者的近亲属说明，并取得其明确同意。

第二十六条　医师开展药物、医疗器械临床试验和其他医学临床研究应当符合国家有关规定，遵守医学伦理规范，依法通过伦理审查，取得书面知情同意。

第二十七条　对需要紧急救治的患者，医师应当采取紧急措施进行诊治，不得拒绝急救处置。

因抢救生命垂危的患者等紧急情况，不能取得患者或者其近亲属意见的，经医疗机构负责人或者授权的负责人批准，可以立即实施相应的医疗措施。

国家鼓励医师积极参与公共交通工具等公共场所急救服务；医师因自愿实施急救造成受助人损害的，不承担民事责任。

第二十八条　医师应当使用经依法批准或者备案的药品、消毒药剂、医疗器械，采用合法、合规、科学的诊疗方法。

除按照规范用于诊断治疗外，不得使用麻醉药品、医疗用毒性药品、精神药品、放射性药品等。

第二十九条　医师应当坚持安全有效、经济合理的用药原则，遵循药品临床应用指导原则、临床诊疗指南和药品说明书等合理用药。

在尚无有效或者更好治疗手段等特殊情况下，医师取得患者明确知情同意后，可以采用药品说明书中未明确但具有循证医学证据的药品用法实施治疗。医疗机构应当建立管理制度，对医师处方、用药医嘱的适宜性进行审核，严格规范医师用药行为。

第三十条　执业医师按照国家有关规定，经所在医疗卫生机构同意，可以通过互联网等信息技术提供部分常见病、慢性病复诊等适宜的医疗卫生服务。国家支持医疗卫生机构之间利用互联网等信息技术开展远程医疗合作。

第三十一条 医师不得利用职务之便,索要、非法收受财物或者牟取其他不正当利益;不得对患者实施不必要的检查、治疗。

第三十二条 遇有自然灾害、事故灾难、公共卫生事件和社会安全事件等严重威胁人民生命健康的突发事件时,县级以上人民政府卫生健康主管部门根据需要组织医师参与卫生应急处置和医疗救治,医师应当服从调遣。

第三十三条 在执业活动中有下列情形之一的,医师应当按照有关规定及时向所在医疗卫生机构或者有关部门、机构报告:

(一)发现传染病、突发不明原因疾病或者异常健康事件;

(二)发生或者发现医疗事故;

(三)发现可能与药品、医疗器械有关的不良反应或者不良事件;

(四)发现假药或者劣药;

(五)发现患者涉嫌伤害事件或者非正常死亡;

(六)法律、法规规定的其他情形。

第三十四条 执业助理医师应当在执业医师的指导下,在医疗卫生机构中按照注册的执业类别、执业范围执业。

在乡、民族乡、镇和村医疗卫生机构以及艰苦边远地区县级医疗卫生机构中执业的执业助理医师,可以根据医疗卫生服务情况和本人实践经验,独立从事一般的执业活动。

第三十五条 参加临床教学实践的医学生和尚未取得医师执业证书、在医疗卫生机构中参加医学专业工作实践的医学毕业生,应当在执业医师监督、指导下参与临床诊疗活动。医疗卫生机构应当为有关医学生、医学毕业生参与临床诊疗活动提供必要的条件。

第三十六条 有关行业组织、医疗卫生机构、医学院校应当加强对医师的医德医风教育。

医疗卫生机构应当建立健全医师岗位责任、内部监督、投诉处理等制度,加强对医师的管理。

第四章 培训和考核

第三十七条 国家制定医师培养规划,建立适应行业特点和社会需求的医师培养和供需平衡机制,统筹各类医学人才需求,加强全科、儿科、精神科、老年医学等紧缺专业人才培养。

国家采取措施,加强医教协同,完善医学院校教育、毕业后教育和继续教育体系。

国家通过多种途径,加强以全科医生为重点的基层医疗卫生人才培养和配备。

国家采取措施,完善中医西医相互学习的教育制度,培养高层次中西医结合人才和能够提供中西医结合服务的全科医生。

第三十八条　国家建立健全住院医师规范化培训制度,健全临床带教激励机制,保障住院医师培训期间待遇,严格培训过程管理和结业考核。

国家建立健全专科医师规范化培训制度,不断提高临床医师专科诊疗水平。

第三十九条　县级以上人民政府卫生健康主管部门和其他有关部门应当制定医师培训计划,采取多种形式对医师进行分级分类培训,为医师接受继续医学教育提供条件。

县级以上人民政府应当采取有力措施,优先保障基层、欠发达地区和民族地区的医疗卫生人员接受继续医学教育。

第四十条　医疗卫生机构应当合理调配人力资源,按照规定和计划保证本机构医师接受继续医学教育。

县级以上人民政府卫生健康主管部门应当有计划地组织协调县级以上医疗卫生机构对乡镇卫生院、村卫生室、社区卫生服务中心等基层医疗卫生机构中的医疗卫生人员开展培训,提高其医学专业技术能力和水平。

有关行业组织应当为医师接受继续医学教育提供服务和创造条件,加强继续医学教育的组织、管理。

第四十一条　国家在每年的医学专业招生计划和教育培训计划中,核定一定比例用于定向培养、委托培训,加强基层和艰苦边远地区医师队伍建设。

有关部门、医疗卫生机构与接受定向培养、委托培训的人员签订协议,约定相关待遇、服务年限、违约责任等事项,有关人员应当履行协议约定的义务。县级以上人民政府有关部门应当采取措施,加强履约管理。协议各方违反约定的,应当承担违约责任。

第四十二条　国家实行医师定期考核制度。

县级以上人民政府卫生健康主管部门或者其委托的医疗卫生机构、行业组织应当按照医师执业标准,对医师的业务水平、工作业绩和职业道德状况进行考核,考核周期为三年。对具有较长年限执业经历、无不良行为记录的医师,可以简化考核程序。

受委托的机构或者组织应当将医师考核结果报准予注册的卫生健康主管部门备案。

对考核不合格的医师,县级以上人民政府卫生健康主管部门应当责令其暂停执业活动三个月至六个月,并接受相关专业培训。暂停执业活动期满,再次进行考核,对考核合格的,允许其继续执业。

第四十三条　省级以上人民政府卫生健康主管部门负责指导、检查和监督医师考核工作。

第五章　保障措施

第四十四条　国家建立健全体现医师职业特点和技术劳动价值的人事、薪酬、职称、奖励制度。

对从事传染病防治、放射医学和精神卫生工作以及其他特殊岗位工作的医师,应当按照国家有关规定给予适当的津贴。津贴标准应当定期调整。

在基层和艰苦边远地区工作的医师,按照国家有关规定享受津贴、补贴政策,并在职称评定、职业发展、教育培训和表彰奖励等方面享受优惠待遇。

第四十五条 国家加强疾病预防控制人才队伍建设,建立适应现代化疾病预防控制体系的医师培养和使用机制。

疾病预防控制机构、二级以上医疗机构以及乡镇卫生院、社区卫生服务中心等基层医疗卫生机构应当配备一定数量的公共卫生医师,从事人群疾病及危害因素监测、风险评估研判、监测预警、流行病学调查、免疫规划管理、职业健康管理等公共卫生工作。医疗机构应当建立健全管理制度,严格执行院内感染防控措施。

国家建立公共卫生与临床医学相结合的人才培养机制,通过多种途径对临床医师进行疾病预防控制、突发公共卫生事件应对等方面业务培训,对公共卫生医师进行临床医学业务培训,完善医防结合和中西医协同防治的体制机制。

第四十六条 国家采取措施,统筹城乡资源,加强基层医疗卫生队伍和服务能力建设,对乡村医疗卫生人员建立县乡村上下贯通的职业发展机制,通过县管乡用、乡聘村用等方式,将乡村医疗卫生人员纳入县域医疗卫生人员管理。

执业医师晋升为副高级技术职称的,应当有累计一年以上在县级以下或者对口支援的医疗卫生机构提供医疗卫生服务的经历;晋升副高级技术职称后,在县级以下或者对口支援的医疗卫生机构提供医疗卫生服务,累计一年以上的,同等条件下优先晋升正高级技术职称。

国家采取措施,鼓励取得执业医师资格或者执业助理医师资格的人员依法开办村医疗卫生机构,或者在村医疗卫生机构提供医疗卫生服务。

第四十七条 国家鼓励在村医疗卫生机构中向村民提供预防、保健和一般医疗服务的乡村医生通过医学教育取得医学专业学历;鼓励符合条件的乡村医生参加医师资格考试,依法取得医师资格。

国家采取措施,通过信息化、智能化手段帮助乡村医生提高医学技术能力和水平,进一步完善对乡村医生的服务收入多渠道补助机制和养老等政策。

乡村医生的具体管理办法,由国务院制定。

第四十八条 医师有下列情形之一的,按照国家有关规定给予表彰、奖励:

(一)在执业活动中,医德高尚,事迹突出;

(二)在医学研究、教育中开拓创新,对医学专业技术有重大突破,做出显著贡献;

(三)遇有突发事件时,在预防预警、救死扶伤等工作中表现突出;

(四)长期在艰苦边远地区的县级以下医疗卫生机构努力工作;

(五)在疾病预防控制、健康促进工作中做出突出贡献;

(六)法律、法规规定的其他情形。

第四十九条 县级以上人民政府及其有关部门应当将医疗纠纷预防和处理工作纳入

社会治安综合治理体系,加强医疗卫生机构及周边治安综合治理,维护医疗卫生机构良好的执业环境,有效防范和依法打击涉医违法犯罪行为,保护医患双方合法权益。

医疗卫生机构应当完善安全保卫措施,维护良好的医疗秩序,及时主动化解医疗纠纷,保障医师执业安全。

禁止任何组织或者个人阻碍医师依法执业,干扰医师正常工作、生活;禁止通过侮辱、诽谤、威胁、殴打等方式,侵犯医师的人格尊严、人身安全。

第五十条　医疗卫生机构应当为医师提供职业安全和卫生防护用品,并采取有效的卫生防护和医疗保健措施。

医师受到事故伤害或者在职业活动中因接触有毒、有害因素而引起疾病、死亡的,依照有关法律、行政法规的规定享受工伤保险待遇。

第五十一条　医疗卫生机构应当为医师合理安排工作时间,落实带薪休假制度,定期开展健康检查。

第五十二条　国家建立完善医疗风险分担机制。医疗机构应当参加医疗责任保险或者建立、参加医疗风险基金。鼓励患者参加医疗意外保险。

第五十三条　新闻媒体应当开展医疗卫生法律、法规和医疗卫生知识的公益宣传,弘扬医师先进事迹,引导公众尊重医师、理性对待医疗卫生风险。

第六章　法律责任

第五十四条　在医师资格考试中有违反考试纪律等行为,情节严重的,一年至三年内禁止参加医师资格考试。

以不正当手段取得医师资格证书或者医师执业证书的,由发给证书的卫生健康主管部门予以撤销,三年内不受理其相应申请。

伪造、变造、买卖、出租、出借医师执业证书的,由县级以上人民政府卫生健康主管部门责令改正,没收违法所得,并处违法所得二倍以上五倍以下的罚款,违法所得不足一万元的,按一万元计算;情节严重的,吊销医师执业证书。

第五十五条　违反本法规定,医师在执业活动中有下列行为之一的,由县级以上人民政府卫生健康主管部门责令改正,给予警告;情节严重的,责令暂停六个月以上一年以下执业活动直至吊销医师执业证书:

(一)在提供医疗卫生服务或者开展医学临床研究中,未按照规定履行告知义务或者取得知情同意;

(二)对需要紧急救治的患者,拒绝急救处置,或者由于不负责任延误诊治;

(三)遇有自然灾害、事故灾难、公共卫生事件和社会安全事件等严重威胁人民生命健康的突发事件时,不服从卫生健康主管部门调遣;

(四)未按照规定报告有关情形;

(五)违反法律、法规、规章或者执业规范,造成医疗事故或者其他严重后果。

第五十六条　违反本法规定，医师在执业活动中有下列行为之一的，由县级以上人民政府卫生健康主管部门责令改正，给予警告，没收违法所得，并处一万元以上三万元以下的罚款；情节严重的，责令暂停六个月以上一年以下执业活动直至吊销医师执业证书：

（一）泄露患者隐私或者个人信息；

（二）出具虚假医学证明文件，或者未经亲自诊查、调查，签署诊断、治疗、流行病学等证明文件或者有关出生、死亡等证明文件；

（三）隐匿、伪造、篡改或者擅自销毁病历等医学文书及有关资料；

（四）未按照规定使用麻醉药品、医疗用毒性药品、精神药品、放射性药品等；

（五）利用职务之便，索要、非法收受财物或者牟取其他不正当利益，或者违反诊疗规范，对患者实施不必要的检查、治疗造成不良后果；

（六）开展禁止类医疗技术临床应用。

第五十七条　违反本法规定，医师未按照注册的执业地点、执业类别、执业范围执业的，由县级以上人民政府卫生健康主管部门或者中医药主管部门责令改正，给予警告，没收违法所得，并处一万元以上三万元以下的罚款；情节严重的，责令暂停六个月以上一年以下执业活动直至吊销医师执业证书。

第五十八条　严重违反医师职业道德、医学伦理规范，造成恶劣社会影响的，由省级以上人民政府卫生健康主管部门吊销医师执业证书或者责令停止非法执业活动，五年直至终身禁止从事医疗卫生服务或者医学临床研究。

第五十九条　违反本法规定，非医师行医的，由县级以上人民政府卫生健康主管部门责令停止非法执业活动，没收违法所得和药品、医疗器械，并处违法所得二倍以上十倍以下的罚款，违法所得不足一万元的，按一万元计算。

第六十条　违反本法规定，阻碍医师依法执业，干扰医师正常工作、生活，或者通过侮辱、诽谤、威胁、殴打等方式，侵犯医师人格尊严、人身安全，构成违反治安管理行为的，依法给予治安管理处罚。

第六十一条　违反本法规定，医疗卫生机构未履行报告职责，造成严重后果的，由县级以上人民政府卫生健康主管部门给予警告，对直接负责的主管人员和其他直接责任人员依法给予处分。

第六十二条　违反本法规定，卫生健康主管部门和其他有关部门工作人员或者医疗卫生机构工作人员弄虚作假、滥用职权、玩忽职守、徇私舞弊的，依法给予处分。

第六十三条　违反本法规定，构成犯罪的，依法追究刑事责任；造成人身、财产损害的，依法承担民事责任。

第七章　附则

第六十四条　国家采取措施，鼓励具有中等专业学校医学专业学历的人员通过参加更高层次学历教育等方式，提高医学技术能力和水平。

在本法施行前以及在本法施行后一定期限内取得中等专业学校相关医学专业学历的人员，可以参加医师资格考试。具体办法由国务院卫生健康主管部门会同国务院教育、中医药等有关部门制定。

第六十五条　中国人民解放军和中国人民武装警察部队执行本法的具体办法，由国务院、中央军事委员会依据本法制定。

第六十六条　境外人员参加医师资格考试、申请注册、执业或者从事临床示教、临床研究、临床学术交流等活动的具体管理办法，由国务院卫生健康主管部门制定。

第六十七条　本法自2022年3月1日起施行。《中华人民共和国执业医师法》同时废止。

《中华人民共和国护士管理办法》（节选）

第一章　总则

第一条　为加强护士管理，提高护理质量，保障医疗和护理安全，保护护士的合法权益，制定本办法。

第二条　本办法所称护士系指按本办法规定取得《中华人民共和国护士执业证书》并经过注册的护理专业技术人员。

第三条　国家发展护理事业，促进护理学科的发展，加强护士队伍建设，重视和发挥护士在医疗、预防、保健和康复工作中的作用。

第四条　护士的执业权利受法律保护。护士的劳动受全社会的尊重。

第五条　各省、自治区、直辖市卫生行政部门负责护士的监督管理。

第二章　考试

第六条　凡申请护士执业者必须通过卫生部统一执业考试，取得《中华人民共和国护士执业证书》。

第七条　获得高等医学院校护理专业专科以上毕业文凭者，以及获得经省级以上卫生行政部门确认免考资格的普通中等卫生（护士）学校护理专业毕业文凭者，可以免于护士执业考试。

获得其他普通中等卫生（护士）学校护理专业毕业文凭者，可以申请护士执业考试。

第八条　护士执业考试每年举行一次。

第九条 护士执业考试的具体办法另行制定。

第十条 符合本办法第七条规定以及护士执业考试合格者，由省、自治区、直辖市卫生行政部门发给《中华人民共和国护士执业证书》。

第十一条 《中华人民共和国护士执业证书》由卫生部监制。

第三章 注册

第十二条 获得《中华人民共和国护士执业证书》者，方可申请护士执业注册。

第十三条 护士注册机关为执业所在地的县级卫生行政部门。

第十四条 申请首次护士注册必须填写《护士注册申请表》，缴纳注册费，并向注册机关缴验：

（一）《中华人民共和国护士执业证书》；

（二）身份证明；

（三）健康检查证明；

（四）省级卫生行政部门规定提交的其他证明。

第十五条 注册机关在受理注册申请后，应当在三十日内完成审核，审核合格的，予以注册；审核不合格的，应当书面通知申请者。

第十六条 护士注册的有效期为二年。

护士连续注册，在前一注册期满前六十日，对《中华人民共和国护士执业证书》进行个人或集体校验注册。

第十七条 中断注册五年以上者，必须按省、自治区、直辖市卫生行政部门的规定参加临床实践三个月，并向注册机关提交有关证明，方可办理再次注册。

第十八条 有下列情形之一的，不予注册：

（一）服刑期间；

（二）因健康原因不能或不宜执行护理业务；

（三）违反本办法被中止或取消注册；

（四）其他不宜从事护士工作的。

第四章 执业

第十九条 未经护士执业注册者不得从事护士工作。

护理专业在校生或毕业生进行专业实习，以及按本办法第十八条规定进行临床实践的，必须按照卫生部的有关规定在护士的指导下进行。

第二十条 护理员只能在护士的指导下从事临床生活护理工作。

第二十一条 护士在执业中应当正确执行医嘱，观察病人的身心状态，对病人进行科学的护理。遇紧急情况应及时通知医生并配合抢救，医生不在场时，护士应当采取力所能及的急救措施。

第二十二条 护士有承担预防保健工作、宣传防病治病知识、进行康复指导、开展健康教育、提供卫生咨询的义务。

第二十三条 护士执业必须遵守职业道德和医疗护理工作的规章制度及技术规范。

第二十四条 护士在执业中得悉就医者的隐私，不得泄露，但法律另有规定的除外。

第二十五条 遇有自然灾害、传染病流行、突发重大伤亡事故及其他严重威胁人群生命健康的紧急情况，护士必须服从卫生行政部门的调遣，参加医疗救护和预防保健工作。

第二十六条 护士依法履行职责的权利受法律保护，任何单位和个人不得侵犯。

第五章 罚则

第二十七条 违反本办法第十九条规定，未经护士执业注册从事护士工作的，由卫生行政部门予以取缔。

第二十八条 非法取得《中华人民共和国护士执业证书》的，由卫生行政部门予以缴销。

第二十九条 护士执业违反医疗护理规章制度及技术规范的，由卫生行政部门视情节予以警告、责令改正、中止注册直至取消其注册。

第三十条 违反本办法第二十六条规定，非法阻挠护士依法执业或侵犯护士人身权利的，由护士所在单位提请公安机关予以治安行政处罚；情节严重，触犯刑律的，提交司法机关依法追究刑事责任。

第三十一条 违反本办法其他规定的，由卫生行政部门视情节予以警告、责令改正、中止注册直至取消其注册。

第三十二条 当事人对行政处理决定不服的，可以依照国家法律、法规的规定申请行政复议或者提起行政诉讼。当事人对行政处理决定不履行又未在法定期限内申请复议或提起诉讼的，卫生行政部门可以申请人民法院强制执行。

第六章 附则

第三十三条 本办法实施前已经取得护士以上技术职称者，经省、自治区、直辖市卫生行政部门审核合格，发给《中华人民共和国护士执业证书》，并准许按本办法的规定办理护士执业注册。

本办法实施前从事护士工作但未取得护士职称者的执业证书颁发办法，由省、自治区、直辖市卫生行政部门根据本地区的实际情况和当事人实际水平作出具体规定。

第三十四条 境外人员申请在中华人民共和国境内从事护士工作的，必须依本办法的规定通过执业考试，取得《中华人民共和国护士执业证书》并办理注册。

第三十五条 护士申请开业及成立护理服务机构，由县级以上卫生行政部门比照医疗机构管理的有关规定审批。

第三十六条 本办法的解释权在卫生部。

第三十七条　本办法的实施细则由省、自治区、直辖市制定。

第三十八条　本办法自1994年1月1日起施行。

（卫生部令第31号）

《中华人民共和国保险法》（节选）

（1995年6月30日第八届全国人民代表大会常务委员会第十四次会议通过　根据2002年10月28日第九届全国人民代表大会常务委员会第三十次会议《关于修改〈中华人民共和国保险法〉的决定》修正　2009年2月28日第十一届全国人民代表大会常务委员会第七次会议修订）

第一章　总则

第一条　为了规范保险活动，保护保险活动当事人的合法权益，加强对保险业的监督管理，维护社会经济秩序和社会公共利益，促进保险事业的健康发展，制定本法。

第二条　本法所称保险，是指投保人根据合同约定，向保险人支付保险费，保险人对于合同约定的可能发生的事故因其发生所造成的财产损失承担赔偿保险金责任，或者当被保险人死亡、伤残、疾病或者达到合同约定的年龄、期限等条件时承担给付保险金责任的商业保险行为。

第三条　在中华人民共和国境内从事保险活动，适用本法。

第四条　从事保险活动必须遵守法律、行政法规，尊重社会公德，不得损害社会公共利益。

第五条　保险活动当事人行使权利、履行义务应当遵循诚实信用原则。

第六条　保险业务由依照本法设立的保险公司以及法律、行政法规规定的其他保险组织经营，其他单位和个人不得经营保险业务。

第七条　在中华人民共和国境内的法人和其他组织需要办理境内保险的，应当向中华人民共和国境内的保险公司投保。

第八条　保险业和银行业、证券业、信托业实行分业经营、分业管理，保险公司与银行、证券、信托业务机构分别设立。国家另有规定的除外。

第九条　国务院保险监督管理机构依法对保险业实施监督管理。

国务院保险监督管理机构根据履行职责的需要设立派出机构。派出机构按照国务院保险监督管理机构的授权履行监督管理职责。

第二章　保险合同

第一节　一般规定

第十条　保险合同是投保人与保险人约定保险权利义务关系的协议。

投保人是指与保险人订立保险合同，并按照合同约定负有支付保险费义务的人。

保险人是指与投保人订立保险合同，并按照合同约定承担赔偿或者给付保险金责任的保险公司。

第十一条　订立保险合同，应当协商一致，遵循公平原则确定各方的权利和义务。

除法律、行政法规规定必须保险的外，保险合同自愿订立。

第十二条　人身保险的投保人在保险合同订立时，对被保险人应当具有保险利益。

财产保险的被保险人在保险事故发生时，对保险标的应当具有保险利益。

人身保险是以人的寿命和身体为保险标的的保险。

财产保险是以财产及其有关利益为保险标的的保险。

被保险人是指其财产或者人身受保险合同保障，享有保险金请求权的人。投保人可以为被保险人。

保险利益是指投保人或者被保险人对保险标的具有的法律上承认的利益。

第十三条　投保人提出保险要求，经保险人同意承保，保险合同成立。保险人应当及时向投保人签发保险单或者其他保险凭证。

保险单或者其他保险凭证应当载明当事人双方约定的合同内容。当事人也可以约定采用其他书面形式载明合同内容。

依法成立的保险合同，自成立时生效。投保人和保险人可以对合同的效力约定附条件或者附期限。

第十四条　保险合同成立后，投保人按照约定交付保险费，保险人按照约定的时间开始承担保险责任。

第十五条　除本法另有规定或者保险合同另有约定外，保险合同成立后，投保人可以解除合同，保险人不得解除合同。

第十六条　订立保险合同，保险人就保险标的或者被保险人的有关情况提出询问的，投保人应当如实告知。

投保人故意或者因重大过失未履行前款规定的如实告知义务，足以影响保险人决定是否同意承保或者提高保险费率的，保险人有权解除合同。

前款规定的合同解除权，自保险人知道有解除事由之日起，超过三十日不行使而消灭。自合同成立之日起超过二年的，保险人不得解除合同；发生保险事故的，保险人应当承担赔偿或者给付保险金的责任。

投保人故意不履行如实告知义务的，保险人对于合同解除前发生的保险事故，不承担赔偿或者给付保险金的责任,并不退还保险费。

投保人因重大过失未履行如实告知义务,对保险事故的发生有严重影响的,保险人对于合同解除前发生的保险事故,不承担赔偿或者给付保险金的责任,但应当退还保险费。

保险人在合同订立时已经知道投保人未如实告知的情况的,保险人不得解除合同;发生保险事故的,保险人应当承担赔偿或者给付保险金的责任。

保险事故是指保险合同约定的保险责任范围内的事故。

第十七条　订立保险合同,采用保险人提供的格式条款的,保险人向投保人提供的投保单应当附格式条款,保险人应当向投保人说明合同的内容。

对保险合同中免除保险人责任的条款,保险人在订立合同时应当在投保单、保险单或者其他保险凭证上作出足以引起投保人注意的提示,并对该条款的内容以书面或者口头形式向投保人作出明确说明;未作提示或者明确说明的,该条款不产生效力。

第十八条　保险合同应当包括下列事项:

(一)保险人的名称和住所;

(二)投保人、被保险人的姓名或者名称、住所,以及人身保险的受益人的姓名或者名称、住所;

(三)保险标的;

(四)保险责任和责任免除;

(五)保险期间和保险责任开始时间;

(六)保险金额;

(七)保险费以及支付办法;

(八)保险金赔偿或者给付办法;

(九)违约责任和争议处理;

(十)订立合同的年、月、日。

投保人和保险人可以约定与保险有关的其他事项。

受益人是指人身保险合同中由被保险人或者投保人指定的享有保险金请求权的人。投保人、被保险人可以为受益人。

保险金额是指保险人承担赔偿或者给付保险金责任的最高限额。

第十九条　采用保险人提供的格式条款订立的保险合同中的下列条款无效:

(一)免除保险人依法应承担的义务或者加重投保人、被保险人责任的;

(二)排除投保人、被保险人或者受益人依法享有的权利的。

第二十条　投保人和保险人可以协商变更合同内容。

变更保险合同的,应当由保险人在保险单或者其他保险凭证上批注或者附贴批单,或者由投保人和保险人订立变更的书面协议。

第二十一条　投保人、被保险人或者受益人知道保险事故发生后,应当及时通知保险人。故意或者因重大过失未及时通知，致使保险事故的性质、原因、损失程度等难以确定，保险人对无法确定的部分，不承担赔偿或者给付保险金的责任，但保险人通过其他途径已经及时知道或者应当及时知道保险事故发生的除外。

第二十二条　保险事故发生后，按照保险合同请求保险人赔偿或者给付保险金时，投保人、被保险人或者受益人应当向保险人提供其所能提供的与确认保险事故的性质、原因、损失程度等有关的证明和资料。

保险人按照合同的约定，认为有关的证明和资料不完整的，应当及时一次性通知投保人、被保险人或者受益人补充提供。

第二十三条　保险人收到被保险人或者受益人的赔偿或者给付保险金的请求后，应当及时作出核定；情形复杂的，应当在三十日内作出核定，但合同另有约定的除外。保险人应当将核定结果通知被保险人或者受益人；对属于保险责任的，在与被保险人或者受益人达成赔偿或者给付保险金的协议后十日内，履行赔偿或者给付保险金义务。保险合同对赔偿或者给付保险金的期限有约定的，保险人应当按照约定履行赔偿或者给付保险金义务。

保险人未及时履行前款规定义务的，除支付保险金外，应当赔偿被保险人或者受益人因此受到的损失。

任何单位和个人不得非法干预保险人履行赔偿或者给付保险金的义务，也不得限制被保险人或者受益人取得保险金的权利。

第二十四条　保险人依照本法第二十三条的规定作出核定后，对不属于保险责任的，应当自作出核定之日起三日内向被保险人或者受益人发出拒绝赔偿或者拒绝给付保险金通知书，并说明理由。

第二十五条　保险人自收到赔偿或者给付保险金的请求和有关证明、资料之日起六十日内，对其赔偿或者给付保险金的数额不能确定的，应当根据已有证明和资料可以确定的数额先予支付；保险人最终确定赔偿或者给付保险金的数额后，应当支付相应的差额。

第二十六条　人寿保险以外的其他保险的被保险人或者受益人，向保险人请求赔偿或者给付保险金的诉讼时效期间为二年，自其知道或者应当知道保险事故发生之日起计算。

人寿保险的被保险人或者受益人向保险人请求给付保险金的诉讼时效期间为五年，自其知道或者应当知道保险事故发生之日起计算。

第二十七条　未发生保险事故，被保险人或者受益人谎称发生了保险事故，向保险人提出赔偿或者给付保险金请求的，保险人有权解除合同，并不退还保险费。

投保人、被保险人故意制造保险事故的，保险人有权解除合同，不承担赔偿或者给付保险金的责任；除本法第四十三条规定外，不退还保险费。

保险事故发生后，投保人、被保险人或者受益人以伪造、变造的有关证明、资料或者其他证据，编造虚假的事故原因或者夸大损失程度的，保险人对其虚报的部分不承担赔偿或者给付保险金的责任。

投保人、被保险人或者受益人有前三款规定行为之一，致使保险人支付保险金或者支出费用的，应当退回或者赔偿。

第二十八条　保险人将其承担的保险业务，以分保形式部分转移给其他保险人的，为再保险。

应再保险接受人的要求，再保险分出人应当将其自负责任及原保险的有关情况书面告知再保险接受人。

第二十九条　再保险接受人不得向原保险的投保人要求支付保险费。

原保险的被保险人或者受益人不得向再保险接受人提出赔偿或者给付保险金的请求。

再保险分出人不得以再保险接受人未履行再保险责任为由，拒绝履行或者迟延履行其原保险责任。

第三十条　采用保险人提供的格式条款订立的保险合同，保险人与投保人、被保险人或者受益人对合同条款有争议的，应当按照通常理解予以解释。对合同条款有两种以上解释的，人民法院或者仲裁机构应当作出有利于被保险人和受益人的解释。

第二节　人身保险合同

第三十一条　投保人对下列人员具有保险利益：

（一）本人；

（二）配偶、子女、父母；

（三）前项以外与投保人有抚养、赡养或者扶养关系的家庭其他成员、近亲属；

（四）与投保人有劳动关系的劳动者。

除前款规定外，被保险人同意投保人为其订立合同的，视为投保人对被保险人具有保险利益。

订立合同时，投保人对被保险人不具有保险利益的，合同无效。

第三十二条　投保人申报的被保险人年龄不真实，并且其真实年龄不符合合同约定的年龄限制的，保险人可以解除合同，并按照合同约定退还保险单的现金价值。保险人行使合同解除权，适用本法第十六条第三款、第六款的规定。

投保人申报的被保险人年龄不真实，致使投保人支付的保险费少于应付保险费的，保险人有权更正并要求投保人补交保险费，或者在给付保险金时按照实付保险费与应付保险费的比例支付。

投保人申报的被保险人年龄不真实，致使投保人支付的保险费多于应付保险费的，保险人应当将多收的保险费退还投保人。

第三十三条　投保人不得为无民事行为能力人投保以死亡为给付保险金条件的人身保险，保险人也不得承保。

父母为其未成年子女投保的人身保险，不受前款规定限制。但是，因被保险人死亡给付的保险金总和不得超过国务院保险监督管理机构规定的限额。

第三十四条 以死亡为给付保险金条件的合同，未经被保险人同意并认可保险金额的，合同无效。

按照以死亡为给付保险金条件的合同所签发的保险单，未经被保险人书面同意，不得转让或者质押。

父母为其未成年子女投保的人身保险，不受本条第一款规定限制。

第三十五条 投保人可以按照合同约定向保险人一次支付全部保险费或者分期支付保险费。

第三十六条 合同约定分期支付保险费，投保人支付首期保险费后，除合同另有约定外，投保人自保险人催告之日起超过三十日未支付当期保险费，或者超过约定的期限六十日未支付当期保险费的，合同效力中止，或者由保险人按照合同约定的条件减少保险金额。

被保险人在前款规定期限内发生保险事故的，保险人应当按照合同约定给付保险金，但可以扣减欠交的保险费。

第三十七条 合同效力依照本法第三十六条规定中止的，经保险人与投保人协商并达成协议，在投保人补交保险费后，合同效力恢复。但是，自合同效力中止之日起满二年双方未达成协议的，保险人有权解除合同。

保险人依照前款规定解除合同的，应当按照合同约定退还保险单的现金价值。

第三十八条 保险人对人寿保险的保险费，不得用诉讼方式要求投保人支付。

第三十九条 人身保险的受益人由被保险人或者投保人指定。

投保人指定受益人时须经被保险人同意。投保人为与其有劳动关系的劳动者投保人身保险，不得指定被保险人及其近亲属以外的人为受益人。

被保险人为无民事行为能力人或者限制民事行为能力人的，可以由其监护人指定受益人。

第四十条 被保险人或者投保人可以指定一人或者数人为受益人。

受益人为数人的，被保险人或者投保人可以确定受益顺序和受益份额；未确定受益份额的，受益人按照相等份额享有受益权。

第四十一条 被保险人或者投保人可以变更受益人并书面通知保险人。保险人收到变更受益人的书面通知后，应当在保险单或者其他保险凭证上批注或者附贴批单。

投保人变更受益人时须经被保险人同意。

第四十二条 被保险人死亡后，有下列情形之一的，保险金作为被保险人的遗产，由保险人依照《中华人民共和国继承法》的规定履行给付保险金的义务：

（一）没有指定受益人，或者受益人指定不明无法确定的；

（二）受益人先于被保险人死亡，没有其他受益人的；

（三）受益人依法丧失受益权或者放弃受益权，没有其他受益人的。

受益人与被保险人在同一事件中死亡，且不能确定死亡先后顺序的，推定受益人死亡在先。

第四十三条　投保人故意造成被保险人死亡、伤残或者疾病的，保险人不承担给付保险金的责任。投保人已交足二年以上保险费的，保险人应当按照合同约定向其他权利人退还保险单的现金价值。

受益人故意造成被保险人死亡、伤残、疾病的，或者故意杀害被保险人未遂的，该受益人丧失受益权。

第四十四条　以被保险人死亡为给付保险金条件的合同，自合同成立或者合同效力恢复之日起二年内，被保险人自杀的，保险人不承担给付保险金的责任，但被保险人自杀时为无民事行为能力人的除外。

保险人依照前款规定不承担给付保险金责任的，应当按照合同约定退还保险单的现金价值。

第四十五条　因被保险人故意犯罪或者抗拒依法采取的刑事强制措施导致其伤残或者死亡的，保险人不承担给付保险金的责任。投保人已交足二年以上保险费的，保险人应当按照合同约定退还保险单的现金价值。

第四十六条　被保险人因第三者的行为而发生死亡、伤残或者疾病等保险事故的，保险人向被保险人或者受益人给付保险金后，不享有向第三者追偿的权利，但被保险人或者受益人仍有权向第三者请求赔偿。

第四十七条　投保人解除合同的，保险人应当自收到解除合同通知之日起三十日内，按照合同约定退还保险单的现金价值。

《养老机构服务安全基本规范》（GB38600—2019）（节选）

一、范围

本标准规定了养老机构服务安全的基本要求、安全风险评估、服务防护、管理要求。本标准适用于养老机构的服务安全管理。

二、规范性引用文件

下列文件对于本文件的应用是必不可少的。凡是注日期的引用文件，仅注日期的版本适用于本文件。凡是不注日期的引用文件，其最新版本（包括所有的修改单）适用于本文件。

GB 2893　安全色

GB 2894 安全标志及其使用导则

三、术语和定义

下列术语和定义适用于本文件。

1. 相关第三方(relevant third party)

老年人配偶、监护人以及为老年人提供资金担保或委托代理的个人或组织。

注：改写 GB/T 35796—2017，定义 3.4。

2. 床单元(bed unit)

养老机构老年人床位所包含的设备和物品。

四、基本要求

1. 养老机构应符合消防、卫生与健康、环境保护、食品药品、建筑、设施设备标准中的强制性规定及要求。

2. 使用安全标志应按照 GB 2893、GB 2894 的要求。

3. 养老护理员应经培训合格后上岗。

4. 应制定昼夜巡查、交接班制度，并对检查、服务开展情况进行记录。

5. 应制定老年人个人信息和监控内容保密制度。

6. 应防止在养老机构内兜售保健食品、药品。

7. 污染织物应单独清洗、消毒、处置。

8. 老年人生活、活动区域应禁止吸烟。

五、安全风险评估

1. 老年人入住养老机构前应结合老年人日常生活活动、精神状态、感知觉与沟通、社会参与进行服务安全风险评估。

2. 服务安全风险评估应包括噎食、食品药品误食、压疮、烫伤、坠床、跌倒、他伤和自伤、走失、文娱活动意外方面的风险。

3. 每年应至少进行 1 次阶段性评估，并保存评估记录。

4. 评估结果应告知相关第三方。

5. 应根据评估结果划分风险等级。

六、服务防护

1. 防噎食

(1)应为有噎食风险的老年人提供适合其身体状况的食物。示例：流质、软食。

(2)有噎食风险的老年人进食时应在工作人员视线范围内，或由工作人员帮助其进食。

2. 防食品药品误食

(1)应定期检查，防止老年人误食过期或变质的食品。

(2)发现老年人或相关第三方带入不适合老年人食用的食品，应与老年人或相关第三方沟通后处理。

（3）提供服药管理服务的机构，应与老年人或相关第三方签订服药管理协议，准确核对发放药品。

（4）发生误食情况时应及时通知专业人员。

3. 防压疮

（1）应对有压疮风险的老年人进行检查：皮肤是否干燥、颜色有无改变、有无破损，尿布、衣被等是否干燥平整。

（2）预防压疮措施应包括：变换体位、清洁皮肤、器具保护、整理床铺并清除碎屑。

（3）应对检查情况予以记录。

4. 防烫伤

（1）倾倒热水时应避开老年人。

（2）洗漱、沐浴前应调节好水温，盆浴时先放冷水再放热水。

（3）应避免老年人饮用、进食高温饮食。

（4）应避免老年人接触高温设施设备与物品。示例：开水炉、高温消毒餐具、加热后的器皿。

（5）使用取暖物时，应观察老年人的皮肤。

（6）应有安全警示标识。

5. 防坠床

（1）应对有坠床风险的老年人重点观察与巡视。

（2）应帮助有坠床风险的老年人上下床。

（3）睡眠时应拉好床护栏。

（4）应检查床单元安全。

6. 防跌倒

（1）老年人居室、厕所、走廊、楼梯、电梯、室内活动场所应保持地面干燥，无障碍物。

（2）应观察老年人服用药物后的反应。

（3）有跌倒风险的老年人起床、行走、如厕等应配备助行器具或由工作人员协助。

（4）地面保洁等清洁服务实施前及过程中应放置安全标志。

7. 防他伤和自伤

（1）发现老年人有他伤和自伤风险时应进行干预疏导，并告知相关第三方。

（2）应专人管理易燃易爆、有毒有害、尖锐物品以及吸烟火种。

（3）发生他伤和自伤情况时，应及时制止并视情况报警、呼叫医疗急救，同时及时告知相关第三方。

8. 防走失

（1）有走失风险的老年人应重点观察、巡查，交接班核查。

(2)有走失风险的老年人外出应办理手续。

9. 防文娱活动意外

(1)应观察文娱活动中老年人的身体和精神状态。

(2)应对活动场所进行地面防滑、墙壁边角和家具防护处理。

七、管理要求

1. 应急预案

(1)应制定噎食、压疮、坠床、烫伤、跌倒、走失、他伤和自伤、食品药品误食、文娱活动意外突发事件应急预案,并每年至少演练1次。

(2)应制定突发事件报告程序。

2. 评价与改进

(1)应每半年至少对本标准涉及的服务安全风险防范工作评价1次。

(2)服务及评价中发现安全隐患应整改、排除。

3. 安全教育

(1)应制定安全教育年度计划。

(2)养老机构从业人员上岗、转岗前应接受安全教育。

(3)养老机构从业人员每半年应至少接受1次岗位安全、职业安全教育,考核合格率不低于80%。

(4)相关第三方、志愿者和从事维修、保养、装修等短期工作人员应接受养老机构用电、禁烟、火种使用、门禁使用、尖锐物品管理安全教育。

(5)应对老年人开展安全宣传教育。

居家(养护)失智老人评估、康复和照护专家建议(节选)

中国老年保健医学研究会老龄健康服务与标准化分会
《中国老年保健医学》杂志编辑委员会

前言

人口老龄化对全球痴呆的蔓延造成大影响,影响着人们对痴呆的认知,并增加了服务需求。预计发展中国家将出现痴呆患者人数和比例的迅速增长,而针对痴呆所形成的卫生体系防备能力都极为有限。在世界的很多地区，痴呆的诊断仍被认为是带来耻辱和社会孤立。在低收入和中等收入国家，约94%的痴呆患者在家中接受照护。许多地区的健康和护理系统有限，或者无法为痴呆患者或其家庭提供支持。中国是世界上老龄化进程发展最快的国家之一，65岁以上老年人占总人口的比例从7%上升到14%，发达国家用了几十年甚至上百年的时间，中国只用了27年，并且在今后很长的时间内，都将保持着较高的递增速度，到2015年中国老龄化带来的各种痴呆总数估计接近1000万人，其中阿尔茨海默病(alzheimer disease, AD)患者数已经超过600万，预计到2050年将超过2000万，是世界上AD患者人口最多、增长速度最快的地区。由于我国国情和传统文化特点，老年痴呆仍然主要以居家照护为主，专业老年痴呆照护机构严重短缺。目前我国尚缺乏对老年痴呆居家(养护)的管理、照护和康复的建议及社会支持体系，照护者常常难以应对痴呆复杂的认知障碍症状和多变的精神行为异常及由此带来的一系列问题。我们组织了北京、重庆、广西、西安、大连地区部分对老年痴呆诊疗、护理及养护具有实际经验的专家，主要通过复习文献、参考既往相关疾病的专家共识及结合自身的实践经验，编写这部居家(养护)老年痴呆评估、康复和照护专家建议，为中国老年痴呆人群居家(养护)的评估、康复和照护提供有初步研究证据和经验的建议。出于对老年痴呆患者的尊重和国内专家的建议，以下将老年痴呆改用"失智症"这个名词。

一、失智症的概念、分类及失智症主要特点

老年失智症是指老年人认知领域中的记忆、注意、语言、执行、推理、计算和定向力等功能的一项或多项受损和/或伴精神行为症状，导致日常生活能力下降，不同程度影响患者的社会功能和生活质量，严重时由于各种并发症导致患者死亡的一组疾病。按病因分类可以简单地分为阿尔茨海默病(AD)、血管性认知障碍、额颞叶痴呆、路易体痴呆和其他类型痴呆等，其中AD最为常见，约占所有痴呆类型的30%~50%。失智症的主要特点是隐匿发病缓慢进展，所以大多数首先被家属、熟人发觉近事记忆力的缺失和注意力不集中，例如健忘，借故逃避或厌弃别人的发问，关于最近发生的事物，常虚构故事来填补记忆力的缺损空隙，多数伴有注意力分散，例如失神发愣，容易受外界环境的刺激或干扰而分神，或是只能盯牢单件事情，而无法轻易地将记忆力转移到其他的刺激上，晚期则远事记忆力亦受损；早期即可以出现抽象的时间观念理解困难，晚期则逐渐丧失具体的地、物、人等定向力；构图能力早期即显出描绘或模仿线条图画的困难；早期即呈现语言内容的贫乏、唠叨、说话重复或绕圈子、刻板化等，逐渐地出现语意的整合及理解减退，念错人、物的名字，晚期可出现失语；计算力及抽象思考于早期就可以有缺失；情绪依照病因的不同，呈现有欣快感、易激动或冷漠无情等，约有25%~30%患者产生忧郁的症状；由于判断力及知觉力下降，部分失智老人可出现妄想、生活习性恶化、疑心、幻觉、攻击、激越等其他精神和行为症状(如AD约有15%~56%，路易体痴呆则幻觉很常见)。

二、失智老人居家养护的重点问题与对策

1. **失智老人居家养护的医疗问题**　失智老人本身存在大量的医疗问题：①衰老导致的器官或系统功能下降；②常合并多种慢性疾病，如高血压病、糖尿病、心脏病等；③疾病引起的认知功能减退，合并或不合并精神行为异常；④离群独居所带来的心理影响和社会能力下降等。建议对居家养护的失智老人进行标准医学评估，医学评估包括国际上建议的首次就诊时失智老人建立全面详实的认知档案，作为基线水平留档。评估时应有家属或知情人陪同，强调评估结果只能作为诊断参考，而不能作为诊断结论。随访管理应由政府支持，充分沟通如何实现对患者的连续管理，旨在建立有效、严密、实用、畅通的转诊渠道，为失智老人提供整体性、持续性的医疗服务。同时提高照护者对药物治疗的认知程度，照护者需要向医生了解，医生也有义务向失智老人及其照护者充分说明药物治疗的疗效和不良反应。目前，失智症还没有有效的治疗药物，合理应用改善认知的药物可以起到改善症状，延缓病情进展，减轻照护难度的作用。特别需要强调的是，不能以常规思维判断疗效，改善认知药物的目的不是治愈疾病，当患者病情能够维持稳定，即是有效。有较多研究结果显示，即便中重度失智老人，通过联合运用改善认知药物，也可以显著延缓认知功能的下降，延迟去机构照护的时间。药物治疗必须在专业医生的指导下长期、足量或联合应用，专家需要指导照护者提高治疗的依从性。对于合并有多种血管危险因素的失智老人，合理调节血压、血脂、血糖，改善脑缺血及营养状态异常，可在一定程度上维持病情稳定或轻度好转。

2. **失智老人照护者存在的问题和对策**　目前失智照护所存在的最大问题是供需矛盾大，失智照护的实际需求量很大，然而社会对其认知度不高，专业照护人才严重不足。据上海市居家照护的一些调查显示，即便是上海这样的国际大都市，也只有不到5%的失智老人可以得到专业的机构照护，绝大部分失智老人仍然是居家照护。在我国，居家照护资源主要来源于患者的配偶、兄弟姐妹、子女、邻居或朋友等，以女性为主；家庭照护者长期承受着包括心理、生理、社交和经济等多重负担的压力。同时，超过七成的家庭照护者没有接受过专业照护培训而觉得困难重重，于是失智老人就会得不到在家庭中应有的理解和尊重。再者，由于失智老人因精神行为症状而受到社会的排斥和歧视，他们的家属常常存在耻辱感，老人稍微有点精神问题，就会被送到精神卫生中心；现实是精神卫生中心的床位更有限。所以，认真调研照护者的主要问题，借鉴国外经验研究对策势在必行。建议政府将老年人失智照护列入慢性病扶持项目，扩大医保报销服务范围，以切实改善失智老人的照护质量；建立照护者的社会支持体系，例如建立失智老人照护中心或社区，组建"认知症初期集中支援小组"，制定相关的社区支持政策等；规范失智症的医学评估标准流程，有利于早发现、早干预；为家庭照护者提供专业培训，推广使用居家失智老人照护问题评估单和认知康复技术清单；以及借鉴应用国际阿尔茨海默病协会提出的失智症照护支持七步模式。

3. 建议社区开展失智老人家庭、照护者和社会评估　我国多数失智老人仍在家庭生活，主要依靠家庭成员照护。但是，失能失智老人需要长期照护，目前家庭规模呈现小型化，家庭成员面临照护时间、照护技术等实际困难，急需以社区为平台，依靠社区提供服务支撑成为现实的选择。国内一些地方开展社区老人失智综合干预，由精神卫生专业人士针对60岁以上及轻度认知功能障碍的高危人群免费实施干预，并建立记忆档案，开展认知训练和情绪管理学习等。虽然目前我国失智老人照护总体情况是服务体系不完善，服务能力欠缺，对于患者家庭非正式照护的支撑不足，组织管理资源条块分割，难以形成政策合力，缺乏针对性强的公共政策，形成不了一个协同的效应，但失智老人的照护问题正在受到越来越高的关注，所以积极开展失智老人家庭、照护者和社会评估有助于公共卫生政策制定者作为依据。主要内容包括：家庭评估主要包括家庭居住环境评估、家庭成员基本资料评估，并对家庭经济状况、家庭生活方式与健康观念等情况进行评估。照护者评估：推荐使用照护者负担量表(ZBI)，主要用于测试照护者对照护负担的主观感受；也可选用简化版和筛选版 Zarit 照护者负担量表。此外，还可采用照护者紧张指数(CSI)、照护者负担筛选量表(SCB)、简化版照护者负担筛选量表、照护者正性因素评价量表(PAC)、照护者满意度评价量表(CSS)等进行评估。社会评估：主要有：①老年人社会支持评估：评估老年人现在居住的社区、原工作单位等与其生存密切相关联的社会资源，包括社区、街道居委会和街坊邻里、原单位同事对老年人及照护者的支持、理解程度；社会团体对他们及照护者的教育和培训，以及是否参加了失智老年人的群体聚会，是否组成问题小组等社会支持体系。②老年人歧视或受虐评估。③老年人文化差异评估。④老年人孤独评估。

三、失智老人居家养护的要点

1. 居家养护的原则　居家照护需要遵循三个原则：一是尊重并鼓励，承认老人的价值；二是维持现有自理能力，延缓病情发展；三是居家养护应重视随访管理。面对失智老人，掌握个体各不相同的健康状态、性格、人生经历、人际关系，然后根据具体情况给予个性化护理，理解其想法与感受，支持失智老人过自己想过的生活，真正体现"以人为本"的照护理念。强调失智老人自愿的原则，从维护其利益出发，充分尊重老人和家属的选择权。随访时应充分沟通如何实现对失智老人的连续管理，旨在建立有效、严密、实用、畅通的转诊渠道，为患者提供整体、持续的医疗服务。

2. 失智老人的日常照护

(1) 建议使用居家失智老人照护问题评估单：在充分收集资料的基础上，建立居家失智老人照护问题评估单，根据评估单提供相应的照护服务，以优化各方资源准确为老人提供帮助。主要包括：①个人料理。记录穿衣、修饰、个人卫生、活动范围及辅具使用方面存在的问题及程度，是部分依赖还是完全依赖照护。②家庭生活业余爱好。向熟悉老人的家属了解基本资料，包括文化程度、过往经历和个人爱好，能否独立完成家务事，是否放弃较复杂的业余爱好和活动;以评估老人可能存在哪些方面功能的障碍,预估可能存在的风险,哪些地方需要预防性保护。③社会事物。了解老人在工作、购物、一般事务、社会团体社交、独立程度、判断和处理问题的困难程度上,是部分需要帮助还是完全丧失社会能力。评估老人是否在很多日常熟悉的事情上花费的时间比患病前多很多,精力是否难以集中,是否经常出错。④精神及行为症状(BPSD)照护问题清单。了解并记录在日常照护工作中,老人的行为和心理症状是否出现异常,努力寻找和评估隐藏在背后的原因,建立监测机制,并制订风险控制方案,减少不良事件的发生。

(2)文娱活动安排的建议:文娱活动安排是居家照护的优势,在老人身体条件允许情况下应尽量安排:①体育锻炼。锻炼身体有助于增强失智老人的体质,维持社会功能。带领失智老人进行规律的适当运动,如散步、逛公园、爬山、打太极、做保健操等;对于活动不便的老人,可让他们做一些肢体和手指活动,如摆动上肢、手指操等。②家庭性活动。家人是失智老人最重要的社会支持因素,与家人一起活动是他们最熟悉和最有安全感的体验。因此,应创造机会让失智老人与家人一起进餐、聊天、外出散步、购物、做简单的家务(如一起择菜、洗菜、清洗餐具、擦桌子、糊信封、园艺活动)等。③怀旧活动。失智老人对远事尚有一定记忆能力时,建议通过一起翻看和谈论老照片、听唱老歌曲、看老电影、谈论往事、故地重游等方式,激发其对过去事件或经验的回忆。④能够增加感官和认知刺激活动。建议根据失智老人的喜好和现存的能力,安排老人愿意主动参加的感官和认知刺激活动,如唱歌、听音乐、跟随音乐打拍子、朗读、园艺触摸花瓣、闻花香或香水的气味、给予按摩或情感性触摸、宠物陪伴;开展折纸、剪纸、插花、编织、穿珠子、拼图、搭积木、挑游戏棒、书写、画画、涂色等手工活动;与老人一起做简单的计算、识记物品并归类、棋牌等活动,避免强迫患者做难度大的计算。也可以以家庭环境为基础,在保证日常安全、舒适的基础上,借鉴史露西伦概念,适当调整成可能的多感官刺激区域,通过多感官刺激,结合药物治疗,最大限度维持失智老人的认知功能。

(3)保持环境稳定、熟悉:失智老人需要发自内心的安全感和充分的照顾,熟悉和安全的环境及规律的生活是他们的需求。①失智老人尽可能生活在自己熟悉的环境中,避免突然变换住所(如搬家、在子女家轮住、入住机构)及居室的布局和物品;②必须变换住所时,尽量在居室内保留熟悉或喜欢的物品,如小件家具、老照片、图画、纪念品,帮助患者辨识周围环境。

(4)失智老人日常活动主要风险的防范:失智老年人很多都有吞咽功能障碍,饭粒或汤水刺激气管,导致呛咳。而呛咳可能引起吸入性肺炎,对于经常进食呛咳或经常无原因肺部感染老人应及时进行吞咽功能检查,同时加强吞咽功能的仪器和非仪器康复功能训练,促进吞咽能力的维持或提高;食物准备应避免固液同服,应准备稠状食物,利于吞咽,可减少误吸;食物卡喉也是常见问题,对食物需要认真检查;失智老人有时会无意识或主动触碰烫热物体,引起烫伤,要注意安全防范;失智老人跌倒风险明显高于一般老年人群，除安排一些平衡训练加强体力外，还需要做好防跌倒的环境整理；学习交通安全、用电安全、煤气安全的相关知识并制定尽可能详细的防范措施。

四、居家环境改造及照护小辅具

由于认知功能下降，一些常用的生活用具可能不再适合失智老人，我们可将居家环境进行适老化改造，为了尽可能让失智老人参与日常活动，增加一些智能辅具以提高老人的生活自理能力。

1. 居家环境的改造　　如厕：采用能够调节高度的智能坐便器，或在马桶两侧安装坐便扶手来解决起身、双腿肌力下降和平衡障碍老人的如厕问题，以及认知障碍老人忘记冲水和便后清洗擦拭等问题；洗浴：在浴室安装防滑的扶手、洗浴椅、防滑垫，配备洗澡刷以辅助老人的洗浴需要；无障碍通道：设立无障碍通道和警示牌，提醒老人避免滑倒、电伤、烫伤等情况的发生；智能安全锁：使用带有自动锁闭提醒和内外反锁功能的智能门锁、水电燃气安全阀等，避免安全隐患；提示信息牌：建议张贴明显的信息指示牌，方便老人找到不同的房间；通过小区对特定老人的出入登记，佩戴卫星定位手表，防止走失。

2. 生活小辅具的运用　　助行器使用：对于有平衡功能障碍的老人应当使用一些必要的辅具，比如手杖、助行器等，尤其是在可能遇到不平整的地面、上下坡、台阶、湿滑等路况的情况下；提醒类辅具使用：认知方面出现障碍的老人可选用语音相册等有助于对往事保持反复、正确记忆的辅具，以及智能药箱、物品寻找器、待办事务提醒工具、视频和语音通话设备等来辅助日常生活。佩戴定位器：利用智能手机对老年人进行地理位置实时定位和跟踪，历史运动轨迹回放，可防止失智老人走失；跌倒预警及呼救：跌倒预警/报警次数和老年人运动信息报表统计、意外失踪或真实跌倒事件一键呼救及时响应和搜救处理，可提前报警，做好预防跌倒的措施，另外发生意外情况时可及时得到帮助。

五、居家认知功能维持与训练

居家认知功能的维持与训练是老年失智症非药物治疗的主要内容，首先要根据患者的认知功能评估结果及可能病因，制定认知功能维持和训练的目标；根据患者的个性、自身经历及周围条件、长期照护观察的情况，制定个体化的认知训练，以达到尽可能延缓认知恶化的趋势，维持或部分恢复受损的认知功能，尽可能利用残存的认知功能达到更高的日常生活能力和社会交往能力，从而提高患者的生活质量。失智症非药物治疗主要包括：①认知行为疗法：认知行为疗法是通过一些实际的操作方法来消退、抑制、改变和替代原来的不良行为，例如通过谈话、沟通，让失智老人认清自身的认知偏见、情绪状态和行为反应，找到适合自己的认知策略来改善原先的不良状态。②情感治疗：包括回想疗法、确认疗法和现实定位，属于对失智症早期患者进行应对的策略方法，使在患者病情加重的过程中,患者的生活质量和自理能力能得到提高,对于失智老人尽量选择积极的或成功的事件作为情感支撑点进行回忆和确认,如用照片、物品、音乐、录音引导老人回忆和讨论,既可以抵抗记忆的不断消失,又可以通过分析和评价不断自我完善。③认知训练或认知康复:认知训练就是针对不同的认知领域,通过记忆、注意、推理、加工等训练或日常场景式任务训练延缓或逆转其认知衰退;认知康复则是针对失智老人将认知训练与老人生活场景相结合,尽可能提供多感观刺激,来改善认知和日常生活能力以及精神行为症状。④认知刺激疗法:居家老人建议以家庭式小组开展包括实事讨论、词语联想、引导和辅助患者回忆评价往事,向老人提供目前的准确信息,根据患者认知水平与老人谈感兴趣的话题或进行其感兴趣的活动,例如游戏、棋牌、剪纸、读报、简单运算游戏。目的就是通过认知功能维持与训练改善失智老人的情景记忆功能障碍(核心症状)、心理情绪异常、精神行为症状(BPSD)及其他各种组合的机能障碍,提高失智老人生命质量(QOL),所以应遵循如下基本原则:①以失智老人为中心,维护他们的尊严,尽量设计与失智者可以沟通的方式,尽可能地从他们的视角来看问题。②建立和谐、信赖的交流关系,尽量不直接否定、不批评,真心地关心、共情、倾听和安慰。③失智症的进展是不可逆的,尽早地发现认知障碍、训练认知功能以尽可能达到足够的日常生活和社会能力,延缓症状的进展是目前唯一可达到的目标;而在这一过程中,患者、家属和照护者才是认知康复的主体,医疗和康复领域的专业人士则为辅助角色,仅仅起到提供方法建议和帮助的作用。

居家认知训练强调以患者为主体,遵循个性化和标准化相结合、独立训练与群体训练相结合、传统医疗和现代医疗相结合、家庭和社会相结合、认知功能训练应与居家生活相融合,切勿把患者当成一个完全依赖他人的"废人"或"孩童",以提高患者独立性和自理性的目标为指导原则,让患者面对的每一个与之交流或处理的事务,都成为一次认知训练的机会。以作业或者活动为形式的认知训练,建议每天实施 1~2 次,每次 20~40 分钟(每 20 分钟休息 5~10 分钟),每周 5~6 天。根据患者评估的情况、文化程度和职业经历及其家庭条件,对于轻度的失智老人我们可以选择针对记忆策略和执行控制训练,而针对中度失智老人,侧重一些被动输入成分更大的难度低的认知刺激。具体训练方法照护者可以参考学习中国老年医学学会认知障碍分会编写的《中国认知障碍照料管理专家共识》的建议进行训练。包括:①记忆力训练:记忆力的训练要点是:复述、反复重复,以使事物重新形成或加深记忆痕迹。可采用的策略有:陪患者一起看老照片或查阅地图、回忆往事、鼓励讲述自己的故事或历史重大人物事件等方式,帮助其维持远期记忆;引导老人将图片、词组或者实物进行归类和回忆,提高其语义理解能力;利用简单的猜谜语、脑筋急转弯训练逻辑推理能力;采取记数字、询问日期、重述电话号码、回忆之前出示的钢笔、眼镜、钥匙等物品名称等方法,以提高其瞬间记忆能力;通过出示数种日常用品如钢笔、眼镜、钥匙等,5 分钟后让老人回忆之前所出示的物品名称,或引导老人记忆一段信息，按一定间隔复述信息，反复进行并逐渐延长间隔时间等方式，训练其延迟记忆能力。②定向力训练：与患者的交谈当中，涉及位置的内容时，应使用明确的方位词汇，比如上、下、左、右、前、后等，北方人群还可使用东、南、西、北等词汇，杜绝"这里、那里"等不明确的方位词汇。将住所改造成为患者熟悉的风格或区域划分，物品摆放成相对固定的形式和位置，可以在区域或物品置放处贴上文字或图片标签，一旦确定下来则不要轻易作出更改，通过住所区域、物品方位的反复识记，提高患者的室内空间定向力。确定患者常去的几个地点，地点的选择以其感兴趣为原则，选择其精力体力相对好的时间点，在一定的时间段内可反复多次地重复去往。陪同患者的照护者在此过程中可经常提示患者所处地点的名称和方位，以加强患者对于室外地点和空间的认知力。给患者佩戴手表或其他计时器，在每日安排的活动中，提示患者记下活动的时间，通过观看实时电视新闻提示患者月份日期，通过节假日提示患者时令、月份，均是提高患者时间定向力的训练方法。通过应用照片、录像等多媒体手段，根据亲-疏次序的原则，加强对媒体上呈现人物的辨识，可提高患者的人物定向力。此外，通过常识性的地点、人物的识记训练，也可以获得相应的效果。③语言交流能力训练：提倡以老人能够接受的方式进行交谈和互动，帮助维持其口语和交流能力，在此过程中注重鼓励与表扬，遵循从易到难原则，可利用图卡命名和看图说话等方式锻炼表达能力；通过抄写听写、看图写字、写日记等锻炼书写能力；也可以通过朗读和歌唱激活其大脑相应功能。建议患病老人经常参加社区老人活动，通过老人间的言语交流，维持和强化其语言能力，并有助于其社交能力的改善，家庭固定节目式的讨论也是很好的一种训练方式，如对新闻联播内容进行讨论。④视空间与执行能力训练：通过前述方位词汇的学习和固有强化，可逐步对患者实施识别与其身体相对位置的视空间训练，如高、矮、远、近等，然后再扩展至观察物体间的相对位置的训练，还可让患者临摹立体结构简图等以训练其视空间能力。参考日常生活能力量表，结合生活技能相关的条目进行针对性的训练，如穿衣、如厕、洗浴、识别钱币、接打电话、开关电视，也可以练习更复杂的项目，如使用洗衣机、银行取钱等；给予患者相应的任务指令，让患者独立完成或辅助其完成，如果患者在训练中出现错误，用激励和启发的方式正确示教，帮助其修正错误达到正确的目的，任务完成可给予一定的小奖励，避免责备，不强迫其选择和回忆。⑤计算能力训练：根据患者的文化程度及病情选择难易程度，循序渐进，以简单算数运算为佳，可结合具体的生活实例开展计算训练。

六、精神及行为症状（BPSD）的照护

BPSD是失智症另外一组非常常见的症状群，变化多端、处理困难，也是失智症照护者最困惑的问题和最消耗照护者精力的问题。

1. BPSD照护的原则　①专业照护与家庭照护结合。②了解老人的个性、爱好、尚存的能力、过去的经历等信息，在此基础上找到以老人为中心的适宜照护方法。③定期

评估效果，持续改进，精神行为症状的照护要贯穿疾病的全过程。④非药物的照护干预是 BPSD 的首选方案，药物治疗也应合并非药物干预；干预的方法要逐步连贯地进行，并且在干预前后进行评估，不断改进照护方式。⑤保护老人的安全，隔离危险品。

2. BPSD 的识别与评估　识别与评估是缓解其症状的前提，BPSD 症状的正确识别要详细记录症状出现的诱发因素、表现形式、持续时间、频率、强度及其对老人及照护者的影响，可以采用神经精神问卷（NPI）、老年抑郁量表（GDS）等工具评估。工作中要积极寻找隐藏在背后的原因，理解并尊重老人，定期进行各项评估，建立监测机制，并制订风险控制方案，降低不良事件的发生。

3. BPSD 的非药物治疗　非药物治疗需要照护者具有很强的人文关怀能力，强调尊重鼓励、眼神交流、肢体接触、平等对待。更为重要的是，照护者需要具备"侦探"能力，及时发现 BPSD 出现的诱因，如是否有生活、环境及躯体的不适，纠正其潜在的病因。具体做法有 10 项：①让老人保持日常活动，做他喜欢的食物，带他参加喜欢的活动。②如果某人或某事让老人不开心，远离这个人或这件事。③当老人吵闹时，要观察是否有疼痛、便秘、尿失禁等症状。④看看有没有新增加的药物。⑤当老人做错事情不要责备或者表示不赞成，要尊重其想法；避免使用"蠢""笨"等词语。根据患者不同的心理特征采用安慰、鼓励、诱导等方法增进与患者之间的交流，建立信任关系。⑥当老人出现幻觉、冲动行为时，尝试身体接触、拥抱，保持眼神的交流。⑦和老人交流时，保持在同一高度，不要让他/她感觉你居高临下。⑧说话速度要慢而且清楚，不要大声喊叫，以免让老人觉得你在嫌弃他/她，从而加速其抵抗。⑨不要用手指老人、责骂或者欺骗。⑩知道哪些事情可能会惹怒老人，从而避免。

非药物治疗主要有认知/情感干预、感官刺激、运动治疗、社会心理环境干预等内容。其中作业疗法可以减少整体 BPSD 的发生，对激越、吵闹、重复提问等症状有效；怀旧疗法对改善患者的心境、减少抑郁症状和激越、增加生活的满意度有一定效果；宠物疗法可以降低激越、攻击和抑郁症状；音乐疗法对焦虑、抑郁、激越的作用明确；光照疗法能够改善痴呆患者的睡眠、激动、抑郁症状；芳香疗法（如薰衣草、蜂花油）对激越、睡眠障碍、焦虑能起到很好的效果；运动疗法对抑郁心境、激越行为有效，也有研究发现运动对徘徊行为、睡眠障碍有效，对焦虑、淡漠和重复行为尚缺乏有效性；社会心理环境干预，如照顾者教育及运动治疗。

4. 使用改善认知及抗精神病药物的注意事项　识别改善认知药物的不良反应，及时调整用药方式。目前常用的药物为胆碱酯酶抑制剂和 NMDA 受体拮抗剂。其中，胆碱酯酶抑制剂多奈哌齐：可逆性治疗阿尔茨海默病的药物，为第二代中枢性乙酰胆碱酯酶抑制剂，不良反应有恶心、呕吐、食欲减退、腹泻，一般几天后能够耐受；呕吐不能进食要停止用药；停止用药仍然有消化道症状需要进一步检查；PPI 可以改善胃肠道症状；易怒、兴奋需要判断，如果是急性发作需要排除非药物引起的谵妄，如是否有脱水、感染等，必要时减少剂量或停药；易怒、兴奋非急性发作需要考虑 BPSD，可能需要就诊调药（如改用加兰他敏或联合美金刚或联合抗精神病药）；心动过缓或房室传导阻滞需要定期复查心电图。NMDA 受体拮抗剂美金刚：对中重度阿尔茨海默病和轻中度血管性失智的认知功能和临床症状有显著改善作用，不良反应有头晕，如有跌倒风险，建议咨询医生或停用；如果明显困倦加重，改为晚餐后服用。药物治疗阿尔茨海默病的同时，也要注重心理治疗。

部分患者精神症状较重可能需要用小量抗精神病药物，抗精神病药物能控制失智老人的 BPSD，但其不良反应大，应在不得不应用时少量短期使用，非典型抗精神病药如阿立哌唑、喹硫平、奥氮平和利哌酮的不良反应包括：增加死亡风险、心脑血管意外、迟发性运动障碍、体重增加、糖尿病、过度镇静、意识模糊和认知功能的恶化。因此，必须谨慎使用这类药物，应予最低有效剂量，还应告知患者和家属抗精神病药潜在的效益和风险，特别是死亡的风险。照护者治疗开始以后的观察要点包括进食情况、帕金森症状、是否变得容易跌倒、白天的困倦和觉醒程度、心悸气短（需要到医院确定是否有心功能不全表现、Q-T延长）、定期监测血糖变化，有上述情况及时复诊。由于抗精神病药长期应用（大于6个月）可能增加死亡风险，也有建议添加抗精神病药物一般不要超过10周，所以照护注意登记用药时间，及时向医生提供准确的服药信息。

七、失智居家老人常用安全监测智能辅具与健康大数据的应用展望

失智老人因为认知问题缺乏足够的安全意识，日常生活中往往由于照护者的精力有限或疏忽遭受各类危险。我国老年人口基数大，社会养老负担重，将物联网、互联网和大数据应用于失智老人的日常护理与健康监测中，可以实现各项环节的数字化和标准化，同时具有实时性和高效性，显著降低人力与时间成本，可能是未来解决失智老人康养问题的重要辅助手段之一。

1. 基于物联网的安全监测辅具　近些年来随着物联网领域的快速发展，传感设备不断小型化、便携化，为基于物联网的老年人安全监测辅具的研发与应用提供了基础。失智老人生活护理中面临的主要风险来自易跌倒、易走失等，且缺乏较为便利且客观的、能够在日常生活中进行的认知能力与运动能力评估方法与设备。为了防止失智老人走失，目前有较多基于物联网的新方法和新设备。最简单的一种方法是基于二维码的人物信息读取。当失智老人走失时，通过手机扫描贴在其衣物上的二维码获得老人的相关信息，以便及时救护。另一种方法是为失智老人佩戴防走失手环，比如华为、小米推出的 GPS 定位手环等，当老人走失后，可通过手环中的定位系统找回老人。但是不论哪种方式，失智老人的依从性往往较差，经常会撕掉衣物上的二维码，或者忘记佩戴手环。

以物联网技术为基础的可穿戴设备在监测人体步态数据、认知状况以及远程健康医疗等方面可发挥重要作用。例如，用于老年人群体以及认知症的福途侍可穿戴智能鞋已经从运动监测向动态的步态等生理指标监测发展，除了能够进行定位防走失与跌倒实时

监测，还可实现运动能力与认知能力的日常评估。同时，也可通过健康管理信息平台、移动端软件等多种手段，实时更新健康数据，强化动态监测。通过物/互联网连接的社区康养中心和医疗机构，能够及时获取老年人健康信息；通过跌倒预警/报警次数和老年人运动信息报表统计、意外失踪或真实跌倒事件一键呼救及时响应和搜救处理，可提前报警，做好预防跌倒的措施，另外发生意外情况时可及时得到帮助；通过健康管理平台，可筛查疾病危险因素，快速判断病情，并根据严重程度，决定是否对其进行生活方式干预、远程健康指导，或安排其到医院就诊。

2. 失智老人数字建册与认知等健康大数据管理　以社区为工作单位，对社区内60岁以上的老年人进行个人数字建册，采集个人基本信息与健康医疗数据，对人群进行风险评估分类，进而定期开展随访筛查工作。对于高风险人群和失智老人可利用上述的安全与健康监测辅具进行长期的监护与预警；对于诊断为失智症的人群，进行症状、用药、自理能力、护理等级与康复方案等数据的跟踪与管理，建立失智老人个体与群体的认知与健康管理大数据库。针对个体可以实现药物效果客观评价，护理等级标准化和全病程的管理，提高失智老人照护效率并降低人力与时间成本；针对失智群体可实现我国失智老人整体的高效管理与未来的深度数据挖掘，为逐步完善我国失智老人的社会与居家养护提供真实可靠的参考依据，同时对于失智群体的认知等健康数据的挖掘，可以全面掌握该群体的详实流行病学信息，为认知功能相关医疗与药物研发提供宝贵的数据资源。

结语

本建议共分七个部分，第一部分为失智症的概念、分类及失智症主要特点；第二部分重点阐述了失智老年人居家养护的重点问题与对策；第三部分重点阐述了失智老人居家养护的要点；第四部分介绍了居家环境改造及照护小辅助器具；第五部分详细介绍了居家认知功能维持与训练的方法；第六部分是BPSD的照护；第七部分是失智居家老人常用安全监测智能辅具与健康大数据的应用。建议草案较多地引用了中国老年医学学会认知障碍分会编写的《中国认知障碍照料管理专家共识》（2016），在此一并对该指南编写专家表示致谢。本建议草案尽量从照护者的视角来书写，主要针对轻中度的失智老人，重度失智老人的居家护理主要涉及共病居家管理、营养平衡、安全喂食、压疮预防、大小便管理等内容，建议参考失能和共病居家管理建议或指南，但由于我们经验有限，难免挂一漏万，抛砖引玉，仅供参考。

（《中国老年保健医学》2018年第16卷第3期）

居家（养护）老年人跌倒干预指南
（节选）

北京医院，国家老年医学中心，
中国老年保健医学研究会老龄健康服务与标准化分会，
《中国老年保健医学》杂志编辑委员会

老年人跌倒发生率高，后果严重。在世界范围内，跌倒都是老年人伤残、失能和死亡的重要原因。根据美国国家疾控中心报告显示，跌倒是老年人受伤致死的首要原因，在美国每年约有30%的65岁及以上老年人发生跌倒，80岁及以上的老年人跌倒率为50%，并且大部分跌倒发生于老年人家中。随着中国老年人口比例的上升，老年人的跌倒问题越来越引起全社会的关注。跌倒是60岁及以上老年人最常见的伤害类型。2014年全国疾病监测系统死因监测数据显示，我国65岁及以上老年人的跌倒死亡率为50.02/10万，且随着年龄的增长跌倒死亡率呈急剧上升趋势，跌倒死亡是65岁以上老年人群因伤害致死的第一位死因。

老年人跌倒给老年人自身、家庭以及社会带来了巨大的负担。目前，我国社会已步入"快速老龄化"阶段的高峰期。老年人居家养护可节省成本、降低花费、减少养老资源消耗，老年人也更愿意留在自己熟悉的居家环境中进行养老。国内多项调查研究均显示，老年人跌倒多数发生在家中，因此对于居家养护的老年人开展有效的跌倒干预，具有重要的社会意义。

中国老年保健医学研究会老龄健康服务与标准化分会跌倒综合评估与干预专业学组根据中国老年人跌倒的流行状况、危险因素以及在国内多个省、市、县开展老年人跌倒干预试点的经验总结，为了减少居家养护老年人跌倒的次数，减轻居家养护老年人跌倒所致的伤害程度，特制定此居家养护老年人跌倒干预指南。该指南的专家组包括原卫生部《老年人跌倒干预技术指南》编写组成员，以及在老年人跌倒的干预方面具有丰富知识和经验的新成员。

一、术语和定义

1. **跌倒** 是指突发、不自主的、非故意的体位改变，倒在地上或更低的平面上。按照国际疾病分类（ICD-10）对跌倒的分类，跌倒包括以下两类：①从一个平面至另一个平面的跌落；②同一平面的跌倒。

2. 老年人　年龄在60周岁及以上者。

3. 居家养护者　居家养护者主要分为两类。①家庭养护者：是指在家里为老年人提供免费养护服务的老伴、儿女或者亲戚、朋友等，这类人员属于非正式养护者。②专业养护者：是指社区专业养护人员（即政府为社区购买的养老服务人员或者社区、老年人家属自己雇佣的养护老年人的家政服务人员），包括上门或者在社区老年活动中心、托老所、社区医疗机构养护老年人日常起居的服务人员和专业医护人员，他们属于正式养护者，有一定的专业技能。

4. 老年人的居家养护　由政府主导，依托社区和社会力量，为居家的老年人提供生活照护、家政服务、康复护理和精神慰藉等方面服务的一种服务形式。

5. 居家养老服务机构　经合法登记为居家老年人提供服务的各类组织。

二、居家养护老年人跌倒的危险因素

居家养护的老年人跌倒是由多种因素造成的，既包括内在的危险因素，也包括外在的危险因素。内在的危险因素体现了老年人跌倒的易感性，包括老年人退行性变的生理因素、病理因素、药物因素、心理因素等；外在的危险因素主要体现了老年人跌倒的机会性，包括各种潜在的环境因素及社会因素。

1. 内在危险因素

（1）生理因素：随着年龄的增长，老年人维持肌肉骨骼运动系统的生理功能均有减退，造成步态的协调性下降，平衡能力降低以及肌肉力量减弱，导致跌倒的危险性增加。老年人在视觉、听觉、前庭功能、触觉及本体感觉方面都有下降，判断外界环境的能力减弱，也增加了跌倒的风险。老年人出现中枢和周围神经系统的退变，导致对比感觉降低、躯体感觉减弱、反应时间延长、平衡功能受损等，增加跌倒的危险性。女性跌倒的发生率高于男性。

（2）病理因素：包括中枢神经系统疾病、周围神经系统病变、心血管疾病、影响视力的眼部疾病、足部疾病、感染、肺炎、贫血、泌尿系统疾病、运动损害等。与患一种慢性疾病的老年人相比，患有多种慢性疾病者发生跌倒的危险性更高。痴呆或者精神病患者跌倒的风险性尤其高。

（3）药物因素：药物因素也是导致老年人跌倒的重要原因。是否服药、药物的剂量，以及复方药都可能引起跌倒。很多药物可以影响人的神智、精神、视觉、步态、平衡等方面而引起跌倒。

（4）心理因素：自信心和跌倒时的情绪是影响老年人跌倒的重要心理因素。沮丧、焦虑可能会削弱老年人的注意力，导致对周边环境危险因素的感知力减弱，反应能力下降，增加跌倒的机会。跌倒可反复发生，既往跌倒史大大增加跌倒发生的风险。

2. 外在危险因素

(1) 环境因素：居室中照明不足，不合适的家具高度和摆放位置，日常用品摆放不当，光滑的室内地面，卫生间没有扶拦、把手、湿滑等都可能增加跌倒的危险。室外环境中的路面不平、灯光昏暗、路面湿滑、拥挤等都可能引起老年人跌倒。不合适的鞋子和行走辅助工具的使用也会使跌倒的危险性增加。

(2) 社会因素：是否独居以及与社会的交往和联系程度都会影响居家养护老年人跌倒的发生率。

三、居家养护老年人跌倒风险的评估

所有居家养护的老年人都需要进行跌倒风险评估，尤其是有跌倒史的老年人。

1. 既往病史　①跌倒史：有无跌倒史，有无害怕跌倒的心理，跌倒发生的时间、地点和环境情况，跌倒发生时的症状、有无损伤及其他结果。②疾病史：所有的疾病史，尤其关注有否帕金森病、卒中、心脏病、痴呆、严重的骨关节病和视力障碍等疾病。③药物服用情况：对老年人的用药情况进行评估，尤其关注与跌倒有关的药物服用。

2. 体格检查　①评估日常生活能力。②评估步态、平衡能力和下肢肌肉力量。③评估视觉、听觉和认知功能。④评估血压，有无直立性低血压。

3. 环境评估　进行家居环境危险因素评估。尽管跌倒受到多因素交互作用，但证据表明对居家环境进行评估和改善，消除环境中的危险因素，使环境和老年人能力相匹配，对于跌倒高危风险的老年人干预非常重要。建议使用家庭危险因素评估工具(home fall hazards assessments，HFHA)进行评估。

4. 其他　调查老年人是否独居，及其与社会的交往和联系程度。

四、居家养护老年人跌倒干预措施

1. 居家养护老年人的自我干预　①采用跌倒风险评估工具自我评估，了解自己跌倒的风险级别。②技能学习：加强防跌倒知识的学习，增强防跌倒的意识。③坚持锻炼：需进行整合了平衡、肌力及步态项目的锻炼，灵活性和耐力的训练也需进行。适合老年人的运动包括太极拳、散步、八段锦、跳舞等。运动要适度。④合理用药：按医嘱服药。所有的药物均需重新评估，尽量减少个人用药的数量和剂量。精神类药物(包括镇静、催眠、抗焦虑、抗抑郁药)应减量甚至停用。⑤加强膳食营养，适当补充维生素 D 和钙剂，防治骨质疏松。⑥衣服要合身宽松，鞋子要低跟和防滑。⑦辅助工具：选择适当的行走、视力、听力辅助工具。⑧熟悉社区及家庭内部的生活环境。⑨调整不良的生活方式，减少跌倒隐患。⑩保持健康、乐观的心理状态。

2. 居家养护者的干预措施

(1) 家庭养护者：①根据个人情况接受专业的居家老年人跌倒干预的养护培训。②采用居家危险因素评估工具评估家庭环境风险。③根据家庭环境风险评估结果改善居室环境，消除环境隐患。④对老年人进行良好的日常生活护理，老年人如厕、淋浴时重点看护。⑤给老年人创造和谐快乐的生活状态，尽量减少老年人的不良情绪。⑥帮助老年人选择适当的行走、视力、听力辅助工具。⑦熟悉老年人服用的每种药物的作用、不良反应和服用方法，严格按医嘱辅助老年人用药。

(2)专业养护者。

1)社区卫生服务中心与医护人员：①社区卫生服务中心应定期对社区医护人员开展居家养护老年人跌倒干预的知识和技能培训，定期考核。②加强对老年人预防跌倒的知识和技能的宣传和培训。③加强针对老年人家庭养护者的养护技术培训，对养护环境改造提供指导。④做好对居家养护老年人跌倒风险的评估和评级工作，定期上门开展老年人居家环境评估和干预。⑤积极推进家庭医生签约服务，为居家养护老年人提供综合、连续、协同、规范的基本医疗和公共卫生服务。⑥关注社区公共环境的安全，督促物业及相关部门及时消除社区内可能导致老年人跌倒的环境危险因素。

2)居家养老服务机构与家政服务人员：①居家养老服务机构与家政服务人员应具有合法的从业资质。对发生虐待老年人行为的家政服务人员应终止其从业资格。对发生虐待老年人事件的居家养老服务机构应予以惩罚，严重者应取消其经营资格。②居家养老服务机构应具有合法的经营资质，具有相关资质证书。③居家养老服务机构需定期组织管理人员和服务人员进行培训、考核，并接受主管单位的审核与检查。④家政服务人员应定期接受居家养老服务机构、社区卫生服务中心组织的老年人养护技术培训与考核，对于考核不合格的家政服务人员应停止工作或吊销从业资格。⑤家政服务人员对老年人进行良好的日常生活护理，老年人如厕、淋浴时重点看护。⑥给老年人创造和谐快乐的生活状态，尽量减少老年人的不良情绪。⑦熟悉老年人服用的每种药物的作用、不良反应和服用方法，严格按医嘱辅助老年人用药。

(《中国老年保健医学》2018年第16卷第3期)

参考文献

[1] 人力资源和社会保障部教材办公室,中国老教授协会职业教育研究院. 疾病与康复——中国式居家养老实用手册[M]. 北京:中国劳动社会保障出版社,2018.

[2] 张贵闵. 居家养老之健康管理[M]. 北京:北京科学技术出版社,2016.

[3] 楼妍,许虹. 居家养老服务与管理[M]. 杭州:浙江大学出版社,2017.

[4] 吴仕英,费新潮. 老年疾病预防与康复保健[M]. 成都:四川大学出版社,2015.

[5] 孔卫东. 居家养老服务[M]. 青岛:中国海洋大学出版社,2017.

[6] 陈雪萍,孙利华,黄惠娟. 居家养老服务规范[M]. 杭州:浙江大学出版社,2017.

[7] 袁妙彧,魏雷. 低碳社区模式下的居家养老创新[M]. 北京:社会科学文献出版社,2017.

[8] 谈华丽. 新时期城市社区居家养老发展研究[M]. 广州:华南理工大学出版社,2017.

[9] 全国妇联人才开发培训中心 全国妇联妇女发展部,中国家庭文化研究会,中国老年学和老年医学学会老年人才开发委员会. 居家养老照料[M]. 北京:海洋出版社,2016.

[10] 孟红燕,丁蔚. 养老护理技术指导手册[M]. 苏州:苏州大学出版社,2017.

[11] 徐守宇,林坚,孙里杨. 老年病的现代康复[M]. 杭州:浙江大学出版社,2017.

[12] 张霄艳,王珏辉,姬栋岩,等. 老年护理技术[M]. 2版. 武汉:华中科技大学出版社,2015.

[13] 陈可冀,曾尔亢,于普林,等. 中华老年医学[M]. 南京:江苏凤凰科学技术出版社,2016.

[14] 桑德春,贾子善. 老年康复学[M]. 北京:北京科学技术出版社,2016.

[15] 严忠浩,王志龙. 常见老年病家庭康复操作指南[M]. 长沙:湖南科学技术出版社,2017.

[16] 郑文岭,刘华. 健康管理基础[M]. 广州:华南理工大学出版社,2010.

[17] 陈雪萍,王花玲. 社区特殊人群护理[M]. 3版. 杭州:浙江大学出版社,2016.

[18] 杜兵. 健康体检科[M]. 北京:中国医药科技出版社,2014.

[19] 华医医学教育中心. 村卫生室人员公共卫生知识培训手册[M]. 天津:天津科技翻译出版公司,2010.

[20] 武桂英,彭德荣. 城市社区卫生服务中心信息化建设与评价[M]. 上海:复旦大学出版社,2014.

[21] 胡元潮. 档案管理理论与实践——浙江省基层档案工作者论文集(2017)[M]. 杭州:浙江工商大学出版社,2016.

[22] 姜贵云. 康复护理学[M]. 北京:中国医药科技出版社,2016.

[23] 黄学英,常翠鸣. 康复护理学[M]. 北京:中国医药科技出版社,2010.

后 记

基于我国人口老龄化形势严峻,尤其是我国失能老人、高龄老人、空巢老人的数量巨大,养老问题是目前亟待解决的。

目前国内现存的传统养老模式——养老院服务和社区托老所,已不能满足老年人在健康、安全、心理等方面的需求。随着人们生活水平的不断提高,人们对社会养老服务功能和养老服务形式提出了新的要求,并对养老福利模式进行了积极的探索,鉴于此,居家养老服务模式应运而生,居家养老服务是指以家庭为核心、以社区为依托、以专业化服务为依靠,为居住在家的老年人提供以解决日常生活困难为主要内容的社会化服务,内容包括生活照护、医疗服务及精神关爱,可以较大程度地提升老年人的晚年生活质量,较大程度地解决空巢老人无人照护的问题,是中国式养老的新形式。

近年来,中央和地区对养老问题也高度重视,不仅相继出台了诸多关于加快发展养老服务业、健康管理服务方面的政策和法规,并加大了资金支持力度,使我国的养老服务建设得以长足发展。相信该书的出版可为养老服务行业人才队伍的培养发挥较好的作用、提升养老服务水平,同时希望相关从业者能在日后的工作中和实践中不断进取和完善,为我国养老服务事业尽绵薄之力。